D1601060

Aceites esenciales
de la *A* a la *Z*

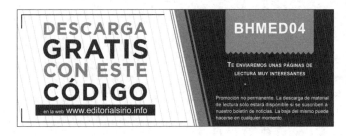

La información contenida en este libro se basa en las investigaciones y experiencias personales y profesionales del autor y no debe utilizarse como sustituto de una consulta médica. Cualquier intento de diagnóstico o tratamiento deberá realizarse bajo la dirección de un profesional de la salud. La editorial no aboga por el uso de ningún protocolo de salud en particular, pero cree que la información contenida en este libro debe estar a disposición del público. La editorial y el autor no se hacen responsables de cualquier reacción adversa o consecuencia producidas como resultado de la puesta en práctica de las sugerencias, fórmulas o procedimientos expuestos en este libro. En caso de que el lector tenga alguna pregunta relacionada con la idoneidad de alguno de los procedimientos o tratamientos mencionados, tanto el autor como la editorial recomiendan encarecidamente consultar con un profesional de la salud.

Título original: ESSENTIAL OILS NATURAL REMEDIES
Traducido del inglés por Pedro Ruíz de Luna
Diseño de portada: Editorial Sirio, S.A.
Maquetación de interior: Toñi F. Castellón

© de la edición original
2015, Althea Press

Publicado inicialmente en inglés por Althea Press, un sello editorial de Callisto Media Inc.

© de la presente edición
EDITORIAL SIRIO, S.A.
C/ Rosa de los Vientos, 64
Pol. Ind. El Viso
29006-Málaga
España

www.editorialsirio.com
sirio@editorialsirio.com

I.S.B.N.: 978-84-18000-39-3
Depósito Legal: MA-482-2020

Impreso en Imagraf Impresores, S. A.
c/ Nabucco, 14 D - Pol. Alameda
29006 - Málaga

Impreso en España

Puedes seguirnos en Facebook, Twitter, YouTube e Instagram.

ALTHEA PRESS

Aceites esenciales
de la A a la Z

*Diccionario completo de aceites
esenciales para la salud*

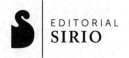

Editorial
SIRIO

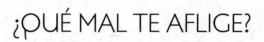

¿QUÉ MAL TE AFLIGE?

CONGESTIÓN NASAL

No hay necesidad alguna de recurrir a jarabes y pastillas cuando dispones del aceite esencial de eucalipto. Frota unas pocas gotas de él en las palmas de las manos, acércatelas a la cara e inhala, o inhala el aroma directamente de la botella, para un alivio rápido de la congestión nasal.

VER LA PÁGINA 95

DOLOR DE CABEZA

Echa a un lado el ibuprofeno y date un masaje con una gota de aceite esencial de menta en las sienes para aliviar las punzadas.

VER LA PÁGINA 111

INSOMNIO

En lugar de tomar pastillas para dormir, rocía la almohada con unas gotas de aceite esencial de lavanda para que te ayude a dar las primeras cabezadas.

VER LA PÁGINA 160

Los aceites esenciales ofrecen remedios naturales, sencillos y eficaces para tratar la causa original de la enfermedad, y no los síntomas. Puedes despedirte de las terapias modernas a base de medicamentos, que se prescriben en exceso, y experimentar por ti mismo los ancestrales poderes curativos de los aceites esenciales. Encontrarás una lista en orden alfabético en la PÁGINA 252.

ÍNDICE

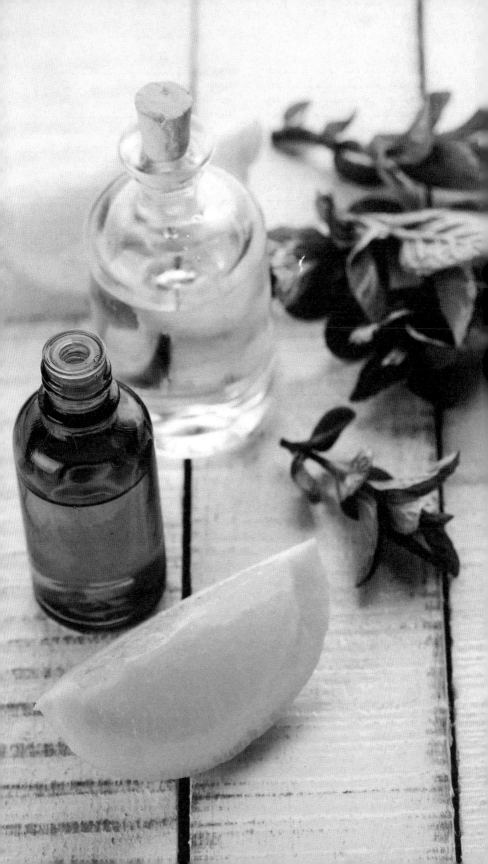

INTRODUCCIÓN

La medicina moderna salva innumerables vidas a diario. Con ella han llegado maravillas tales como los diagnósticos por imagen, un conocimiento sin precedentes de la genética humana, increíbles tratamientos para los traumatismos, las técnicas quirúrgicas más innovadoras y mucho más. Aun así, la medicina convencional sigue siendo ineficaz en muchos aspectos de nuestra salud y curación; los tratamientos invasivos provocan por lo general efectos secundarios graves, y los cuidados preventivos se pasan por alto con demasiada frecuencia. Allí donde fracasan muchos tratamientos convencionales, a menudo la medicina natural responde. Los aceites esenciales tienen un papel vital en la medicina natural o complementaria, y puesto que son seguros, sencillos de administrar y no son invasivos, son ideales para incluirlos en prácticamente cualquier plan de cuidados personales.

Afortunadamente, la medicina convencional y las técnicas modernas no son las únicas posibilidades a nuestro alcance. Durante miles de años, los aceites esenciales y demás remedios naturales fueron los únicos medicamentos disponibles, y se comprobaba su eficacia una y otra vez en la vida diaria. Lo que funcionó para los sanadores del pasado puede y debe funcionar igual de bien para nosotros hoy.

Todo aquel que aspire a la práctica de los aceites esenciales puede sacarle partido a un manual, pero los compendios herbarios pueden ser confusos y muchos libros sobre estos aceites son igualmente complicados. El objetivo de este es brindarte información, además es más sencillo de utilizar que cualquier otra guía. Presenta una información práctica, basada en los hechos y detallada, sobre el uso de los aceites esenciales para tratar más de ciento cincuenta dolencias comunes. Esta fuente de información *a la carta* se ha concebido para que puedas encontrar lo que quieras cuando lo necesites.

Si eres nuevo en esto de utilizar aceites esenciales, empieza por leer el capítulo uno, donde hallarás una introducción completa a los aceites esenciales y la aromaterapia.

- ¿Qué son los aceites esenciales? ¿Cómo se producen?
- ¿Qué diferencia hay entre los aceites de fragancia y los aceites esenciales?
- ¿Cuál es la manera más segura de utilizar los aceites esenciales?

Además de responder a estas y muchas otras preguntas, se te mostrarán también las herramientas básicas que se necesitan para empezar a trabajar con ellos.

En el capítulo cuatro encontrarás los remedios que aportan alivio. Contiene remedios para un amplio espectro de dolencias comunes, en orden alfabético para encontrarlas fácilmente. Asimismo descubrirás los detalles de cómo funciona cada remedio, junto con las precauciones de seguridad que correspondan y demás información fundamental. Además, hay una referencia rápida en el índice de enfermedades, en la página 369.

El capítulo cinco proporciona una lista alfabética de setenta y cinco de los aceites esenciales más utilizados. Se incluyen datos fundamentales sobre cada uno de los aceites esenciales, como su nombre vulgar, su nombre en latín, información completa sobre sus usos medicinales e información detallada para mezclarlo con otros aceites esenciales y aumentar así su eficacia. Encontrarás también que están marcados con avisos de seguridad, de manera que sabrás qué aceites esenciales puedes utilizar sin problema y cuáles debes evitar.

En resumen, conseguirás:

- Reunir los conocimientos que necesitas para empezar a utilizar los aceites esenciales enseguida.
- Aprender sobre sus aplicaciones terapéuticas. Detallados a lo largo de todo el libro, resaltados en un formato especial, encontrarás datos aportados por estudios médicos y científicos, así como pautas de seguridad.
- Recibir instrucciones, fáciles de seguir, para tratar enfermedades comunes y heridas menores con varios remedios caseros básicos, pero poderosos y eficaces.

Recurrimos a los aceites esenciales por varias razones: para hacernos cargo de nuestra propia salud, explorar alternativas naturales a los fármacos, ahorrar dinero o para tenerlos a mano de cara a las emergencias y los desastres. Tanto si tu objetivo es ampliar tus conocimientos como experto en aceites esenciales como si es sencillamente mejorar tu capacidad de cuidar de tu propia salud, este libro es un recurso que te será indispensable.

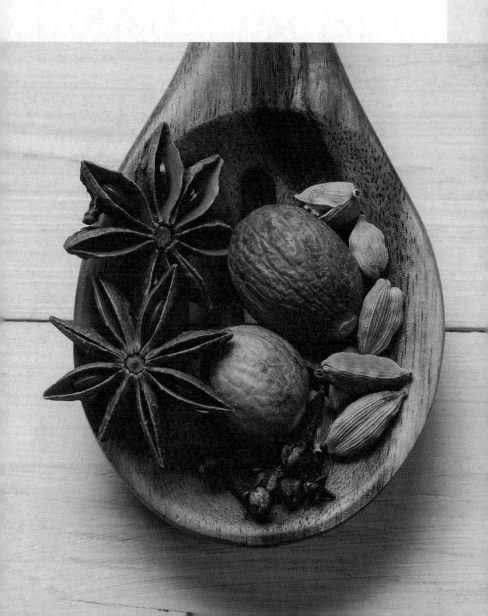

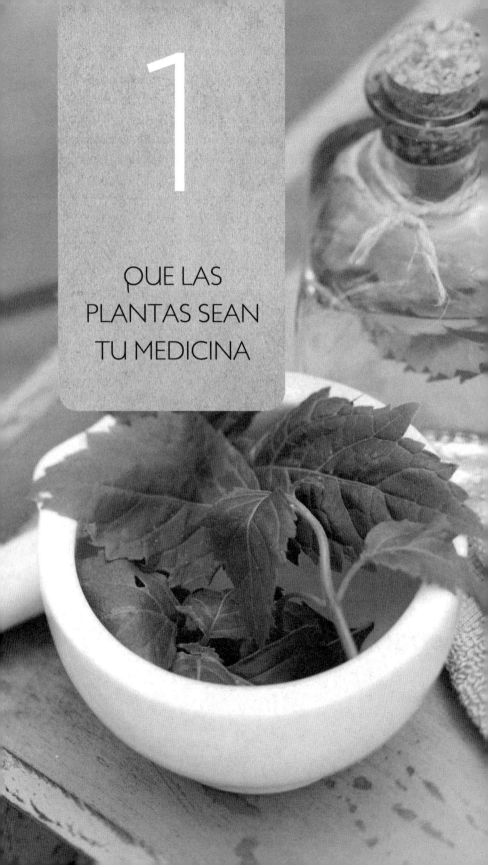

1

QUE LAS PLANTAS SEAN TU MEDICINA

> Los aceites esenciales son beneficiosos
> para el cuerpo, la mente y el espíritu,
> e incluso para el bolsillo.

Antes de que las fábricas produjesen medicamentos, la gente confiaba en los remedios naturales extraídos de las plantas. Los aceites esenciales están entre los agentes curativos más potentes que ofrece el entorno natural. Provienen de las hojas, raíces, flores y cortezas de las plantas, y son compuestos aromáticos que se forman en el interior profundo de las células vegetales, lo que provee a las plantas de una protección contra las enfermedades, disuade a los insectos hambrientos y hacen que sean más atractivas para los insectos polinizadores. Para los seres humanos, los aceites esenciales ofrecen la forma más natural de evitar y tratar enfermedades, así como mejorar la salud y favorecer el bienestar general. Estos aceites fueron sagrados para los antiguos egipcios, son un elemento central en las prácticas ayurvédicas de la India y los utilizaron ampliamente los médicos griegos y romanos, que compartieron sus conocimientos con estudiosos de otras partes del mundo.

BREVE HISTORIA

La industria farmacéutica, tal como la conocemos hoy, tuvo sus inicios en la Edad Media. La primera tienda de medicamentos de la que hay constancia documental se abrió en Bagdad en el año 754, y tiendas así fueron ganando popularidad por todo el mundo islámico los años siguientes. Los recetarios y las tiendas de hierbas que vendían remedios de toda clase eran comunes en la Europa y Asia medievales. A finales del siglo XIX surgieron empresas farmacéuticas en los Estados Unidos, como Parke-Davis, Squibb, Lilly, The Upjohn Company, Searle y Abbott. Otras empresas farmacéuticas pioneras fueron Pfizer, Bayer y Johnson & Johnson. Muchos de los medicamentos producidos por estas empresas estaban basados en plantas, y aún hoy lo están; muchos otros son sintéticos.

Al inicio del siglo XX, mucha gente dejó de utilizar remedios procedentes de plantas integrales y aceites esenciales a favor de los prácticos preparados que ofrecían los fabricantes de medicamentos. Descubrimientos importantes para salvar vidas, como la penicilina y la insulina, cambiaron la atención sanitaria en los años finales de la pasada década de los treinta, y las plantas como medicina fueron relegadas en su gran mayoría al ámbito de la medicina popular.

Los medicamentos eran escasos durante la Segunda Guerra Mundial, cuando el doctor Jean Valnet llevó a cabo un descubrimiento que recordó a las gentes el poder de los aceites esenciales. Se le habían acabado los antibióticos, de modo que empezó a utilizar aceite esencial de eucalipto como bactericida, con lo que salvó muchas vidas como resultado de su disposición a salirse de las cuadriculadas ideas farmacéuticas.

Los medicamentos con receta y los de venta sin receta son a menudo bastante caros. Un estudio AARP de 2010 mostró un aumento del 41 % en el precio de medicamentos de marca durante el período comprendido entre 2004 y 2009. Los precios de venta al público han seguido subiendo desde entonces: el de setenta y tres marcas populares aumentó un escandaloso 73 % entre 2007 y 2014.

Tú también puedes beneficiarte de la farmacia de plantas sanadoras de la naturaleza en lugar de confiar únicamente en la medicina moderna. Los aceites esenciales ofrecen versatilidad, portabilidad, potencia y seguridad, que es algo que no puede decirse de todos los remedios basados en plantas.

¿QUÉ SON LOS ACEITES ESENCIALES?

Los aceites esenciales puros son compuestos altamente concentrados que se han extraído o destilado de las plantas. A diferencia de los *aceites fijos*, como los aceites vegetales para cocinar, estos aceites no tienen componentes grasos o aceitosos. Se los llama esenciales porque son portadores de la fragancia o esencia de la planta, o de la parte de esta con la que se han elaborado. Estos aceites se utilizan principalmente en aromaterapia, y también para perfumar jabones, velas y otros productos. Algunos aceites esenciales, por ejemplo la menta fuerte y la canela, se emplean para dar gusto a productos como los dulces y la pasta de dientes, y otros en la preparación de productos de limpieza para el hogar.

LOS BENEFICIOS DE LOS ACEITES ESENCIALES

Los aceites esenciales son beneficiosos para el cuerpo, la mente y el espíritu, e incluso para el bolsillo. Se usan para tratar enfermedades y trastornos que van desde la ansiedad hasta el herpes zóster, así como para aumentar el bienestar general en una infinidad de formas, muchas de las cuales se analizan en profundidad en los capítulos siguientes.

- **Todos los aceites esenciales son adaptógenos.** Un adaptógeno es una sustancia natural que estimula una reacción de equilibrio en el cuerpo, mejorando su capacidad de superar el estrés y el agotamiento, que contribuyen a la enfermedad. Algunos adaptógenos sirven de apoyo al tratamiento, otros acaban con las infecciones y otros aceleran la curación de la enfermedad o la recuperación después de una herida o lesión. Numerosos estudios han demostrado que los adaptógenos tienen un efecto normalizador sobre todas las funciones corporales, sin causar alteraciones ni efectos secundarios.
- **La mayoría de los aceites esenciales son rentables.** Los aceites esenciales son una alternativa menos costosa que los medicamentos producidos por las empresas farmacéuticas. El aceite esencial de lavanda, por ejemplo, es una forma popular de ayuda para dormir y cuesta menos por dosis que la mayoría de las ayudas comerciales para el sueño. También es un sustituto excelente de los ungüentos y pomadas para primeros auxilios elaborados con petróleo. Los aceites esenciales de menta fuerte y eucalipto son anticongestivos excelentes a pesar de que cuestan solo unos pocos céntimos por dosis. Cuando eliges utilizar compuestos botánicos naturales para combatir afecciones comunes de salud, ahorras dinero en lugar de contribuir a los beneficios de una empresa farmacéutica.
- **Muchos aceites esenciales son analgésicos.** Un analgésico es una sustancia que actúa directamente sobre el sistema nervioso para atenuar el dolor. Los aceites esenciales de clavo, menta fuerte y tomillo son solo unos ejemplos de analgésicos naturales y eficaces.

TERMINOLOGÍA BÁSICA DE LOS ACEITES ESENCIALES

Según vayas avanzando por este libro y otros recursos, descubrirás una terminología que puede ser desconocida. Aquí van explicaciones breves de algunos de los términos más frecuentemente utilizados. (Para otros términos, ver el glosario de la página 355).

Aceite portador: es un aceite que se utiliza para diluir un aceite esencial antes de utilizarlo.

Aceite simple: aceite esencial que proviene de una sola especie de planta.

Aromaterapia: la práctica de emplear sustancias aromáticas naturales, como los aceites esenciales, por sus beneficios terapéuticos tanto físicos como psicológicos.

Calificado como alimento (grado alimentario): aceite esencial cuyo uso se considera seguro en alimentos por la FDA.[*]

Colgante: collar hecho de diferentes materiales, como cristal o cerámica, al que uno puede añadir su aceite esencial favorito para llevarlo durante el día.

Dispersor: aparato utilizado para lanzar al aire moléculas de aceite esencial. Hay varios modelos disponibles comercialmente.

Disolución: el hecho de diluir un aceite esencial en un aceite portador en una proporción concreta.

Fragancia: aroma. Los productos etiquetados como fragancias se obtienen por medios sintéticos y no son aceites esenciales.

---

[*] Food and Drug Administration, agencia gubernamental estadounidense encargada de la seguridad en los alimentos y los medicamentos.

Detén el dolor menstrual con aceite esencial de tomillo. El tomillo supera al ibuprofeno a la hora de luchar contra el dolor menstrual, según un estudio clínico triple ciego llevado a cabo en 2014 en la Babol University of Medical Sciences, en Irán. Como han demostrado investigadores de la Nara Women's University, en Japón, el aceite esencial de tomillo inhibe la enzima COX-2, que es responsable en parte del proceso inflamatorio corporal que produce dolor.

Herbario: perteneciente o relativo a las plantas.

Insoluble: toda sustancia que no puede disolverse en un líquido como el agua.

Mezcla sinérgica: combinación de aceites esenciales que ofrece más beneficios que los mismos aceites aplicados solos.

Neto: sin diluir. Algunos aceites esenciales son adecuados para utilizarlos netos, mientras que otros, no. A medida que indagues más profundamente en el mundo de los aceites esenciales, te darás cuenta de que algunos profesionales son mucho más conservadores que otros y aconsejan a los lectores que no utilicen aceites esenciales sin diluir. Tú decides.

Nombre botánico: un nombre específico en latín que distingue variedades de plantas que comparten el mismo nombre vulgar.

Nombre vulgar: el nombre corriente de una planta.

Rectificación: proceso de volver a destilar ciertos aceites esenciales para liberarlos de componentes no deseables.

Sintético: sustancia no natural o creada en un laboratorio. Muchos medicamentos producidos comercialmente son sintéticos.

Soluble: toda sustancia que puede disolverse en un líquido como el agua.

Volátil: toda sustancia inestable que se evapora fácilmente.

• **Muchos aceites esenciales son antiinflamatorios.** La inflamación es una parte importante del sistema de defensa natural del cuerpo, que favorece la sanación después de haber estado expuesto a toxinas o tras una lesión o herida. Las señales típicas de la inflamación son la hinchazón, el enrojecimiento y el dolor en la zona afectada. Los aceites esenciales de bergamota, clavo, eucalipto y tomillo son famosos por sus propiedades antiinflamatorias. Verás que en muchos casos no es necesario tomar medicamentos de venta sin receta, puesto que esos aceites son capaces de proporcionar alivio eficaz de la inflamación sin añadir productos químicos tóxicos.

- **Algunos aceites esenciales son antisépticos.** Un antiséptico es una sustancia antimicrobiana que reduce el riesgo de infección al aplicarla al tejido vivo. Los aceites esenciales de clavo, lavanda y árbol del té están entre los antisépticos naturales más potentes. No solo son maravillosos para utilizarlos en el tratamiento de heridas menores, sino que también son útiles para la creación de productos naturales de limpieza.
- **Algunos aceites esenciales favorecen la relajación y alivian el estrés.** Para mucha gente el estrés es parte de la vida diaria. Si has estado alguna vez excesivamente estresado, ya sabes cómo puede imponerse la negatividad, creando caos y tensión a la vez que lleva a síntomas físicos como dolores de cabeza, indigestión e incluso sarpullidos rojizos que pican. Los aceites esenciales de menta fuerte, romero y ylang-ylang son buenas alternativas para el alivio del estrés. Hay otros que son excelentes para estimular la relajación, mejorar la meditación e inducir el sueño.

Tanto si sufres de un punzante dolor de cabeza como de dolores musculares, dermatitis, agotamiento o alguna otra condición dolorosa o molesta, es probable que exista un remedio eficaz a base de aceites esenciales. Como los aceites esenciales trabajan enfocándose en la causa del problema en lugar de eliminar simplemente los síntomas, es probable que experimentes un alivio rápido y una mejoría estable.

CÓMO SE PRODUCEN LOS ACEITES ESENCIALES

Debido a que las plantas son muy complejas, los aceites esenciales se extraen con varias técnicas diferentes. Lo mismo que al elaborar el vino, la producción de aceites esenciales es tanto un arte como una ciencia. Todos los métodos son importantes, y el valor del producto terminado depende en gran parte de la experiencia del destilador y de la aplicación a la que se destine el aceite.

Destilación al vapor

La destilación al vapor es el método más común para producir aceites esenciales. Existen dos tipos de destilación al vapor:

1. El vapor se inyecta en una cámara sellada herméticamente donde están los materiales en crudo de la planta. Conforme el vapor ataca a las plantas, el calor provoca que los pequeños sacos internos se rompan. Esos sacos contienen

el aceite esencial, y son los mismos que se rompen cuando frotas una planta aromática como la lavanda, el romero o la salvia entre los dedos y captas el fuerte olor de su fragancia. Las moléculas del aceite esencial son minúsculas y pueden sacarse fácilmente de la cámara y meterse en un condensador frío por medio del vapor en el aire. Después de que se ha terminado de recolectar, el aceite esencial y el agua se separan.

2. La planta entera se suspende sobre un recipiente grande donde hay agua hirviendo. El vapor que sube recolecta los aceites esenciales y sigue hacia arriba, donde lo atrapa un receptáculo y lo empuja a través de un separador. En ambos métodos, normalmente el agua que queda se reserva. Se llama hidrosol, está deliciosamente perfumada y se utiliza para añadir fragancia a aerosoles para la ropa, perfumes y productos de cuidado corporal, como las lociones corporales y los hidratantes faciales.

Varios tipos de aceites esenciales son mejores cuando se producen por destilación, ya que algunos componentes se liberan solo tras cierta exposición al calor suave. Por ejemplo, la camomila alemana debe destilarse al vapor para permitir la liberación de su componente antiinflamatorio, la chamulzina. Según el Montana State University's Northwestern Agricultural Research Center ('centro de investigaciones agrícolas de la Universidad de Montana Noroeste'), este compuesto le otorga al aceite esencial su color azul característico.

Extracción al dióxido de carbono

Existen dos métodos principales por los que se extraen habitualmente los aceites esenciales: destilación al dióxido de carbono (CO_2) y destilación CO_2 supercrítica.

- En la **destilación al dióxido de carbono,** o extracción al CO_2, se utiliza dióxido de carbono para extraer el aceite esencial del material en crudo de la planta. En este método, el dióxido de carbono se enfría a entre 0 y 10 °C antes de «acribillar» con él el material vegetal. Se asemeja mucho a la extracción en frío (ver la página 24) con la que se producen aceites esenciales puros que no han sido alterados lo más mínimo por la exposición al calor.
- En la **destilación CO_2 supercrítica,** el dióxido de carbono se calienta a 30,5 °C antes de insuflarlo a través de la materia de la planta con mucha mayor velocidad. Bajo esas intensas condiciones, el CO_2 se transforma en un

vapor pesado que extrae rápidamente el aceite esencial del material inerte de la planta. Como el CO_2 está tibio, pero no caliente, el aceite esencial que resulta es puro y sin alteraciones.

Muchos fabricantes no señalan la diferencia entre la destilación al CO_2 en frío y la destilación CO_2 supercrítica a la hora de etiquetar los aceites esenciales que producen, ya que ambos procesos dan lugar a excelentes productos acabados. Los aceites esenciales de incienso y mirra se elaboran normalmente con la destilación al CO_2, como lo son también otros aceites de olor especiado como el de clavo, pimienta negra y jengibre.

Algunos fabricantes se enorgullecen en ofrecer dos tipos más de aceites esenciales destilados al CO_2: los CO_2 totales y los CO_2 selectos.

- Los **CO_2 totales** se denominan así porque contienen grandes cantidades de la materia de la planta, incluso las resinas, las ceras y los componentes de color que normalmente se desechan durante el proceso de fabricación. Habitualmente, los CO_2 totales no pueden verterse sin calentarse, ya que su consistencia es por lo general pastosa o cerosa.
- Los **CO_2 selectos** son más espesos que la mayoría de los demás aceites esenciales porque una porción de las ceras naturales, las resinas y los compuestos de color de la planta se incluyen en el producto acabado. Estos aceites esenciales pueden verterse normalmente sin que haya que calentarlos previamente.

Tanto los aceites esenciales CO_2 totales como los CO_2 selectos están mucho más concentrados que los aceites esenciales convencionales. Habitualmente, los fabricantes recomiendan que se los diluya entre el 50 y el 65 % antes de utilizarlos. Si acabas eligiendo aceites esenciales CO_2 totales o selectos, asegúrate de su eficacia y su seguridad siguiendo las recomendaciones específicas de uso que proporciona el fabricante.

Prensado en frío

El proceso de prensado en frío, o presión exterior, se usa exclusivamente para conseguir aceites esenciales de las frutas cítricas. Este sencillo método implica colocar la parte aromática de la cáscara de la fruta en una prensa a 49 °C para extraer el aceite esencial que da a los cítricos sus aromas característicos.

Enfleurage

El *enfleurage* (también denominado 'enfloración') en caliente, que implica la combinación de grasa o de aceite graso con las flores enteras, es el método más antiguo conocido para extraer aceites esenciales. Siguen utilizándolo hoy algunos fabricantes de perfumes exclusivos. El proceso implica colocar las flores en una capa fina de aceite graso calentado que absorbe los aceites esenciales de los pétalos. Según se van marchitando las flores, se reemplazan con otras nuevas hasta que el aceite está completamente saturado de aceite esencial. El aceite esencial se extrae entonces con un disolvente como el alcohol, y la grasa o aceite que queda se utiliza para aportar fragancia a jabones y otros productos.

Extracción con disolventes

Los aceites esenciales extraídos con ayuda de disolventes químicos como el cloruro de metileno (diclorometano), el hexano o el benceno se denominan *absolutos*. En este método se utiliza el disolvente en lugar del agua o del CO_2. Gran parte del disolvente se evapora durante la fase inicial de la extracción, y lo que queda se trata en una centrifugadora o se elimina por medio del vacío. Sin embargo, la extracción con disolventes deja en el aceite esencial vestigios diminutos de los productos químicos de la extracción, y el famoso aromaterapeuta Robert Tisserand señala que existe cierta preocupación sobre si esos vestigios diminutos son aceptables o no para su uso en aromaterapia.

CONOCER LA AROMATERAPIA

La palabra *aroma* se deriva del término que en griego clásico significa 'especia', y se emplea ampliamente para indicar fragancia. La aromaterapia es una forma de medicina alternativa que hace uso de los poderes curativos de las plantas, con un fuerte enfoque en los aceites esenciales. Estos aceites se utilizan en aromaterapia para mejorar la salud física y mental, así como para influir positivamente en el estado de ánimo y la función cognitiva.

El término *aromaterapia* es un nombre poco apropiado, ya que da la impresión de que esta forma de medicina se basa únicamente en el olor. Más bien, en aromaterapia los aceites esenciales se inhalan por los beneficios físicos y fisiológicos que se dan cuando las moléculas del aceite estimulan el cerebro. Se aplican también tópicamente, lo que permite su absorción por la piel hacia el torrente sanguíneo. Debido a que los aceites esenciales varían de potencia, es importantísimo que sigas las instrucciones de disolución antes de usarlos. Además, más no significa necesariamente mejor; una pequeña cantidad de aceite esencial es suficiente por lo general.

Como la aromaterapia no es invasiva, con frecuencia es apropiada para su uso junto a otras formas de terapia. Los médicos holistas, que procuran tratar a todo el paciente en lugar de enfocarse únicamente en los síntomas y la enfermedad, son pioneros en el empleo de la aromaterapia en conjunción con los tratamientos médicos occidentales, los remedios homeopáticos, la medicina herbaria, el *reiki*, la meditación y otros. A semejanza de estos médicos, tú puedes hacer lo mismo y utilizar la aromaterapia como complemento de otros tratamientos.

Aunque hay productos que contienen ingredientes sintéticos que a menudo están en el mercado como aromaterapia, los profesionales ven con malos ojos aquellos que incluyen ingredientes artificiales, del tipo que sea.

· ·

Lee siempre la lista de ingredientes del producto. La FDA no regula el uso del término *aromaterapia* en las etiquetas ni en la publicidad de los productos. Cualquier artículo, incluso aquellos que contienen ingredientes sintéticos, puede ponerse en el mercado como apropiado para su uso en aromaterapia. Comprueba cuidadosamente los ingredientes a la hora de elegir productos que contengan aceites esenciales para uso holístico.

· ·

LO ESENCIAL DE LOS ACEITES ESENCIALES: QUINCE COSAS QUE DEBES SABER

Conforme indagues más profundamente en el mundo de los aceites esenciales, descubrirás que la cantidad de información disponible puede ser apabullante. Ten presentes estos hechos básicos y estas directrices según vayas aprendiendo:

1. **Los aceites esenciales no son aceites en absoluto.** A pesar de su aspecto y de que *aceite* es parte de su nombre, las sustancias a las que llamamos aceites esenciales no son aceites técnicamente, pues no contienen ácidos grasos. En realidad son elementos orgánicos concentrados que tienen potentes cualidades medicinales.

2. **Los aceites de fragancia no son aceites esenciales.** Incluso si el envase está etiquetado como *fragancia natural*, no es un aceite esencial si también contiene los términos *aceite de fragancia, fragancia* o *perfume*.

3. **Los aceites esenciales están sumamente concentrados.** Cien kilos de lavanda producen un solo kilo de aceite esencial de lavanda; y dos toneladas de rosas búlgaras producen solo medio kilo de aceite esencial de rosa. Una sola gota de aceite esencial contiene el poder de varias plantas.

4. **Si estás embarazada, olvídate de los aceites esenciales completamente durante el primer trimestre.** Además, muchos aceites esenciales son emenagogos, es decir, estimulan el flujo sanguíneo en el útero, provocando la menstruación. Los detalles específicos de seguridad sobre los aceites esenciales pueden encontrarse en el capítulo cinco.

5. **Guarda los aceites esenciales lejos del alcance de los niños.** Aunque algunos aceites esenciales son ideales para el uso de todos los miembros de la familia, muchos no son aptos para los niños y varios son tóxicos si se tragan.

6. **Lleva a cabo una prueba epicutánea de contacto (test de parche) antes de utilizar un aceite esencial que no conozcas.** Para prevenir irritaciones dolorosas de la piel, lleva a cabo un test de parche antes de aplicar un aceite esencial no conocido o un producto que no hayas utilizado en el pasado. Mezcla una sola gota del aceite esencial con media cucharadita del aceite portador que elijas y frótalo en la cara interna superior del brazo. Espera unas cuantas horas para asegurarte de que no aparece picor ni rojez en la piel.

7. **Si eres alérgico a una planta, eres alérgico a su aceite esencial.** Puesto que el aceite esencial es una forma sumamente concentrada de la planta, si eres alérgico a alguna planta, como la camomila, la rosa o el tomillo, evita utilizar su aceite esencial por poca que sea su potencia.

8. **Estate atento a las adulteraciones.** Al comprar un aceite esencial de una procedencia desconocida, compruébalo para asegurarte de que es puro antes de utilizarlo para la aromaterapia. Para hacerlo, pon una sola gota del aceite en un trozo de papel. Debería evaporarse en una hora como máximo, y no debería dejar en el papel un anillo de aceite. Este examen funciona para todos los aceites excepto el de mirra y el de pachulí, y en los absolutos como el jazmín, la rosa y la vainilla. Compra siempre aceites esenciales de procedencia acreditada.

9. **El calor y la luz del sol arruinan los aceites esenciales con el tiempo.** No guardes tus aceites esenciales cerca de una fuente de calor o bajo la luz solar directa, ya que la exposición repetida al calor y a la luz del sol provoca su

deterioro. Guárdalos en algún lugar oscuro y relativamente fresco, como dentro de una caja que a su vez guardes en un armario.

10. **Los aceites esenciales conservan su potencia durante cinco años o más por lo general.** Si se guardan en algún lugar oscuro y fresco, los aceites esenciales conservan su potencia de cinco a diez años de promedio. Los aceites de cítricos son la excepción, ya que estos conservan toda su potencia un máximo de dos años.

11. **Las botellas de cristal de color oscuro son las mejores.** La mayoría de los fabricantes envasan sus aceites esenciales en botellas oscuras de cristal color ámbar, o a veces azul. Cuando crees mezclas de aceites esenciales, prepares aceite para masaje o elabores alguna otra receta que vayas a almacenar más de unos pocos días, envasa el producto resultante en una botella de cristal de color oscuro para evitar una larga exposición a cualquier tipo de luz. El cristal es preferible al metal, ya que no reaccionará con los aceites, y los envases de cerámica vidriada también funcionan. No utilices botellas de plástico, ya que los aceites esenciales descompondrán el plástico, lo que adulterará el aceite esencial y puede acabar en desastre.

12. **Ahorra empezando por poco.** Es posible que te tiente salir corriendo y comprar la botica entera de aceites esenciales, pero hacer eso representa una inversión bastante grande. Ahorra dinero y evita agobios seleccionando unos pocos aceites esenciales de los más versátiles al principio, y luego ve trabajando poco a poco en el crecimiento de tu surtido de aceites. Algunos de los mejores para empezar son los de lavanda, limón, menta fuerte, geranio rosa, romero, naranja y árbol del té.

13. **Como son naturales, los aceites esenciales no pueden patentarse.** Ya que los aceites esenciales son tan eficaces, podrías preguntarte por qué no forman parte de la medicina convencional. La respuesta es sencilla: las empresas farmacéuticas no pueden patentarlos, y como no pueden conseguir gran provecho de ellos, los aceites esenciales no se estudian ampliamente en los laboratorios convencionales. La mayor parte de lo que se sabe acerca de ellos proviene de la información transmitida por miles de años de experimentación y de uso personal, de manera que no es muy probable que tu médico te recomiende una terapia de aceites esenciales en lugar de una terapia farmacéutica.

14. **Las opiniones relacionadas con el uso recomendado de los aceites esenciales varían.** La mayoría de los aceites esenciales pueden utilizarse

sin reserva alguna, unos cuantos son claramente peligrosos y de otros se discute acaloradamente, incluso entre profesionales que pertenecen a la misma organización. Si te sientes incómodo o inseguro sobre cómo o cuándo utilizar un aceite esencial, investiga tanto como te sea posible antes de decidir si ese aceite tiene un lugar en tu plan de cuidados personales o encuentra otro que tenga beneficios sanitarios parecidos con cuyo uso te sientas cómodo.

15. **Aplica aceites esenciales en cuanto aparezcan los síntomas o bien se produzca una herida.** Si no se nota mejoría en tres o cuatro horas, prueba con un aceite o mezcla de aceites diferente, puesto que cada persona es biológicamente única. El doctor Scott A. Johnson, destacado naturópata, aconseja múltiples métodos de aplicación para aumentar la eficacia.

LA CIENCIA DE LOS OLORES
Cómo funciona la aromaterapia

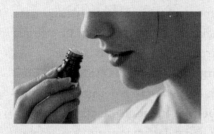

Imagina que inhalas la fragancia de una rosa totalmente florecida en un cálido día de verano, o que te llega el olor del ajo fresco y del romero de la cocina: ten en cuenta que esos olores provocan un cambio en tu estado de ánimo. Los aceites esenciales, que contienen una concentración enorme de potentes sustancias químicas de las plantas, estimulan el subconsciente con sus aromas y suscitan sentimientos de alerta, felicidad, calma, relajación o somnolencia.

La aromaterapia no solo tiene efectos positivos sobre la mente y el espíritu al trabajar en conjunción con el sistema límbico, sino que también ayuda en la sanación física. Esto ocurre de dos maneras:

1. Moléculas minúsculas del aceite esencial se absorben en el torrente sanguíneo a través de los pulmones al inhalarlas.

2. Esas moléculas diminutas pueden absorberse directamente en el torrente sanguíneo por medio de la piel cuando se añaden al agua del baño, se utilizan en productos de cuidados corporales o se aplican en los masajes.

Cuando se aplican físicamente sobre el cuerpo, los aceites esenciales curativos ayudan a mantener a raya las bacterias y los virus no deseados, a la vez que estimulan el sistema inmunitario. También tienen poderosos efectos desintoxicantes asociados con el aumento del flujo linfático y sanguíneo.

Debido a su capacidad de influir positivamente sobre las emociones, la aromaterapia puede ayudar a mitigar la espiral descendente de depresión y malestar que a menudo acompaña a la enfermedad, al cansancio extremo y a los períodos prolongados de tensión física o mental.

La ciencia ha demostrado una y otra vez que el estado emocional tiene el poder de cambiar la química del cuerpo y que tales cambios afectan directamente al sistema inmunitario. Al utilizar aromaterapia para mantener a raya los estados anímicos negativos, como el estrés, la tensión y el insomnio, puedes darle un gran estímulo a tu salud en general. Debido a su capacidad de influir positivamente sobre el cuerpo y la mente, la aromaterapia es una forma excepcional de prevención.

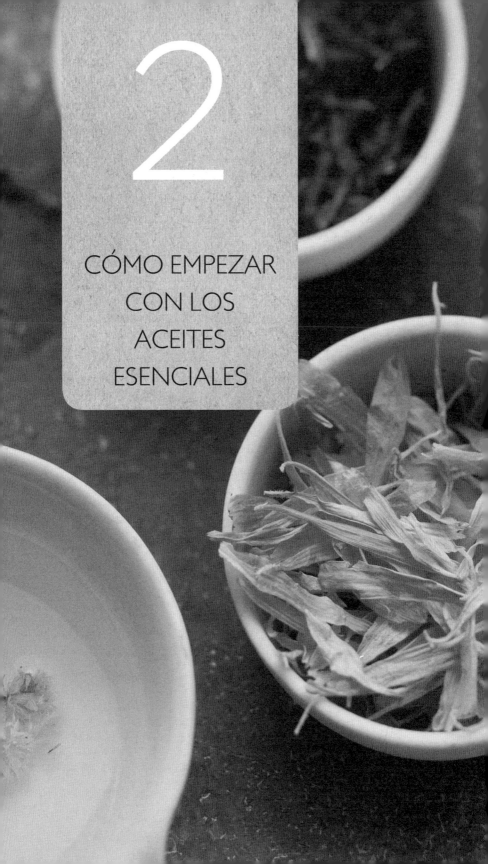

2

CÓMO EMPEZAR CON LOS ACEITES ESENCIALES

Así como los ingredientes de los medicamentos pueden variar, ocurre lo mismo con los componentes de las sustancias etiquetadas como aceites esenciales. No todos los aceites esenciales son iguales.

Aunque es fácil empezar con los aceites esenciales, hay algunas cosas importantes de las que estar al tanto antes de comprar nada. Con frecuencia, cuanto más investigues, tanta más información que puede confundirte será probable que encuentres respecto a la calidad y la procedencia, sobre cuáles son mejores para cualquiera que esté empezando. Lo mejor es establecer un número elegido de aceites esenciales con los que te gustaría comenzar y ceñir tus investigaciones a esos en principio, para confirmar que son adecuados para ti.

Si no estás seguro de que va a gustarte el aroma de cierto aceite esencial, puedes pasarte por el herbolario o la tienda de alimentación saludable de tu barrio, donde es probable que puedas oler muestras de diferentes fabricantes. Incluso es posible que puedas hacerte un test de parche mientras estés en la tienda; si te ofrecen esa posibilidad, sácale partido.

Los aceites esenciales se venden en cantidades variables, y la mayoría tienen un tiempo de caducidad de al menos un año. Es buena idea hacerse con el tamaño menor para empezar. Aunque esas botellitas tan pequeñas no parece que contengan mucho, te sorprenderá ver cuánto duran. Una vez que te familiarices con ellos y sepas cuáles tiendes a utilizar más asiduamente, pasa a botellas de mayor tamaño. Puedes ahorrar algo de dinero haciendo esto.

Armado con la información de este capítulo, verás que es fácil descifrar etiquetas y que es muy probable que tu experiencia de compra –de aceites esenciales y de las herramientas necesarias para trabajar con ellos– esté bien orientada y sea un éxito.

NO TODOS LOS ACEITES ESENCIALES SON IGUALES

Cuando lees la lista de ingredientes de los jarabes para la tos, de las pastillas para dormir y de los remedios para el dolor de cabeza, ves que hay sabores y colores artificiales, sirope de maíz alto en fructosa y otros aditivos en exceso que no parece que pertenezcan a sustancias cuyo objetivo es el de aportar mejoría a tu salud. Lo mismo que los ingredientes de los medicamentos pueden variar, así pueden hacerlo las sustancias etiquetadas como aceites esenciales. No todos los aceites esenciales son iguales.

· ·

Las perfumerías quieren fragancias uniformes. La destacada experta en aromaterapia Maria Lis-Balchin advierte de que el deseo de uniformidad en la fragancia conduce frecuentemente a la adulteración con productos botánicos o sintéticos. Los fabricantes más importantes examinan posibles adulteraciones por medio de la cromatografía gaseosa (llamada a veces cromatografía gas-líquido) y de la espectroscopia de masa, dos análisis distintos y capaces de identificar las sustancias constituyentes. Con frecuencia las etiquetas llevan la abreviatura GC-MS, o GLC-MS, para indicar que ese examen se ha llevado a cabo y que el aceite esencial se considera puro.

· ·

Lo que tienes que saber antes de comprar aceites esenciales

Existen varios factores clave que debes tener presentes al comprar aceites esenciales:

· **Las etiquetas de información** de las botellas de aceites esenciales varían de una empresa a otra. A menos que estés comprando a propósito una mezcla diluida, o un producto que contenga algún aceite esencial como uno de sus ingredientes, el único de la lista en la etiqueta de la botella debería ser el aceite esencial. Recela de las etiquetas que utilizan las palabras *aceite de perfume*, *aceite de fragancia* o *aceite idéntico al natural.* Eso son indicadores de que probablemente la sustancia de la botella no es aceite esencial al cien por cien.

- **Las botellas de cristal de color oscuro** son la norma de los fabricantes de aceites esenciales. Los más importantes utilizan botellas color azul cobalto, verde, violeta y ámbar, y a menudo vienen con reductores del orificio de salida más que con goteros, pues la mayoría de los goteros permiten que el aire penetre en la botella.

- **Mira bien la variación del precio** de los aceites esenciales en oferta. Los costes de producción varían, lo que significa que el coste de los aceites esenciales fabricados por una empresa también deben variar. Si todas las formas de aceites esenciales de una empresa tienen exactamente el mismo precio, tenla como sospechosa y opta por los productos de un fabricante diferente.

- **Una cadena larga de suministro** es una bandera roja. Al comparar aceites esenciales entre sí, pregunta a un suministrador de alimentos saludables o haz un poco de investigación *online,* para conocer la cadena de suministro: el productor, el mayorista, el distribuidor que embotella aceites esenciales para marcas diferentes, el distribuidor del producto y las fuentes poscompra, como vendedores *online* que compran aceites esenciales al por mayor y luego los venden en cantidades pequeñas. Cuantos más niveles estén involucrados, tanto mayor será el riesgo de que los aceites esenciales que recibas estén adulterados con fragancias sintéticas, sustancias de relleno, agentes de aumento de volumen y sustancias conservantes, o de que hayan sido reconstituidos.

- **Los aceites esenciales concentrados (*folded oils*)** producen un olor más fuerte. A menudo son mejores para hacer velas, jabones, artículos de limpieza doméstica y recetas de aromaterapia que se eliminan con un enjuague o se disipan. Los aceites esenciales rectificados o redestilados son aquellos que se han sometido al vacío una o varias veces para eliminar impurezas; son perfectamente buenos para todas las aplicaciones, aunque verás que tienden a ser más costosos que los aceites esenciales habituales. Ciertos aceites esenciales rectificados son más fuertes que los correspondientes producidos utilizando técnicas comunes, de modo que comprueba la información específica si piensas utilizar alguno de ellos.

- **La alternativa de comprar aceites esenciales de cultivo ecológico** te corresponde a ti. Los aceites esenciales de cultivo ecológico no contienen herbicidas ni pesticidas, sustancias que absorben las plantas. Existen consideraciones secundarias sobre el efecto que los herbicidas y los pesticidas tienen sobre el medioambiente. Que tus ideales sean tu guía.

· ·

Conoce los productos de cultivo ecológico. Existe bastante confusión respecto a los productos frescos ecológicos y los demás productos certificados como de cultivo ecológico. En los Estados Unidos, el Departamento de Agricultura (USDA, por sus siglas en inglés) tiene normas muy estrictas para los productores de cultivo ecológico, con lo que se benefician el entorno y los consumidores finales. Utilizar aceites esenciales ecológicos cuando estén disponibles reduce tu exposición a los pesticidas, los herbicidas y demás sustancias sintéticas.

· ·

Los grados de los aceites esenciales

Aunque algunas empresas ponen en el mercado sus aceites esenciales con términos como *grado aromaterapéutico* o *grado terapéutico*, no existe un sistema de clasificación oficial para los aceites esenciales. Esos términos varían de una empresa a otra y se utilizan como técnicas de *marketing*. Pasa por alto esas etiquetas y concéntrate en los demás aspectos del aceite esencial en cuestión:

- ¿Es una empresa conocida por la calidad de sus productos?
- ¿Se han examinado por GC-MS los aceites esenciales que ofrecen?
- ¿Están los precios en la misma línea que productos similares ofrecidos por otras empresas? Aunque existe alguna variación en el precio, la mayoría de las empresas los varían poco para el mismo tipo de aceite esencial. Cuidado si los precios parecen extraordinariamente bajos.
- ¿Hay alguna otra información en la etiqueta, como el nombre en latín y el nombre vulgar de la planta?

ELEGIR QUÉ TIPO DE ACEITES ESENCIALES UTILIZAR

Los aceites esenciales que van muy bien para otra persona podrían no ser los mejores para ti. Por ejemplo, si eres alérgico a una planta en concreto, es muy probable que seas alérgico al aceite esencial extraído de esa planta, como se muestra en un estudio alemán de seis años de duración, en el que se demostró que aquellos que eran alérgicos a la camomila eran alérgicos al aceite esencial de camomila.

Existen cientos de aceites esenciales para elegir. Mientras decides cuáles comprar primero, ten presentes los puntos siguientes:

- Establece qué enfermedades quieres tratar y busca aceites esenciales que sean eficaces para esas enfermedades.
- Si tienes una receta concreta que planees utilizar, reúne todos los ingredientes.
- Si los aceites esenciales son para un bebé o un niño pequeño, asegúrate de elegir los que sean apropiados y seguros.
- Piensa si quieres utilizar los aceites esenciales como primeros auxilios, y elige algunos que se adapten a tu propósito.

HERRAMIENTAS Y EQUIPO

Al trabajar con los aceites esenciales, es importantísimo que utilices las herramientas y el equipo adecuados. De este modo te asegurarás de que consigues lo máximo de tu inversión, además de ayudarte a evitar reacciones no deseadas como las que ocurren entre los aceites esenciales y el plástico. Las herramientas y el equipo se dividen en dos categorías: indispensables y convenientes.

Indispensables

- **Envases de cristal de color oscuro.** Los envases de cristal de color oscuro están disponibles en varias formas y tamaños, que van desde un simple chorrito a varios cientos de mililitros. Utilizar cristal (en lugar de plástico o metal) garantiza que los aceites esenciales no reaccionen con sus envases y se estropee así todo su contenido. Asimismo, utilizar cristal de colores oscuros evita que la luz del sol los deteriore. Esos envases son decisivos si planeas hacer alguna de tus propias mezclas o comprar grandes cantidades de algún aceite para almacenarlo en botellas más pequeñas dentro de botiquines de primeros auxilios.
- **Cuencos de cristal.** Los cuencos de cristal, como los que se emplean para elaborar alimentos, son ideales para preparar productos de aromaterapia. Está bien utilizar los que ya tengas en tu cocina, pero asegúrate de que están perfectamente limpios antes de usarlos con aceites esenciales. Los cuencos de madera, plástico o metal deben evitarse.

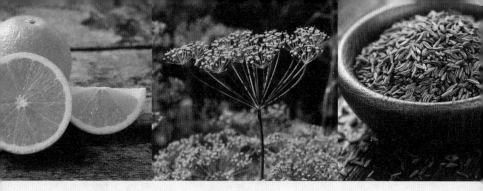

PLANTAS FOTOSENSIBILIZANTES
Mantén tu piel a salvo

Según la doctora Jillian Stansbury, las especies cítricas no son las únicas plantas que pueden conducir a la fototoxicidad. Existen muchas otras plantas útiles que pueden contribuir a la sensibilidad al sol y a los daños subsiguientes cuando se consumen hasta doce horas después de la exposición al sol. Algunas de ellas pueden estar incluidas en los aceites esenciales y otras pueden consumirse durante una comida o un picoteo.

- Angélica
- Anís
- Apio
- Bergamota
- Chirivía
- Comino
- Eneldo
- Jengibre
- Lima
- Limón
- Mandarina
- Naranja
- Pomelo
- Tagete
- Tangerina
- Verbena limón
- Yuzu

- **Cuentagotas (o gotero) de cristal.** Es dificilísimo limpiar los residuos del aceite del interior de un cuentagotas de plástico, por eso los de cristal son muy superiores. Son necesarios para medir aceites en mezclas y recetas. Límpialos a fondo después de cada uso y asígnale a cada tipo de aceite esencial su propio cuentagotas.
- **Etiquetas.** Las etiquetas son imprescindibles para evitar equivocaciones. Si no quieres lanzarte a las etiquetas especialmente diseñadas para los aceites, puedes utilizar algo tan sencillo como cinta de embalar y un rotulador permanente para diferenciar entre sí las mezclas que hagas.

Convenientes

- **Contenedores de plástico de color oscuro.** Estos contenedores son ideales para guardar recetas caseras diluidas como champú, suavizante para el cabello, ambientadores en aerosol y muchos productos de limpieza. Como los aceites esenciales de la mayoría de esas recetas están extremadamente diluidos, tus preparados no van a interactuar con los contenedores de plástico. Estos contenedores le dan también un aspecto atractivo a los productos caseros y son excelentes como regalo.
- **Dispersor.** Los dispersores distribuyen una rociada uniforme de aceites esenciales. Esos pequeños y silenciosos aparatos son una herramienta muy práctica en cualquier juego de aromaterapia.
- **Varillas mezcladoras de cristal.** Concebidas para mezclar sustancias químicas y otras sustancias que reaccionan con el metal o el plástico. Estas delgadas varillas son muy útiles para mezclar aceites esenciales y para remover las recetas que piden grandes cantidades de aceite esencial. Puede utilizarse una cuchara, un tenedor o un batidor de metal si es necesario, pero los utensilios de plástico deben evitarse.
- **Cuaderno de notas.** Es una buena idea tener preparado un cuaderno pequeño o un diario, para llevar un seguimiento de la información básica sobre los aceites esenciales que utilices y cómo os afectan a ti y a tu familia. Puedes utilizarlo también para tomar notas sobre las mezclas que creas y para anotar los tratamientos. No tiene por qué ser muy elaborado: un cuaderno de espiral barato funcionará perfectamente.
- **Colgante.** Una de las formas más fáciles de disfrutar de los beneficios de inhalar aceites esenciales es con un colgante de aromaterapia. Están disponibles en muchos estilos, colores y formas para adaptarse a tus gustos. Los distintos

colgantes utilizan cantidades diferentes de aceite, de modo que asegúrate de seguir las instrucciones que incluyen. Hay colgantes y juegos para colgantes disponibles *online* y en algunas tiendas de alimentos saludables.

- **Embudos pequeños.** Los embudos pequeños, que no miden más de cinco centímetros de diámetro en su parte mayor, se ofrecen por lo general para su uso en laboratorios, pero como resultan ideales para utilizarlos con los aceites esenciales, los encontrarás a la venta en sitios que ofrecen herramientas para aromaterapia. Son muy prácticos a la hora de verter aceite de una botella a otra para evitar desperdicios. Si decides comprar embudos baratos de plástico en lugar de los de cristal, más costosos, asegúrate de que los limpias a fondo después de cada uso para evitar que los residuos del aceite esencial disuelvan el plástico

- **Caja de almacenaje.** Una caja fuerte y acolchada es ideal para aislar tus aceites esenciales, porque evita roturas y que la luz penetre en las botellas de aceites esenciales. Esto puede ser algo tan sencillo como un cubo pequeño forrado con unas pocas toallitas, o tan elaborado como las cajas especiales para aceites esenciales que están disponibles a la venta en los sitios web de aromaterapia. Aunque no es necesario que almacenes tus aceites en una caja, sobre todo cuando estás empezando, hacerlo los mantendrá organizados a la vez que proteges tu inversión.

INSTRUCCIONES Y CONSEJOS DE ALMACENAMIENTO

A pesar de que los aceites esenciales no se vuelven rancios como lo hacen los aceites que contienen ácidos grasos, sí se oxidan y se deterioran, con lo que pierden sus propiedades terapéuticas con el tiempo. Al almacenar apropiadamente tus aceites esenciales evitarás su deterioro prematuro.

- **Almacena los aceites esenciales en botellas de cristal.** Debido a la volatilidad de los aceites esenciales, a menudo reaccionan con el plástico, lo que provoca contaminación.

- **Mantén frescos tus aceites esenciales.** La exposición al calor hace que los aceites esenciales se deterioren rápidamente. Según el destacado experto en aromaterapia Robert Tisserand, los que se guardan en el frigorífico duran hasta el doble de tiempo que los que se guardan a temperatura ambiente. Deja que los aceites esenciales refrigerados se pongan a la temperatura de la habitación antes de utilizarlos.

- **Evita la exposición a la luz.** La luz también hace que se deterioren los aceites esenciales; la luz del sol es la peor para ellos debido al calor que aporta.
- **No dejes cuentagotas puestos en las botellas de aceites esenciales.** Incluso los goteros de cristal hacen que entren pequeñas cantidades de aire en las botellas de aceites esenciales, lo que los expone a los contaminantes y provoca que se deterioren. Los goteros de plástico se disuelven a veces en el aceite esencial si se los deja puestos, lo que arruina toda la botella. Utiliza tapas de rosca.
- **Tapa los aceites herméticamente cuando no los uses.** Debido a su volatilidad, los aceites esenciales se evaporan con rapidez si no se cierran herméticamente entre cada uso.
- **Guarda los aceites portadores en el frigorífico.** Los aceites portadores son delicados y pueden enranciarse en unos pocos meses si se exponen al calor. Guárdalos refrigerados cuando no los utilices y deja que se pongan a temperatura ambiente entre ocho y doce horas antes de utilizarlos.
- **Mantén los aceites esenciales lejos de llamas vivas.** Los aceites esenciales son muy inflamables y deben guardarse lejos de cualquier llama viva.
- **Sé consciente de la fecha de caducidad de cada aceite.** Comprueba la fecha de caducidad de cada aceite esencial que compres y utilízalo en consecuencia. Algunos aceites conservan su potencia tan solo seis meses, mientras que otros permanecen con toda su potencia durante años. El destacado aromaterapeuta K. G. Stiles advierte de que cuando los aceites empiezan a espesarse, a oler más ácido o a tomar un aspecto turbio, es que comienzan a oxidarse.

¿CUÁLES SON LOS ACEITES PORTADORES?

Los aceites portadores, conocidos a veces como aceites fijos o aceites naturales de base, se utilizan para diluir aceites esenciales antes de aplicarlos. La mayoría de ellos son de origen vegetal, de frutos secos o de semillas, y todos son excelentes para crear aceites naturales para masajes, que nutren e hidratan la piel a la vez que transmiten los beneficios de un aceite esencial concreto.

- **Aceite de aguacate:** El aceite de aguacate es un aceite portador muy intenso que tiene un dulce olor a nuez, consistencia espesa y color verde oliva profundo. Es muy nutritivo tanto para la piel como para el cabello, lo que hace que sea bueno incorporarlo a cremas corporales y suavizantes para el cabello, pero su pesada textura puede causar rechazo.

- **Aceite de almendra:** Aparece a menudo bajo la etiqueta de «aceite dulce de almendra». Posee un aroma ligero y débil y un desvaído tono amarillento y es rico en vitaminas B_2, B_6 y E. Su uso es muy popular en lociones, cremas y aceites de masaje preparados comercialmente. Es apto para la piel sensible, pero no es una buena elección para quien tenga alergia a los frutos secos. Si se piensa utilizarlo para un bebé o un niño muy pequeño que no haya estado expuesto anteriormente a las almendras, lleva a cabo un test de parche poniendo una sola gota de aceite de almendra en el brazo del niño y luego espera veinticuatro horas para ver si hay señales de reacciones adversas.

- **Aceite de aloe vera:** El aceite de aloe vera es un hidratante de penetración rápida que se elabora con un aceite de base y aloe macerado en él. Este aceite portador, que ofrece el poder curativo del aloe, se utiliza popularmente en preparaciones destinadas a heridas o quemaduras. Aunque el gel y el jugo de aloe vera están ampliamente disponibles, el aceite de aloe vera puede ser difícil de encontrar en algunas zonas.

· ·

Utiliza aloe para acelerar la curación, a menos que seas alérgico al látex. Según el Centro Médico de la Universidad de Maryland, el aloe vera se ha estudiado extensamente y se ha demostrado que es beneficioso para acelerar el proceso de curación. Debido a su contenido en látex natural, no es recomendable para nadie que tenga alergia a esta sustancia.

· ·

- **Aceite de avellana:** El aceite de avellana tiene un aroma ligero, dulce y como a nueces, y un color amarillo pálido. Como penetra rápidamente, es una buena elección para utilizarlo en todos los aspectos de la aromaterapia. Es muy popular para preparar un aceite de masaje destinado a aquellos que padecen de piel grasa. Si buscas un aceite portador que sea muy hidratante, mejor elige otro, porque este tiene una cualidad ligeramente astringente.

- **Aceite de caléndula:** Asegúrate de no confundir el aceite portador de caléndula con el aceite esencial de caléndula. Este intenso aceite se elabora con varios aceites vegetales en los que se han dejado en infusión flores de caléndula, y por lo general tiene un aroma agradable. Es rico en vitaminas A, B_1, B_2 y B_6 y es ideal para pomadas y lociones destinadas a nutrir y sanar la piel dañada.

No todos los aceites de caléndula son iguales, de modo que investiga antes de comprar para estar seguro de que el aceite de base sea uno que te guste. Los aceites de base más comunes son el aceite de oliva, el de girasol y el de jojoba.

- **Aceite de germen de trigo:** El aceite de germen de trigo, con su color oscuro y su fuerte aroma, puede saturar rápidamente las mezclas de aromaterapia, pero su capacidad de nutrir la piel hace que su uso se prefiera en hidratantes faciales y cremas corporales. Asegúrate de elegir aceite de germen de trigo prensado, en lugar del que haya sido extraído con disolventes, y mantenlo refrigerado para evitar que se eche a perder pronto. Incluso en las condiciones más ideales, el aceite de germen de trigo tiene una vida útil de unos dos meses.

- **Aceite de jojoba:** El aceite de jojoba se distingue entre los aceites portadores por ser espeso y ceroso; tiene un marcado aroma que a mucha gente le parece agradable. Es muy hidratante e ideal para los masajes. Es mucho más estable que la mayoría de los aceites portadores y tiene una fecha de caducidad indefinida. Se trata de una elección excelente para quien tenga una piel propensa al acné, pero debe utilizarse cautelosamente, porque aplicar una cantidad excesiva puede llevar a una piel brillante y de aspecto oleoso. Si te lo aplicas en la cara, usa solo cuatro o cinco gotas cada vez.

- **Aceite de macadamia:** El aceite de macadamia tiene color amarillo y un dulce aroma a nuez. Es más espeso que muchos otros aceites portadores, lo que lo hace bastante resbaladizo y excelente para preparar aceites de masaje. Aunque la fragancia es atrayente, puede llegar a ser abrumadora.

- **Aceite de nuez:** Según la doctora Cathy Wong, el aceite de nuez puede ser de ayuda a la hora de tratar enfermedades de la piel como la psoriasis, las verrugas y las úlceras bucales. Como este aceite portador es rico en ácidos grasos esenciales omega-3, es una elección excelente para nutrir y alimentar la piel seca y dañada. No es apto para nadie que tenga alergia a las nueces, y si eres alérgico a otros frutos secos, puede causarte irritación o una reacción alérgica.

- **Aceite de oliva:** Aunque por lo general el aceite de oliva cuesta menos que la mayoría de los demás aceites portadores y tiene una fecha de caducidad relativamente larga de hasta dos años, figura entre los aceites disponibles menos preferidos. Es espeso y algo grasiento, y su aroma a aceitunas puede llegar a ser abrumador. Si estás en un apuro, el aceite de oliva funcionará en aromaterapia, pero asegúrate de que lo eliges virgen o virgen extra prensado en frío.

- **Aceite de onagra vespertina:** El aceite de onagra tiene un alto contenido en ácidos grasos, como el ácido graso esencial omega-6, y es una elección excelente utilizarlo en preparaciones para cuidados de la piel, tales como las destinadas al tratamiento del eczema. Como es más caro que la mayoría de los otros aceites portadores, se mezcla por lo general con aceites menos caros antes de añadir el aceite esencial.

- **Aceite de semillas de uva:** El aceite de semillas de uva es un aceite fino y ligero que le da a la piel un lustre brillante. Posee un tinte verde-amarillento muy pálido y un aroma un poco dulce y a nuez. Aunque este aceite portador es excelente para su utilización en aceites de masaje y para uso aromaterapéutico en general, a menudo se extrae con disolventes, lo que significa que pueden estar presentes ciertos residuos químicos. Elige una marca en la que haya sido extraído por presión.

- **Aceite de sésamo:** El aceite de sésamo es un básico en la cocina asiática, y tiene un aroma característico que puede llegar a ser abrumador cuando se utiliza en mezclas de aromaterapia. Por esta razón se mezcla generalmente con otros aceites portadores antes de utilizarlo. Es espeso, viscoso y de absorción lenta, lo que hace que sea excelente para los masajes.

LA SEGURIDAD PRIMERO

Aunque por lo general muchos aceites esenciales son considerados seguros por la FDA, es importante asegurarse, sea cual sea el que elijas. Cada una de las entradas de aceites esenciales que aparecen en el capítulo cinco incluye información de seguridad; consulta esa sección para más detalles en profundidad, según lo necesites.

- **Evita los aceites esenciales abortivos si estás embarazada.** Los aceites esenciales abortivos son emenagogos muy fuertes que pueden llevar a hemorragias graves y aborto. No deben considerarse un medio para acabar con un embarazo, pues son tóxicos y provocarán daños en la mujer embarazada. Estos aceites son:

- Ajenjo
- Artemisa
- Poleo
- Ruda

- Salvia
- Sasafrás
- Sabina
- Semilla de perejil

- Tanaceto (hierba lombriguera)
- Tuya

- **Evita el contacto con los aceites esenciales excluidos.** Debido a su toxicidad, ciertos aceites han sido excluidos por la Asociación Internacional de la Fragancia, cuyas normas, según su página web, «forman las bases del sistema de gestión de riesgos, aceptado y reconocido mundialmente, para el uso seguro de los ingredientes de las fragancias». Se ha demostrado que esos aceites esenciales contienen carcinógenos, provocan irritación o conducen a una sensibilización excesiva, por lo que no son aptos para su uso en aromaterapia. Ver el recuadro «Plantas peligrosas», donde hay una lista de aceites esenciales excluidos (página 48).

- **Los pacientes de cáncer deben utilizar los aceites esenciales con cuidado.** Si tienes cáncer, consulta a tu médico sobre el uso de cualquier aceite esencial, incluso los de masaje. Aunque muchos de ellos pueden ser terapéuticos, el Instituto Nacional del Cáncer advierte de que quienes padecen esta enfermedad deben evitar algunos. A saber:

- Albahaca
- Anís
- Anís estrellado

- Canela
- Clavo
- Hinojo

- *Ho Sho* (hojas de ho)
- Laurel
- Nuez moscada

Si padeces algún tipo de cáncer estrogenodependiente, evita el contacto también con los siguientes aceites esenciales:

- Citronela
- Eucalipto

- Hierba de limón
- Lavanda

- Verbena

Quienes padecen melanoma y otras formas de cáncer de piel deben evitar también el contacto con aceites esenciales de cítricos y demás aceites esenciales que estimulen la sensibilidad al sol.

- **Mantén los aceites esenciales lejos del alcance de los niños.** Aunque existen muchos aceites esenciales seguros para los niños y los bebés, siempre deben guardarse lejos del alcance de los niños.

- **Utiliza preparaciones de media potencia para los niños.** Exceptuando las específicamente formuladas para los bebés o los niños pequeños, da por sentado que todas las demás recetas se han formulado para adultos. Estas recetas deben prepararse a la mitad de su potencia para el uso de cualquiera que tenga menos de doce años.

- **Ten cuidado al administrar tratamientos de inhalación de vapor a los niños.** Las inhalaciones de vapor para personas de más de doce años duran por lo general hasta que la mezcla se enfríe, aunque algunas requieren períodos de tratamiento más cortos. Cuando administres un tratamiento de inhalación de vapor a alguien menor de esta edad, mantenlo a un minuto por sesión y no dejes al niño sin supervisión.
- **Ten cuidado al utilizar aceites esenciales en personas mayores.** Las personas ancianas, frágiles o postradas en la cama son a menudo más sensibles a los aceites esenciales que el promedio de los adultos. Formula tratamientos a la mitad de su fuerza para evitar irritación o sensibilización de la piel.
- **Durante el embarazo evita aceites esenciales que sean emenagogos.** Aunque estos emenagogos no tienen cualidades abortivas, estimulan la menstruación y deben evitarlos las mujeres embarazadas:

· Camomila alemana	· Jazmín	· Nuez moscada
· Camomila romana	· Jengibre	· Romero
· Canela	· Mejorana	· Rosa
· Enebro	· Menta fuerte	· Salvia esclarea
· Hinojo	· Mirra	

- **Algunos aceites esenciales pueden provocar somnolencia.** Aunque esa es una cualidad maravillosa para los que padecen de insomnio, es importante evitar ciertos aceites esenciales a la hora de sentarse al volante, de operar maquinaria o de concentrarse en otras tareas importantes. Los siguientes aceites esenciales pueden provocar somnolencia:

· Benjuí	· Lavanda	· Nuez moscada
· Camomila alemana	· Lúpulo	· Salvia esclarea
· Camomila de Marruecos (*Ormenis*)	· Macis	· Sándalo
· Camomila romana	· Mejorana	· Tilo
· Clavel	· Naranja amarga	· Valeriana
· Geranio	· Nardo	· Vetiver
· Jacinto	· Neroli (flores de naranjo)	· Ylang-ylang

- **Ten cuidado si padeces de hipertensión o alguna enfermedad cardíaca.** Hay algunos aceites esenciales que pueden calmarte y relajarte, mientras que otros pueden provocar un aumento dañino de la tensión arterial o llevar a palpitaciones cardíacas. Investiga sobre cualquier aceite esencial que tengas en mente antes de probarlo.

- **Si decides tomar internamente aceites esenciales, asegúrate de que tomas solo aquellos que no están asociados a la toxicidad del hígado.** Aunque en este libro no recomendamos ingerir aceites esenciales, podrías decidir que eso te va bien tras una investigación adecuada. Sin embargo, muchos aceites esenciales que son aptos para uso externo no lo son para la ingestión terapéutica. Es el caso de los aceites esenciales excluidos (página 48) y de los siguientes:

- Anís
- Albahaca
- Buchu (*agathosma*)
- Canela
- Casia
- Clavo
- Estragón
- Hinojo
- Laurel

Toma medidas de seguridad en lo que respecta al sol. Muchos aceites esenciales son fotosensibilizantes, lo que significa que pueden hacer que la piel sea más sensible al sol o a cualquier otra fuente de luz ultravioleta. Las quemaduras y los daños en la piel se producen más aprisa y con más facilidad cuando están presentes aceites esenciales fotosensibilizantes, de modo que utilízalos al menos doce horas antes de la exposición que planees. Mira una lista completa de los aceites esenciales fotosensibilizantes en la página 38.

PLANTAS PELIGROSAS
Aceites esenciales que debes evitar

La Tierra está llena de plantas, unas beneficiosas y otras peligrosas. Aunque lo que sigue no es de ninguna manera una lista completa de las plantas tóxicas que hay en el mundo, contiene aquellas que a veces se preparan como aceites esenciales y se ofrecen a la venta, con frecuencia por vendedores sin escrúpulos. Estos aceites no deben ser ingeridos ni aplicados tópicamente, ni siquiera si están muy diluidos:

Absoluto de hoja de higuera*: sensibilizador.

Absoluto del té*: sensibilizador.

Aceite de enebro rojo en crudo*: carcinógeno.

Ajenjo*: contiene el veneno tujona; abortivo, provoca convulsiones, lleva a alucinaciones desagradables, neurotoxina.

Alcanfor: se puede inhalar; puede provocar toxicidad si se ingiere.

Almendra amarga: contiene cianuro.

Artemisia abrótano*: tóxico.

Artemisia cina*: provoca toxicidad en el hígado y los riñones; neurotoxina.

Bálsamo del Perú sin destilar*: sensibilizador.

Belladona*: tóxico.

Boldo: provoca convulsiones.

Casia: irrita las membranas mucosas y provoca sarpullidos graves en la piel.

Elecampana*: sensibilizador.

Hoja de jaborandi*: tóxico.

Mostaza*: irrita las membranas mucosas, los ojos y la piel; tóxico.

Ortiga*: tóxico.

Poleo*: provoca daños graves en el hígado y los pulmones; abortivo.

Rábano picante*: irrita las membranas mucosas, los ojos y la piel.

Raíz de costus*: sensibilizador.

Resina de stryax*: sensibilizador.

Ruda*: abortivo, irritante, neurotoxina, tóxico.

Sabina*: abortivo, sensibilizador, irritante de la piel, tóxico.

Sasafrás*: carcinógeno, puede ser mortal.

Tanaceto (atanasia): contiene altos niveles del veneno tujona; provoca convulsiones, hemorragias uterinas, fallo de órganos, paro respiratorio y muerte.

Tuya: abortivo, neurotoxina, veneno.

Verbena*: sensibilizador.

* Aceites excluidos.

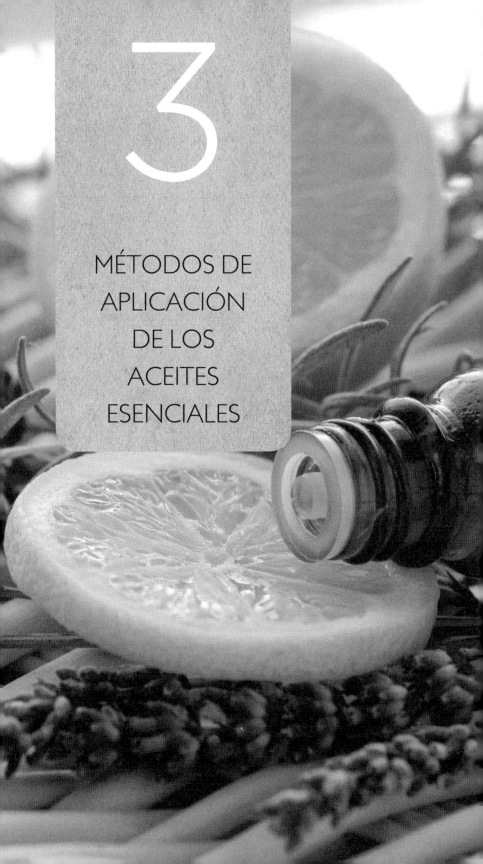

3

MÉTODOS DE APLICACIÓN DE LOS ACEITES ESENCIALES

La manera como aplicas
los aceites esenciales tiene un efecto directo sobre
la forma en que afectan a tu cuerpo y a tu mente.

os aceites esenciales pueden mejorar tu vida diaria en una multitud de formas. Los mismos aceites esenciales en los que confías para los primeros auxilios a menudo pueden utilizarse para mejorar el ambiente interior de tu casa o tu despacho refrescando el aire de una manera natural. Además, con frecuencia son muy útiles para tratar enfermedades menores y pueden incorporarse a los productos de cuidado corporal, como lociones, champús y suavizantes para el cabello.

El modo de aplicación de los aceites esenciales tiene un efecto directo sobre la forma en que afectan a tu cuerpo y a tu mente. Por ejemplo, si deseas usar aceite esencial de lavanda para favorecer el sueño reparador, puedes verterlo en un baño, aplicarlo como bálsamo, dispersar algo en tu dormitorio según vas quedándote dormido o intentar varios métodos en combinación para aumentar su eficacia. Si deseas utilizar ese mismo aceite esencial de lavanda para acelerar la curación, puedes desarrollar una mezcla sinérgica de aceites esenciales o un ungüento que conviene tener a mano para quemaduras o heridas leves, o bien aplicar una receta más sencilla, hecha con unas cuantas gotas de aceite esencial de lavanda mezcladas con una pequeña cantidad de tu aceite portador preferido.

Como más frecuentemente se utilizan los aceites esenciales es inhalados o aplicados tópicamente. La aplicación tópica se combina por lo general con las inhalaciones por defecto. Por ejemplo, cuando utilizas un aceite esencial como parte de un aceite para masajes, te beneficias de su absorción así como de su inhalación.

Muchos de los aceites esenciales presentados en el capítulo cinco pueden utilizarse para varios propósitos. Este capítulo contiene información detallada sobre los métodos de aplicación, así como las pautas para el uso seguro y eficaz de cada método.

MÉTODOS AROMÁTICOS

Los métodos aromáticos de aplicación son aquellos en los que aceites esenciales simples o mezclas se inhalan de alguna manera. Ciertos métodos exponen tu cuerpo a más aceite esencial que otros; elige el que satisfaga mejor tus necesidades, tanto si esperas relajarte como concentrarte mejor o cumplir algún otro objetivo.

. . . .

Dispersa aceite esencial de romero para mejorar la memoria. Un equipo de psicólogos de la Universidad de Northumbria, en Inglaterra, llevó a cabo una serie de exámenes con los que demostraron que inhalar aceite esencial de romero mejora las funciones de la memoria. Dispersa este interesante aceite esencial mientras trabajes o estudies para cosechar sus beneficios.

. . . .

Dispersión

La dispersión es uno de los métodos más sencillos y populares de aplicación de los aceites esenciales. Existen muchos tipos diferentes de dispersores en el mercado, y no todos son iguales.

- **Pautas generales:** Para sacar el máximo de los aceites esenciales dispersados, elige un dispersor de aire frío que utilice vibraciones ultrasónicas para descomponer los aceites en una neblina fina que permanece suspendida en el aire durante horas, lo que te refresca mientras te van tratando las cualidades terapéuticas del aceite esencial que elijas. Asegúrate de que sigues las instrucciones de uso del fabricante para la cantidad y uso de un aceite esencial.
- **Beneficios:** Una vez que está suspendido en el aire, el aroma de un aceite esencial ayuda a mejorar la atmósfera de una habitación, mientras que simultáneamente te proporciona sus beneficios físicos o emocionales concretos. Si tu intención es crear sentimientos alegres y armoniosos, por ejemplo, el aceite esencial de limón o el de tangerina te ayudarán a conseguirlo. Si deseas limpiar

el aire de patógenos aéreos, dispersar aceite esencial de eucalipto o una mezcla antibacteriana será eficaz para ello.

Los aceites esenciales no se limitan simplemente a enmascarar los olores como hacen muchos ambientadores comerciales de aire producidos químicamente; en lugar de eso, interactúan con las moléculas que nuestro cuerpo interpreta como olores. Incluso si no tienes una necesidad concreta de tipo emocional o de salud, piensa en dispersar aceites esenciales en tu hogar o tu entorno de trabajo de manera regular. Hacerlo te relajará la mente, como mínimo, te aliviará la tensión y hará que el aire del interior se disfrute más al respirarlo.

- **Seguridad:** Sigue siempre las instrucciones del fabricante cuando utilices un dispersor. La mayoría avisan contra el uso del agua, aceites vegetales, aceites de masaje preparados comercialmente o aceites esenciales excesivamente espesos y sin diluir, pues pueden obstruir o dañar el dispersor. Por último, no deberías dispersar nunca aceites esenciales de clavo o de canela a menos que sean parte de una mezcla indicada concretamente para la dispersión. Estos aceites esenciales, poderosos y procedentes de especias, contienen compuestos que pueden quemar las membranas nasales si se inhalan en microrrociadas.

Inhalación directa

Ciertos aceites esenciales son aptos para la inhalación directa, que es un método poderosamente eficaz, pero sencillo, de conseguir los muchos beneficios de la aromaterapia.

- **Pautas generales:** La inhalación directa es muy fácil de hacer. Empieza por ponerte unas cuantas gotas de aceite esencial o de una mezcla en la palma de la mano y luego frota las manos entre sí. Ponlas de manera que te cubran la nariz y la boca e inhala profundamente. Aspira de ese modo cuatro o cinco veces, y después relájate durante al menos tres minutos antes de continuar con tus actividades diarias.

  Si no te sientes cómodo aplicando aceites esenciales directamente en las manos, pero quieres disfrutar de los beneficios de la inhalación directa, puedes ahuecar sencillamente las manos alrededor de la boca de la botella e inhalar profundamente de tres a cinco veces. Tapa la botella antes de tomarte unos minutos para relajarte.

- **Beneficios:** La inhalación directa ofrece una exposición muy de cerca a las moléculas volátiles del aceite esencial, lo que te permite que experimentes sus efectos de manera inmediata. Los beneficios varían de un aceite esencial a otro, y pueden consistir en influenciar positivamente las emociones, mejorar el aprendizaje, reducir el apetito, mejorar ciertas funciones corporales y mucho más.

· **Seguridad:** Asegúrate de comprobar la descripción de un aceite esencial antes de su inhalación directa, pues algunos aceites esenciales no son aptos para su uso por este método de aplicación. No dejes que los aceites esenciales entren en contacto con los ojos durante la inhalación directa.

Vapores de agua muy caliente

Si padeces de un resfriado, o tienes alergias o cualquier otra enfermedad que afecte al sistema respiratorio superior, es posible que quieras probar un remedio que consiste en llenar un cuenco con agua hirviendo hasta el borde, con unas cuantas gotas de aceite esencial. Este tratamiento es sencillo, eficaz y barato.

· ·

Vence los problemas respiratorios con aceites esenciales.
La doctora Joie Power recomienda inhalar aceites esenciales para combatir enfermedades respiratorias, ya que este método lleva los aceites esenciales en contacto con los tejidos del tracto respiratorio. Los de eucalipto, limón, romero y árbol del té son unos cuantos que puedes probar.

· ·

· **Pautas generales:** Utilizar vapores de agua muy caliente para hacer llegar los aceites esenciales a tu sistema respiratorio es muy sencillo. Consigue un cuenco, el aceite esencial que elijas, una toalla que poner bajo el cuenco para recoger cualquier vertido y una toalla que sea lo bastante grande para envolverte la cabeza, los hombros y el cuenco con ella. Después de poner la primera toalla sobre la mesa, pon el cuenco encima. Vierte agua hirviendo en el cuenco y pon luego en él de tres a cinco gotas de aceite esencial. Siéntate cómodamente frente al cuenco y cubre la cabeza, los hombros y el cuenco con la segunda toalla. Respira los vahos con los ojos cerrados durante al menos un minuto, o hasta que el vapor se acabe, como prefieras. Sal de la toalla a respirar aire fresco cuando lo necesites.

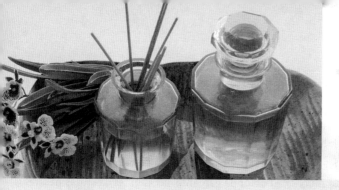
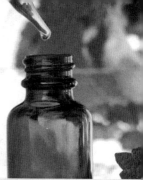

CÓMO DISPERSAR

Los dispersores de aceites esenciales son versátiles y fáciles de utilizar. Aunque querrás seguir las instrucciones que acompañan a tu dispersor, verás que esta guía paso a paso te será útil cuando te introduzcas más profundamente en el mundo de la aromaterapia.

1. Lee las instrucciones que van con tu dispersor y familiarízate con sus partes.
2. Añade la cantidad necesaria de aceite esencial al dispersor.
3. Decide dónde vas a colocarlo. Un estante alto o la parte superior de un marco podrían ser el lugar ideal para colocar el dispersor; eso permite una distribución más amplia del aceite esencial a la vez que se mantiene lejos del alcance de los niños pequeños o de las mascotas curiosas.
4. Activa el dispersor.
5. Disfruta de los beneficios aromaterapéuticos del aceite esencial que hayas elegido. Es posible que te apetezca meditar, relajarte con los ojos cerrados o escuchar algo de música mientras respiras de manera profunda y regular.
6. Una vez terminado el proceso de dispersión, limpia el dispersor según las recomendaciones del fabricante.
7. Guarda el dispersor cuando no lo utilices. Eso lo mantendrá limpio al tiempo que evitará daños accidentales.

Es aconsejable que tengas a mano una caja de pañuelos de papel durante este tratamiento, ya que se estimula el drenaje de los senos nasales. Suénate la nariz cuando sea necesario a lo largo de todo el proceso.

- **Beneficios:** Al distribuirse por el sistema respiratorio con el vapor, ciertos aceites esenciales ayudan a aliviar la congestión y a disminuir la inflamación de la membrana mucosa. El dolor de garganta, las anginas, las fosas nasales congestionadas, la irritación y la sequedad se alivian también durante el proceso de inhalar aceites esenciales en vapor de agua muy caliente.

- **Seguridad:** Sal de la toalla a respirar aire fresco cuando lo necesites. Si notas que los vapores están demasiado calientes, deja que el agua se enfríe algo antes de seguir. Si empiezas a sentirte aturdido o te dan náuseas cuando utilices este remedio, detente al momento. Mantén los ojos cerrados mientras respiras los vahos, ya que el aceite esencial que hay en el vapor puede irritártelos.

Los niños menores de doce años pueden utilizar este método hasta un minuto por tratamiento. No dejes nunca a un niño sin supervisión mientras le administras este remedio.

Humidificador o vaporizador

Si no tienes un dispersor, emplea un humidificador para dispersar aceite esencial por todo el espacio de tu casa o de tu trabajo.

- **Pautas generales:** Para utilizar de manera eficaz los aceites esenciales con un humidificador, pon varias gotas del aceite que elijas en una toallita o paño. Coloca este frente a la toma de aire del humidificador, de manera que las moléculas del aceite esencial se mezclen con el vapor de agua que emite.

- **Beneficios:** Los humidificadores y vaporizadores pueden utilizarse por toda tu casa para hacer que el aire sea más cómodo de respirar, sobre todo durante los meses de invierno. Algunas personas disfrutan con el ruido de fondo que hacen estas máquinas, y a otras les parece que ayudan a suavizar los síntomas de la alergia y de la sinusitis. Estos aparatos añaden aromas de aceites esenciales al aire, por lo que exponen a todos los que lo respiran a los beneficios concretos del aceite esencial que se utilice.

- **Seguridad:** No uses aceites esenciales de canela o de clavo con un humidificador o vaporizador, pues esos aceites pueden quemar la membrana mucosa que cubre el conducto nasal, los senos nasales y los pasadizos para el aire.

Algunas fuentes aconsejan a los usuarios que pongan aceites esenciales directamente dentro de los vaporizadores o humidificadores. Se trata de un método de dispersión menos eficaz, y el uso prolongado de aceites esenciales puede hacer que las partes plásticas de estas máquinas se pongan pegajosas o se deterioren.

Inhalación indirecta

Cualquier método de inhalar aceites esenciales que no sea la inhalación directa es una forma de inhalación indirecta. Algunas de ellas pueden ser la dispersión, los vahos de vapor de agua o simplemente poner unas cuantas gotas del aceite esencial en una bolita de algodón y colocarla cerca de la salida del ventilador del ordenador.

Relájate con un masaje de aceite esencial. El masaje está entre las formas más beneficiosas de experimentar la inhalación indirecta. Un estudio de 2013 llevado a cabo en la Universidad Eulji, en Corea del Sur, llegó a la conclusión de que los pacientes de tensión arterial alta que recibieron masajes con aceites esenciales experimentaron una reducción significativa de la tensión arterial, junto con mejorías en la calidad del sueño.

- **Pautas generales:** A la hora de elegir un método de inhalación indirecta, escoge la que mejor funcione para la situación que se presente. Prueba varios métodos para ver cuál prefieres.
- **Beneficios:** Con la inhalación indirecta disfrutas de un aire más fresco en el interior, junto con una mejoría en la sensación de bienestar general. Experimentarás también algo de los efectos terapéuticos del aceite esencial que hayas escogido utilizar. A las personas sensibles puede parecerles que los métodos de inhalación indirecta les van mejor que la inhalación directa.
- **Seguridad:** Sigue cuidadosamente las instrucciones después de haber elegido un método de inhalación indirecta. Asegúrate de que guardas todos los aceites esenciales y el equipo lejos del alcance de los niños pequeños.

Respiradero* o ventilador

Como los respiraderos y los ventiladores aumentan la circulación del aire, son ideales para dispersar completamente aceites esenciales en espacios grandes.

- **Pautas generales:** Utilizar aceites esenciales con respiraderos o ventiladores es facilísimo. Simplemente, coloca varias gotas de aceite esencial en una bola de algodón y luego ponla muy cerca del respiradero o ventilador que elijas.

- **Beneficios:** Los respiraderos y los ventiladores se encuentran en toda clase de lugares (casas, oficinas, automóviles, habitaciones de hotel...). Puedes disfrutar de los beneficios que acompañan a la inhalación indirecta del aceite esencial que elijas en cualquier lugar, siempre y cuando tengas contigo unos cuantos suministros básicos y portátiles.

- **Seguridad:** Es buena idea colocar la bola de algodón sobre un platillo de cerámica o de cristal para evitar que el aceite esencial entre en contacto con superficies que podrían verse afectadas negativamente. Asegúrate de mantener las bolas de algodón, y los demás artículos que utilices con respiraderos y ventiladores, lejos del alcance de los niños y las mascotas.

Uso interno

Los aceites esenciales pueden parecer inocuos, pero son sumamente potentes. Teniendo presente que una sola gota de aceite esencial contiene el poder terapéutico de un número mucho mayor de plantas, es importantísimo que conozcas y comprendas el daño potencial que podría resultar de ingerir aceite esencial sin haber consultado primero con un médico que conozca bien cómo utilizarlo con seguridad.

Es cierto que se pueden utilizar pequeñas cantidades de aceite esencial en aplicaciones culinarias, y también es cierto que el método francés de aromaterapia implica que se ingieran compuestos cuidadosamente preparados que contienen aceites esenciales. Cuando se utilizan internamente, los aceites esenciales deben tomarse con gran cuidado, y se recomienda encarecidamente que haya supervisión médica. Las cantidades que generalmente se prescriben para uso interno son minúsculas, normalmente entre una y tres gotas por dosis dependiendo de la enfermedad que se desee tratar, del aceite esencial y del estado personal

---

* Son los conductos de salida de los sistemas de aire acondicionado tan habituales en los hogares y oficinas estadounidenses.

del paciente. La mayoría de estos protocolos recomiendan que los aceites esenciales se ingieran solo durante períodos cortos y se oponen a un uso prolongado.

Para el uso por vía oral, los aceites esenciales se diluyen por lo general en agua caliente, leche de soja o leche de arroz antes de ingerirlos, ya que ciertos aceites como el de orégano y el de canela pueden provocar picor o quemazón y daños potenciales en la boca y el esófago.

Los efectos secundarios potenciales de la ingestión pueden ser el envenenamiento provocado por una sobredosis o una adulteración, así como sensación de picor en la boca, indigestión o estómago revuelto y diarrea. También pueden darse dolor de estómago, de pecho, náuseas graves y confusión.

Es importantísimo que te des cuenta de los problemas potenciales que podría provocar la ingesta de aceites esenciales concretos y que busques el consejo de un profesional sanitario cualificado que pueda establecer si esa ingesta es apropiada para ti.

Por razones de seguridad, este libro no contiene remedio alguno que implique ingerir aceites esenciales.

USO TÓPICO

Aplicar aceites esenciales, y productos que los contengan, sobre la piel permite que entren enseguida en el torrente sanguíneo y que circulen rápidamente por todo el cuerpo. La aplicación tópica conlleva una inhalación indirecta, lo que ofrece beneficios adicionales. Dependiendo de la razón para utilizar un aceite esencial, puedes aplicar el remedio al lugar afectado o puedes aplicar aceites esenciales a ciertos puntos de presión, o puntos de reflexología.

Acupresión

La acupresión implica la aplicación de presión directa sobre puntos concretos del cuerpo. Es parte de la medicina tradicional china y está indicada para aliviar el dolor, detener las náuseas y a paliar otros problemas. Aunque por lo general solo se lleva a cabo con presión, la acupresión se mejora a veces con el añadido de aceites esenciales.

- **Pautas generales:** A la acupresión se la conoce también como acupuntura sin agujas, y es necesario al menos un conocimiento básico de los meridianos corporales para tener éxito con los tratamientos. Los principiantes pueden aprender fácilmente qué puntos de presión utilizar para incentivar la relajación, soltar presión y estimular la curación. Al elegir aceites esenciales para utilizarlos en acupresión, asegúrate de que seleccionas los que sean aptos para enfrentarse al problema que haya.

- **Beneficios:** Cuando se combinan los aceites esenciales y la acupresión, te beneficias no solo de las propiedades del aceite esencial, sino también de la correcta aplicación de las técnicas de acupresión elegidas.

- **Seguridad:** Aunque la acupresión es un proceso sencillo y directo, es importantísimo que aprendas a usarla adecuadamente antes de poner en marcha tratamiento alguno. Las estructuras subyacentes del cuerpo son delicadas y pueden dañarse fácilmente, de manera que es mejor pasarse de precavido cuando se consideran las opciones de tratamiento.

Acupuntura

La acupuntura es la práctica de insertar agujas especializadas en puntos concretos a lo largo de los meridianos del cuerpo y manipularlas manualmente o por medio de la estimulación eléctrica. Solo los acupuntores titulados deberían emplear este método de tratamiento.

- **Pautas generales:** Busca un acupuntor que esté dispuesto a utilizar aceites esenciales durante la terapia. Mientras que algunos profesionales evitan el uso de aceites esenciales, otros los emplean habitualmente.
- **Beneficios:** Los beneficios de la acupuntura son muchos. Se utiliza para tratar un gran abanico de problemas y enfermedades, que van desde el dolor crónico hasta la infertilidad. Cuando un acupuntor elige aceites esenciales para incorporarlos al tratamiento, selecciona aquellos que sea más probable que mejoren la salud y el bienestar, basándose en la enfermedad o en los síntomas que presenta el paciente.
- **Seguridad:** Aunque la mayoría de los acupuntores están titulados, algunas personas practican la acupuntura sin título. Busca un acupuntor titulado y asegúrate de que utilice las técnicas de esterilización apropiadas.

Baños

Los aceites esenciales añaden fragancia a los baños a la vez que tratan el cuerpo y la mente con los beneficios especiales que infunden. Incorporar aceites esenciales a tu bañera es una de las formas más sencillas y placenteras de utilizarlos.

- **Pautas generales:** Pon solamente de tres a seis gotas de aceite esencial, o de una mezcla de aceites esenciales, en la bañera mientras corre el agua. Eso garantiza que el aceite se mezcle con el agua, en lugar de flotar simplemente encima. Sumérgete en la bañera todo el tiempo que quieras e hidrata la piel después de salir.
- **Beneficios:** Darse un baño con aceites esenciales es beneficioso porque pueden penetrar fácilmente en la piel, y tú recibes los beneficios secundarios de la inhalación indirecta. Los beneficios concretos varían dependiendo del aceite esencial o de la mezcla que pongas en el agua del baño: relajación, alivio del dolor y de los síntomas del resfriado como la congestión y la presión nasal interna, etc.
- **Seguridad:** Los aceites esenciales se ponen frecuentemente en la bañera junto con un aceite portador, que hidrata la piel durante el baño. Ten cuidado de no resbalarte cuando entres y salgas de la bañera.

Paquetes fríos

Los paquetes fríos reducen la inflamación provocada por los esguinces y distensiones, y también son ideales para tranquilizarse de manera natural en agua caliente. Añadirles aceites esenciales aumenta la versatilidad de los paquetes fríos y los hace más agradables de utilizar.

- **Pautas generales:** Los paquetes fríos pueden hacerse de tela y rellenarse de arroz, alforfón (trigo sarraceno) u otros cereales que se hayan mezclado con ocho o diez gotas del aceite esencial o de la mezcla que elijas. Guárdalos en el congelador dentro de bolsas de almacenamiento selladas. Utilízalos como necesites y vuelve a congelar los paquetes fríos después de cada tratamiento. Puedes hacerlos del tamaño que te guste, pero evita rellenarlos demasiado para garantizar que sean flexibles. Añádeles periódicamente unas cuantas gotas de aceite esencial para renovarlos.
- **Beneficios:** Los paquetes fríos con aceites esenciales son ideales para calmar dolores de cabeza, aliviar la congestión nasal y relajar los calambres musculares. Elige los aceites esenciales que uses según tus necesidades específicas.
- **Seguridad:** Los paquetes fríos con aceites esenciales son mucho más seguros que los que contienen sustancias químicas secas, y no son tan fuertes como los paquetes de hielo. Aun así, asegúrate de que no los utilizas sobre piel frágil o dañada, y ten cuidado cuando los apliques sobre zonas que tengan mala

circulación sanguínea. Mantén el paquete frío en su sitio no más de veinte minutos por tratamiento.

Compresas

Las compresas frías y calientes se hacen con tela, agua y aceite esencial. Son muy sencillas de preparar y son ideales para mejorar la circulación sanguínea, para aminorar el dolor y para tratar muchos tipos de heridas y lesiones menores, como los esguinces y las distensiones.

- **Pautas generales:** Tanto las compresas frías como las calientes se pueden preparar con medio litro de agua aproximadamente, cuatro o cinco gotas de aceite esencial y una toalla pequeña u otra pieza de tela absorbente. Se puede empapar la compresa con el agua, a la que se le ha añadido el aceite esencial, o se puede poner este directamente sobre la piel y luego cubrirlo con la compresa. En el primer método, después de mezclar las gotas con el agua, deja que la tela absorba la mezcla, escúrrela, dóblala al tamaño adecuado y colócala sobre la zona afectada. En el segundo método, el que más se utiliza con los tratamientos de compresas calientes dados en este libro, el aceite esencial se coloca o se frota sobre la piel, y luego se cubre con la tela escurrida.

  En ambos métodos la compresa puede cubrirse con un plástico para que se mantenga en su sitio y evitar que gotee; otra opción es cubrirla con otra toalla o un vendaje adhesivo. Déjate puesta la compresa hasta que llegue a la temperatura del cuerpo.

- **Beneficios:** Las compresas calientes de aceite esencial son ideales para el tratamiento del dolor, como el malestar muscular crónico, el reúma, los calambres menstruales y los dolores de muelas. Las compresas frías de aceites esenciales son útiles para calmar los dolores de cabeza y bajar la fiebre, y también son ideales en el tratamiento de magulladuras, tumefacciones, esguinces e inflamaciones.

- **Seguridad:** Puesto que el aceite esencial de una compresa va a estar en contacto con la piel, utiliza solamente los aceites que hayas comprobado o utilizado en el pasado. Asegúrate de que las compresas calientes no lo estén tanto como para provocar malestar o quemaduras.

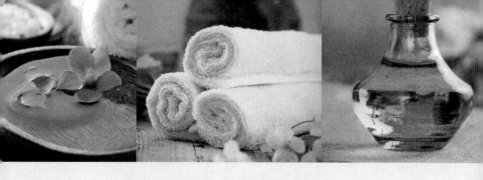

CÓMO HACER UNA COMPRESA

Las compresas calientes y frías se hacen y se utilizan de la misma manera, tanto con el aceite esencial puesto en el agua como aplicado directamente a la piel. Para las compresas calientes, utiliza agua muy caliente (pero no tanto que te queme la piel o te produzca malestar). Para las compresas frías, utiliza agua sumamente fría que se haya tenido en el frigorífico o se haya hecho pasar por hielo en un escurridor o una coctelera.

½ litro de agua muy caliente o helada
De 3 a 5 gotas de aceite esencial

1. Vierte el agua fría o caliente en un cuenco de boca ancha.
2. Pon el aceite esencial que elijas en el agua o aplícalo directamente sobre la piel.
3. Dobla una toalla de mano hasta formar un cuadrado compacto que tenga al menos tres capas.
4. Pon suavemente la toalla sobre el agua y deja que absorba tanta como sea posible.
5. Retuerce la toalla y escurre el exceso de agua sobre el cuenco.
6. Estira la toalla para eliminar las arrugas y ponla encima de la zona afectada.
7. Si lo deseas, utiliza una capa de plástico de envolver para fijar la compresa en su sitio. Comprueba que el plástico cubra completamente la compresa.
8. Aplica un poco de esparadrapo sobre el plástico para que se mantenga en su sitio.
9. Deja puesta la compresa sobre la zona afectada hasta que llegue a la temperatura corporal.
10. Quita la compresa y repite el tratamiento tantas veces como sea necesario para el alivio.

Aplicación directa

Aplicar aceites esenciales o un remedio que los contenga directamente sobre una zona afectada es una forma eficaz de manejar problemas como cortes, magulladuras, contagio de hongos y otros trastornos que afectan a la piel, así como a los dolores bajo la superficie de esta.

Elimina los dolores de cabeza debidos a la tensión con aceite esencial de menta fuerte. Un estudio del que informó el Centro Médico de la Universidad de Maryland mostró que aplicar una solución al 10 % de aceite esencial de menta fuerte en las sienes es tan eficaz para el alivio de los dolores de cabeza por tensión como el acetaminofeno (paracetamol). Diluye una gota de aceite esencial de menta en nueve gotas de aceite portador y date un masaje con la mezcla en las sienes para un alivio rápido.

- **Pautas generales:** La aplicación directa es ideal para las situaciones en las que se requiera alivio del dolor o protección antibacteriana. Los aceites esenciales mezclados con aceite portador, los aceites esenciales puros o netos y las rociadas, pomadas y ungüentos son los remedios más comunes para las heridas menores, los sarpullidos, las quemaduras, las picaduras de insectos y muchas más cosas.
  Cuando planifiques qué aceites esenciales vas a tener en tu equipo de primeros auxilios, lleva a cabo tests de parche para evitar posibles efectos no deseados según los casos.
- **Beneficios:** Con la aplicación directa se permite que los aceites esenciales penetren en la piel rápidamente. Este es un método rápido y eficaz de tratar un amplio abanico de dolencias.
- **Seguridad:** Lleva a cabo un test de parche antes de la aplicación directa. Es muy útil comprobar los aceites esenciales nuevos en cuanto los compres, de manera que puedas utilizarlos con confianza cuando surja la necesidad.

Mantén los aceites esenciales lejos de los ojos y de las membranas mucosas. Si se diera tal exposición, aclara la zona afectada con leche de vaca para neutralizar el aceite.

En la mayoría de los casos los aceites esenciales no deben aplicarse directamente sobre ampollas o piel dañada; las excepciones son los aceites esenciales que sanan y calman la piel. No los apliques nunca sobre quemaduras de segundo o tercer grado.

Estratificación (aplicación por capas)

Aplicar aceites esenciales por capas es diferente de crear una mezcla. En la estratificación se aplica un aceite esencial, se espera a que se absorba y luego se aplica un segundo aceite sobre la misma zona. Algunos tratamientos implican la estratificación de más de dos aceites esenciales.

- **Pautas generales:** Aplica el primer aceite esencial a la zona que desees tratar, con un promedio de una o dos gotas. Deja que el aceite esencial se absorba completamente y a continuación aplica el segundo aceite esencial sobre la primera capa. Espera a que se absorba antes de aplicar un tercer aceite esencial, si es que utilizas más de dos. Continúa de esta manera.
- **Beneficios:** Estratificar aceites esenciales te permite tratar más de un problema a la vez. Si tienes una torcedura con magulladuras, uno de los aceites esenciales puede emplearse para tratar el dolor, un segundo aceite esencial para bajar la hinchazón y un tercer aceite esencial para reducir las magulladuras.
- **Seguridad:** Asegúrate de haber llevado a cabo un test de parche para cada uno de los aceites que vayas a utilizar. Usa solo una o dos gotas de cada aceite esencial por tratamiento.

Masaje

Los aceites esenciales amplían al máximo el potencial curativo de los masajes al aumentar los efectos calmantes o vigorizantes de la técnica de masaje utilizada. Es indispensable utilizar un buen aceite portador.

- **Pautas generales:** Utiliza de doce a quince gotas de un aceite esencial, o mezcla de aceites esenciales, por cada 30 ml de aceite portador. Es buena idea preparar tandas pequeñas y utilizarlas en el plazo de unas pocas semanas, ya que esto garantiza la eficacia y la frescura del aceite de masaje. Llévate tu aceite de masaje cuando vayas a tu terapeuta, o aprende algunas técnicas básicas de masaje con un compañero y trabajad uno en el otro por turnos.

- **Beneficios:** Con los aceites esenciales el masaje se transforma en algo más que un método de relajación o de vigorización para suavizar el malestar e incentivar la relajación. El aceite portador nutre y suaviza la piel al tiempo que hace que los movimientos del masaje sean suaves y parejos, y que el aceite esencial se absorba en el cuerpo.

- **Seguridad:** Aunque los aceites esenciales se diluyen bien durante el masaje, lo mejor es asegurarse de que has llevado a cabo un test de parche con cualesquiera de los aceites esenciales que planifiques incorporar en un aceite de masaje.

Ducha

Los aceites esenciales pueden utilizarse en la ducha, lo que añade fragancia a la vez que provee los beneficios de la aromaterapia. Pónselos a champús, suavizantes y geles de ducha que no estén perfumados; o coloca simplemente unas cuantas gotas del aceite esencial que desees en una toallita de lavado para aumentar la experiencia aromaterapéutica.

- **Pautas generales:** Crea geles de ducha, champús y suavizantes con un aroma excepcionalmente agradable poniendo de doce a quince gotas de aceite esencial por cada 30 ml de producto sin perfumar. Existen también muchas recetas maravillosas disponibles para que prepares tus propios productos naturales corporales y de baño.

  Para aumentar la eficacia del aceite esencial que hayas elegido, pon de tres a cinco gotas en una toallita de lavado húmeda y colócatela sobre el pecho mientras te duchas, o bien pon la toallita en el suelo de la ducha. El calor del agua llevará los vapores del aceite a tu sistema respiratorio, así que respira hondo mientras te relajas. Cuando hayas acabado de ducharte, emplea un momento en frotarte las piernas, los brazos y el torso con la toallita; haz movimientos circulares suaves y ve avanzando hacia el corazón.

- **Beneficios:** Los beneficios de utilizar aceites esenciales en la ducha dependen en gran medida del aceite que elijas. El aceite esencial de eucalipto contribuirá a aclararte las fosas nasales si estás congestionado, el de romero o el de menta suave te vigorizará por la mañana y el de lavanda favorecerá la relajación a la hora de irte a dormir. Estos son solo unos cuantos ejemplos, tus opciones son casi ilimitadas.

- **Seguridad:** Como ocurre con todas las aplicaciones, asegúrate de que no tienes sensibilidad especial a los aceites esenciales que elijas antes de utilizarlos en la ducha. Ten cuidado de no resbalarte cuando utilices aceites esenciales mezclados con aceite portador.

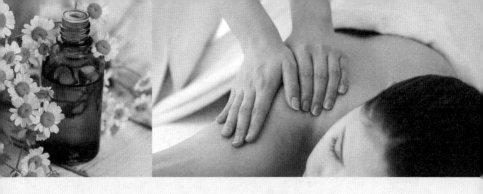

TÉCNICAS ESENCIALES DE MASAJE

Existen muchas técnicas de masaje concebidas para vigorizar o relajar el cuerpo. Tanto si te masajeas tu propio cuerpo como si le das un masaje a alguien, verás que estas técnicas sencillas garantizan que el masaje sea cómodo y aporte sanación a quien lo recibe.

De 12 a 15 gotas de aceite esencial o de una mezcla de aceites esenciales
30 ml de aceite portador en una botella con tapa

1. Pon el aceite esencial o la mezcla de aceites esenciales y el aceite portador en un cuenco pequeño de cristal y agita para mezclarlos.
2. Prepara el lugar del masaje. Intenta crear una atmósfera similar a la de un *spa*, y completa con música relajante. Controla que puedas moverte por toda la zona donde des el masaje.
3. Haz que quien reciba el masaje se siente o se eche cómodamente sobre una sábana.
4. Frota una cantidad del tamaño de una moneda pequeña del aceite de masaje entre las manos para calentarlo.
5. Realiza el masaje sobre la parte que necesite atención del cuerpo de quien lo recibe.

6. Aplica con firmeza la presión suficiente, de manera que sientas el músculo moverse bajo la piel.

7. Emplea movimientos parejos, da el masaje despacio. Cuando apliques presión, evita el contacto con articulaciones y huesos.

8. Utiliza más aceite cuando lo necesites; las zonas más secas, como las rodillas, los codos y los pies, absorben el aceite rápidamente.

9. Haz que quien ha recibido el masaje descanse cómodamente durante unos minutos después de haber terminado.

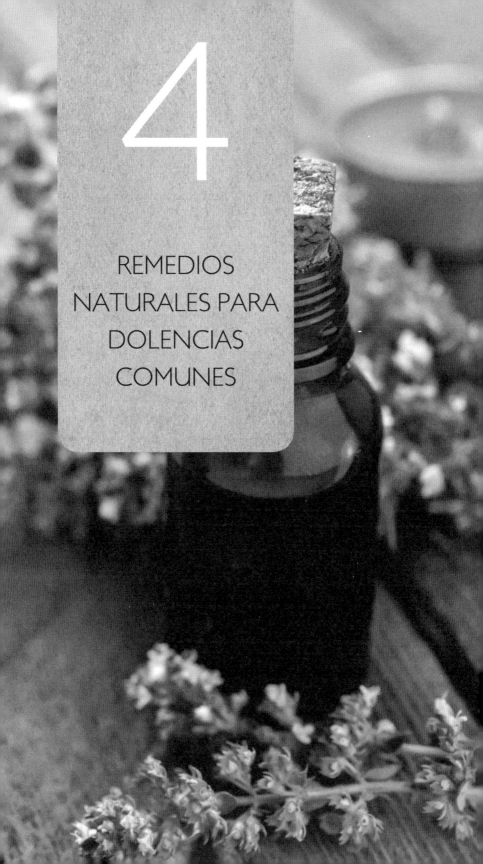

4

REMEDIOS NATURALES PARA DOLENCIAS COMUNES

Los aceites esenciales tienen un papel
importante en la curación natural y ocupan un lugar
destacado en la farmacia de la madre naturaleza.

L as dolencias menores, los problemas cosméticos y las enfermedades importantes pueden sobrevenirle a cualquiera en cualquier momento. En lugar de salir corriendo a la farmacia o de llamar a tu médico por cuestiones
que no son urgentes, tienes otra posibilidad. Los aceites esenciales tienen un papel importante en la curación natural y forman una gran parte de la farmacia de
la madre naturaleza. Muchos de ellos con capaces de detener las bacterias, los virus y los hongos, mientras que otros trabajan de maneras sutiles para aumentar
el bienestar.

Los aceites esenciales simples no son como los medicamentos con receta,
que se destinan al tratamiento de una o dos enfermedades. En lugar de eso, muchos de ellos trabajan de varias maneras para tratar un amplio rango de dolencias. Además, muchos se prestan al uso doméstico, lo que te permite hacer limpiadores que no sean tóxicos, así como repelentes de insectos y otros artículos
que mantienen un olor fresco en la casa de una manera pura y natural.

En caso de heridas o enfermedades graves, los aceites esenciales no deben
sustituir al tratamiento médico adecuado. Lesiones como esguinces y distensiones necesitan primeros auxilios inmediatos, y cuando son graves también
podrían necesitar un viaje a la sala de urgencias. Las enfermedades graves debe
tratarlas un médico. Si una dolencia menor parece empeorar en lugar de mejorar, busca ayuda médica. Los problemas crónicos como la artritis, la tendinitis
o el reúma a menudo responden muy bien a los aceites esenciales, lo que hace
que estos tratamientos naturales sean unos buenos sustitutos de los analgésicos
de venta sin receta, que pueden provocar daños a órganos vitales con el tiempo.

Cuando se utilizan juiciosamente, los aceites esenciales te prestan muy buenos servicios.

Las siguientes dolencias y remedios cubren una amplia variedad de temas, desde el reflujo ácido a las candidiasis. Échales una ojeada breve para familiarizarte con el asunto, y luego dirígete a las entradas individuales conforme lo necesites. Revisa las precauciones descritas para quienes estén embarazadas o para quienes padezcan enfermedades graves o crónicas, y examina la sensibilidad a los aceites esenciales antes de utilizarlos como remedio. Asimismo, recuerda que cuando un remedio aconseja el uso de una botella de color oscuro, has de asegurarte de guardarlo en un lugar oscuro y fresco.

Acidez de estómago

La acidez de estómago empieza con una sensación de ardor en el pecho, generalmente justo después de comer. Puede durar solo unos pocos minutos, o seguir durante varias horas. En algunos casos, uno puede sentir como si la comida se hubiese atascado en medio de la garganta o del pecho, o puede que se sienta ardor en la garganta. Aunque la acidez de estómago a veces puede provocar dolor en el pecho, busca ayuda médica inmediata si se presenta dolor de pecho sin explicación, ya que este es uno de los síntomas principales de un ataque cardíaco.

Detén la acidez de estómago eliminando lo que la desencadena. Los aceites esenciales y los demás remedios contra la acidez estomacal calman los síntomas, pero no eliminan su causa. Toma nota de qué pone en movimiento los síntomas de la acidez, y luego elimina los desencadenantes potenciales hasta que hayas descubierto la causa. Las causas pueden ser los alimentos ácidos, la cafeína y llevar ropa apretada, que presiona la zona del estómago.

MASAJE DE EUCALIPTO, HINOJO Y MENTA FUERTE
Para 1 tratamiento
Los aceites esenciales de eucalipto, hinojo y menta fuerte son agentes digestivos potentes que ayudan a aliviar las náuseas y a aquietar los síntomas de la acidez. A

algunas personas les parece que la menta hace que la acidez empeore; si eres una de ellas, omítela en el tratamiento.

1 cucharadita de aceite portador	2 gotas de aceite esencial de hinojo
2 gotas de aceite esencial de eucalipto	1 gota de aceite esencial de menta fuerte

1. Pon el aceite portador junto con los aceites esenciales de eucalipto, de hinojo y de menta fuerte en un cuenco pequeño de cristal y agita para mezclarlos.
2. Con las yemas de los dedos, pon la mezcla sobre la parte alta del abdomen y masajea para que penetre en la piel.
3. Aplica este tratamiento un máximo de tres veces al día, hasta una semana.

Acné

El acné puede ser leve, moderado o grave. En todos los casos es causado por la sensibilidad a las hormonas androgénicas, que tiene lugar principalmente en los años de la adolescencia. Esta sensibilidad, emparejada con la presencia de bacterias, suciedad y grasa en la piel y bajo ella, produce puntos negros, pústulas, quistes, protuberancias y nódulos. Busca tratamiento médico si el acné no responde a los remedios naturales.

MÁSCARILLA FACIAL *SPA* DE GERANIO

Para 1 tratamiento generoso

El aceite esencial de geranio se combina con arcilla facial de *spa*, yogur y miel para calmar la inflamación que acompaña al acné.

1 cucharada de miel	1 cucharada de arcilla facial de *spa*
1 cucharada de yogur natural	6 gotas de aceite esencial de geranio

1. Pon la miel, el yogur, la arcilla y el aceite esencial de geranio en un cuenco pequeño de cristal y remuévelos para mezclarlos.
2. Después de limpiar las zonas afectadas, utiliza las yemas de los dedos para aplicar la mezcla; evita la zona de los ojos.
3. Deja la máscarilla puesta hasta una hora, luego enjuágala con agua tibia.
4. Aplica este tratamiento cada dos o tres días hasta que los síntomas remitan.

GEL PARA ACNÉ DE LAVANDA Y ÁRBOL DEL TÉ

Para 50 tratamientos

Los aceites esenciales de geranio, lavanda, hierba de limón y árbol del té eliminan las bacterias a la vez que calman la inflamación. Utilízalo solo o bajo el maquillaje. Este gel dura hasta seis meses.

¼ de taza de gel de aloe vera

10 gotas de aceite esencial de geranio

6 gotas de aceite esencial de hierba de limón

6 gotas de aceite esencial de árbol del té

10 gotas de aceite esencial de lavanda

1. Pon el gel de aloe vera junto con los aceites esenciales de geranio, lavanda, hierba de limón y árbol del té en un cuenco pequeño de cristal y agita para mezclarlos.
2. Vierte la mezcla en un recipiente de almacenaje de cristal oscuro que tenga la boca ancha.
3. Con las yemas de los dedos, aplica la mezcla a los granos.
4. Aplica este tratamiento hasta tres veces al día según se necesite. Entre uso y uso, almacena el recipiente en un lugar oscuro y fresco.

Adicciones

Las adicciones a las drogas, al alcohol, a las apuestas y a otras sustancias o actividades provocan problemas serios para millones de personas. Quienes luchan contra alguna adicción responden bien a los tratamientos naturales que van acompañados por una modificación de la conducta, la intervención de otros y el apoyo comunitario, como los programas de doce pasos. Busca ayuda profesional si empeoran las conductas que rodean la adicción, o si el adicto es una amenaza para sí mismo o para los demás.

REFRENA LAS ANSIAS CON MENTA FUERTE

El aceite esencial de menta fuerte ayuda a eliminar las ansias que pueden llevar a una recaída. Se puede dispersar, llevar en un colgante de aromaterapia, o simplemente salpicar en una bola de algodón colocada cerca de la persona que necesita apoyo. Los aceites esenciales de cilantro y pomelo ayudan también a detener las ansias dañinas, ya sean de azúcar, de alcohol o de otras sustancias adictivas.

FACILITA LA ABSTINENCIA CON SÁNDALO

Los síndromes de abstinencia provocan malestar y ansiedad graves. El aceite esencial de sándalo tiene un potente efecto calmante que puede hacer más fácil la transición de la adicción a la sobriedad. Dispersa el aceite esencial en la zona donde quien padece la adicción pase más tiempo o ponlo en un colgante de aromaterapia. También se pueden añadir una o dos gotas en un baño o una ducha. Los aceites esenciales de pomelo, lavanda, limón, camomila romana y tangerina pueden utilizarse si el aceite esencial de sándalo no está disponible.

Alergias

Ojos rojos, estornudos, moqueo nasal, picores e incluso urticaria, eczema y ataques de asma pueden acompañar a las alergias. Las alergias estacionales, como las alergias a varios mohos y pólenes, se dan todo el año en algunos pacientes, y las alergias a las mascotas pueden sufrirse en casa o cuando quien las padece entra en contacto con animales domésticos tales como perros, gatos y caballos. Busca ayuda profesional si los remedios naturales para la alergia no te funcionan.

ROCIADA DE LIMÓN Y MENTA

Para 20-30 tratamientos

Los aceites esenciales de lavanda, limón y menta fuerte alivian la inflamación a la vez que reafirman el sistema inmunitario para hacer que las alergias sean menos problemáticas. Esta rociada tiene una llamativa fragancia y puede utilizarse varias veces al día.

120 ml de agua purificada	30 gotas de aceite esencial de limón
30 gotas de aceite esencial de lavanda	30 gotas de aceite esencial de menta fuerte

1. Pon el agua junto con los aceites esenciales de lavanda, limón y menta fuerte en una botella de cristal oscuro para rociar y agita bien para mezclarlos.
2. Rocía esta mezcla por cualquier espacio interior donde quienes sufren de alergias pasen tiempo.
3. Aplica este tratamiento según se necesite. Agita la botella antes de cada aplicación.

IRRIGACIÓN PARA LA ALERGIA NASAL

Para 1 tratamiento

Reduce la inflamación que acompaña a las alergias graves con este tratamiento sencillo y eficaz. No utilizar con niños menores de doce años a menos que puedan tolerar un rinocornio.*

240 ml de agua purificada tibia

¼ de cucharadita de sal fina

5 gotas de aceite esencial de lavanda

5 gotas de aceite esencial de limón

3 gotas de aceite esencial de menta fuerte

1. Pon el agua y la sal en un rinocornio.
2. Añade los aceites esenciales de lavanda, limón y menta fuerte al agua salada y agita para mezclarlos.
3. Por medio del rinocornio, lleva a cabo una irrigación nasal y después suénate la nariz suavemente.
4. Aplica este tratamiento hasta tres veces al día para aliviar los síntomas de la alergia.

. . . .

No le tengas miedo al rinocornio. Los rinocornios se han utilizado desde los tiempos antiguos para unos senos nasales limpios y sanos. Hoy están disponibles en muchas farmacias por unos diez dólares, o menos. Aunque el concepto de lavarse con agua los senos nasales pueda sonar extraño, este eficaz tratamiento es muy fácil de realizar. Después de llenar el rinocornio, agáchate sobre el lavabo y vuelve la cabeza hacia un lado. Introduce el pitorro del rinocornio en el orificio de arriba y vierte dentro la solución despacio. Respira por la boca y relájate mientras la solución se abre camino por los senos nasales y sale por el orificio inferior. Cambia de lado y vierte la solución en el otro orificio. Suénate la nariz suavemente cuando acabes.

. . . .

---

* Recipiente para enjuagar restos o mucosidad de la cavidad nasal.

Ampollas

Las ampollas son pequeñas bolsas de líquido, generalmente causadas por roces, quemaduras, congelaciones, infecciones o exposición a sustancias químicas, y normalmente afectan a las capas superiores de la piel, provocando un dolor que a veces puede ser importante. Deja que las ampollas permanezcan intactas si es posible, ya que la piel es una barrera natural ante las infecciones. Las más graves provocadas por quemaduras, exposición química, congelación e infección pueden no responder bien a los remedios naturales. Busca atención médica si es necesario.

COMPRESA DE LAVANDA Y MIRRA

Para 1 tratamiento

Sigue este tratamiento aplicando una tirita especial para ampollas en forma de anillo, o algo de gasa alrededor de la ampolla, asegurándote de que la parte pegajosa de la cubierta no toque la ampolla.

400 cc de agua fría	3 gotas de aceite esencial de mirra
3 gotas de aceite esencial de lavanda	2 gotas de aceite portador

1. Pon el agua junto con dos gotas de aceite esencial de lavanda y dos gotas de aceite esencial de mirra en un cuenco mediano de cristal.
2. Con las yemas de los dedos, pon una gota de aceite esencial de lavanda sobre la ampolla, seguida por una gota de aceite esencial de mirra, y luego por el aceite portador.
3. Sumerge una toalla en el agua, escúrrela y pon la compresa sobre la zona afectada. Déjala puesta hasta que se caliente a la temperatura corporal.
4. Seca la zona antes de aplicar una tirita acolchada.
5. Aplica este tratamiento cada cuatro horas según se necesite.

REMOJO DE ÁRBOL DEL TÉ PARA AMPOLLAS

Para 1 tratamiento

Utiliza este remedio para ampollas en los pies que se hayan abierto o hayan sido drenadas. Emplea aceites esenciales de eucalipto, lavanda o mirra si no tienes a mano el de árbol del té.

4 tazas de agua fresca	10 gotas de aceite esencial de árbol del té

1. Pon el agua y el aceite esencial de árbol del té en una palangana grande de cristal o cerámica y agita para mezclarlos.

2. Pon el pie a remojo durante quince minutos, luego sécalo a palmaditas y deja que la ampolla termine de secarse al aire.

3. Aplica este tratamiento una o dos veces al día hasta que se haya curado la zona de la ampolla. Para acelerar el proceso de curación, mantén la zona afectada al aire libre tanto tiempo como sea posible.

Ansiedad

El miedo y la ansiedad interfieren en la vida diaria. Si te sientes nervioso, incapaz o preocupado con frecuencia, es posible que padezcas ansiedad grave. Otros síntomas son sentimientos de fatalidad inminente, respiración agitada y rápida, hiperventilación, temblores y aumento del ritmo cardíaco. A menudo los remedios naturales ayudan inmensamente a los pacientes; no obstante, busca ayuda profesional si los síntomas no mejoran.

ESTABILIZA CON VALERIANA

El aceite esencial de valeriana es un remedio eficaz contra la ansiedad, pues ayuda al estabilizar el estado de ánimo y las emociones a la vez que relaja la mente y la devuelve al momento presente. Dispersa aceite esencial de valeriana en la zona donde pases más tiempo o utilízalo en un colgante de aromaterapia. También puedes diluir la valeriana en una cantidad igual de aceite portador y aplicártela en las sienes.

SUAVIZA CON MEJORANA

La mejorana es un estabilizador del ánimo tan potente que se conoce como «la especia de la felicidad». Calma los nervios a la vez que estimula una actitud apacible. En un cuenco pequeño, mezcla aceite esencial de mejorana con una cantidad igual de aceite portador o utiliza las yemas de los dedos para poner de tres a cinco gotas de aceite neto en la parte de atrás del cuello. Mejora el efecto calmante de la mejorana dispersándola, inhalándola directamente o utilizándola en un colgante de aromaterapia.

Arrugas

Las arrugas se forman al perder elasticidad la piel con el envejecimiento. Los aceites esenciales no las eliminan; sin embargo, ayudan a mantener una piel sana y a mejorar la elasticidad, y reducen el aspecto de las arrugas a la vez que mejoran el tono cutáneo general.

TÓNICO DE ZANAHORIA Y GERANIO

Para 24 tratamientos

Los aceites esenciales de semillas de zanahoria y de geranio ayudan a aumentar la elasticidad y a reducir el aspecto de las arrugas con el tiempo.

120 ml de agua

24 gotas de aceite esencial de semillas de zanahoria

24 gotas de aceite esencial de geranio

1. Pon el agua con los aceites esenciales de semillas de zanahoria y geranio en una botella de cristal de color oscuro con tapón rociador y agita bien para mezclarlos.
2. Rocía la mezcla generosamente sobre la cara, el cuello y la zona del escote antes de hidratar.
3. Aplica este tratamiento dos veces al día. Agita la botella antes de cada aplicación.

BÁLSAMO DE BELLEZA DE ROSA Y GERANIO

Para 1 tratamiento

Los aceites esenciales de rosa y geranio suavizan la piel a la vez que aumentan la elasticidad. Este bálsamo tiene una fragancia encantadora que eleva el ánimo; seguro que será uno de tus favoritos.

2 gotas de aceite esencial de rosa

2 gotas de aceite esencial de geranio

1. Pon los aceites esenciales de rosa y geranio en un cuenco pequeño de cristal y agita para mezclarlos.
2. Con las yemas de los dedos, pon la mezcla sobre la cara, el cuello y la zona del escote antes de hidratar.
3. Aplica este tratamiento de una a tres veces al día.

Artrítis

Los síntomas de la artritis varían dependiendo del tipo de artritis que sea; muchos pacientes experimentan dolor de articulaciones, rigidez y una pérdida debilitante de amplitud de movimiento. Mientras que mucha gente que tiene artritis está más allá de la mediana edad, existen otras formas de la enfermedad que atacan a gente más joven, incluso a menores.

BAÑO DESINTOXICANTE PARA LA ARTRITIS

Para 14 tratamientos

Las toxinas complican la artritis, y los aceites esenciales desintoxicantes como el de ciprés, el de hinojo y el de enebro pueden aportar alivio rápido. Durante las dos semanas que utilices este baño no uses otros tratamientos para la artritis, ni siquiera los que contienen aceites esenciales. No utilices este tratamiento si tienes la piel dañada o rota, o si eres propenso a los sarpullidos.

30 gotas de aceite esencial de hinojo	2 puñados de sales de Epsom
16 gotas de aceite esencial de ciprés	1 puñado de sal de roca o del mar
10 gotas de aceite esencial de enebro	Muerto

1. Pon los aceites esenciales de hinojo, ciprés y enebro en una botella de cristal de color oscuro y agita bien para mezclarlos.
2. Mientras corre el agua, pon las sales de Epsom y la sal del mar Muerto en la bañera, seguidas de cuatro gotas de la mezcla de aceites esenciales.
3. Ponte en remojo durante al menos quince minutos. Ten cuidado al salir de la bañera, porque puede estar resbaladiza.
4. Aplica este tratamiento una vez al día durante dos semanas. Entre uso y uso, guarda la botella en un lugar fresco y oscuro.

ACEITE DE MASAJE CALMANTE DE MENTA FUERTE

Para 60 tratamientos

El aceite esencial de menta fuerte alivia el dolor y la inflamación que acompañan a la artritis. Utiliza este aceite de masaje calmante tan a menudo como sea necesario para que aporte alivio rápido de manera natural.

100 ml de aceite portador

60 gotas de aceite esencial de menta fuerte (otras posibilidades: jengibre, eucalipto o tomillo)

1. Pon el aceite portador y el aceite esencial de menta fuerte en una botella de cristal de color oscuro y agita bien para mezclarlos.
2. Deja que el aceite de masaje repose sin utilizar durante cuatro días.
3. Con las yemas de los dedos, pon de una a tres gotas de la mezcla en cada zona afectada.
4. Aplica este tratamiento según se necesite. Entre uso y uso, guarda la botella en un lugar fresco y oscuro.

Artritis reumatoide

La artritis reumatoide se acompaña de síntomas como rigidez y dolor en las articulaciones, fiebre y cansancio. Los aceites esenciales pueden aportar alivio y reemplazar algunos de los medicamentos para el dolor, sobre todo en los casos leves. Consulta con tu médico si el tratamiento casero no ayuda o si empeoran los síntomas.

COMPRESA DE ENEBRO

Para 1 tratamiento

El aceite esencial de enebro es un antirreumático eficaz que ayuda a aliviar el dolor de las articulaciones inflamadas y de los músculos doloridos.

8 gotas de aceite esencial de enebro   400 ml de agua muy caliente
1 cucharadita de aceite portador

1. Con las yemas de los dedos, pon el aceite esencial de enebro sobre los músculos doloridos, seguido por el aceite portador.
2. Vierte el agua muy caliente en un cuenco mediano de cristal.
3. Sumerge una toallita en el agua, escúrrela y ponla sobre la zona afectada. Coloca una capa de plástico de envolver encima de la compresa para que los vapores del aceite esencial no se evaporen. Deja la compresa puesta hasta que se caliente a la temperatura del cuerpo.
4. Aplica este tratamiento un máximo de tres veces al día según se necesite.

BAÑO DE VETIVER Y YLANG-YLANG

Para 1 tratamiento

El aceite esencial de vetiver es un antirreumático potente que alivia el dolor, calma la mente y disipa las preocupaciones. El aceite esencial de ylang-ylang estimula las sensaciones de bienestar general a la vez que da una fragancia agradable a este baño.

1 cucharada de aceite portador
6 gotas de aceite esencial de vetiver

6 gotas de aceite esencial de ylang-ylang

1. Pon el aceite portador con los aceites esenciales de vetiver y ylang-ylang en un cuenco pequeño de cristal y agita para mezclarlos.
2. Prepara un baño caliente y pon todo el tratamiento en el agua mientras corre.
3. Sumérgete durante al menos quince minutos. Ten cuidado al salir de la bañera porque puede estar resbaladiza.
4. Aplica este tratamiento una vez al día según se necesite.

Asma

El asma es una enfermedad en la que las inflamadas vías respiratorias y la producción de exceso de mucosidad hacen que sea difícil respirar. Durante un ataque de asma, quien lo padece puede experimentar resoplidos y silbidos, tos y dificultad para respirar, junto con una tensión en el pecho que puede llevar a un ataque de pánico. Los ácaros del polvo, el moho, el polen, el estrés y la piel muerta de las mascotas están entre los desencadenantes más comunes del asma. Consulta con un médico si los remedios naturales y evitar los desencadenantes no eliminan los síntomas.

VAPOR DE LAVANDA

Para 1 tratamiento

El aceite esencial de lavanda relaja los espasmos pulmonares y calman el pánico que frecuentemente acompaña a los ataques de asma, al tiempo que el vapor contribuye a abrir las vías respiratorias. La lavanda es uno de los únicos aceites esenciales recomendados para su utilización *durante* un ataque de asma, más que *entre* ataques. Como de costumbre, asegúrate de que no eres sensible al aceite esencial de lavanda antes de contar con este tratamiento.

3 tazas de agua muy caliente	De 6 a 8 gotas de aceite esencial de lavanda

1. Pon el agua caliente y seis gotas de aceite esencial de lavanda en un cuenco grande y poco profundo y agita para mezclarlos.
2. Siéntate cómodamente, cúbrete la cabeza y el cuenco con una toalla y respira profundamente durante varios minutos; sal de debajo de la toalla a respirar aire fresco cuando lo necesites.
3. Con las yemas de los dedos, pon una gota de aceite esencial de lavanda en la planta de cada pie y date un masaje para intensificar el efecto, a la vez que alivias la tensión.
4. Aplica este tratamiento una vez al día según se necesite.

MASAJE PREVENTIVO DE INHALACIÓN

Para 30 tratamientos

Este calmante masaje de inhalación incentiva la respiración profunda y ayuda a que el pecho se expanda; el aceite esencial de menta fuerte es un potente anticongestivo que puede ayudar a prevenir los ataques de asma. Utiliza este masaje entre ataques, preferiblemente al ir dormir. Este remedio es excelente también para aliviar los síntomas de gripes y resfriados.

60 ml de aceite portador	4 gotas de aceite esencial de menta fuerte
12 gotas de aceite esencial de lavanda	
8 gotas de aceite esencial de geranio	2 gotas de aceite esencial de mejorana

1. Pon el aceite portador con los aceites esenciales de lavanda, geranio, menta y mejorana en una botella de cristal de color oscuro y agita bien para mezclarlos.
2. Con las yemas de los dedos, aplica una pequeña cantidad sobre el pecho y da un masaje para que penetre en la piel.
3. Aplica este tratamiento una vez al día a la hora de dormir. Entre uso y uso, guarda la botella en un lugar oscuro y fresco.

Remedios naturales para dolencias comunes

Bienestar emocional

El bienestar emocional tiene que ver con mucho más que con el simple manejo de las tensiones de la vida; también tiene que ver con estar en sintonía con tus pensamientos y tus sentimientos, y con comprender cómo influyen estos en tu conducta. Los aceites esenciales pueden desempeñar un papel importante en el bienestar emocional.

ENCUENTRA EL EQUILIBRIO CON CASIA

El aceite esencial de casia tiene un aroma dulce y especiado. Es reconocido por conferir vigor, tanto físico como emocional; reduce la irritabilidad y suscita una sensación de relajación satisfecha sin provocar somnolencia. A mucha gente le parece que la casia es irritante cuando se la aplica tópicamente, de manera que juega sobre seguro disfrutando de sus efectos aromaterapéuticos. Inhala el aroma del aceite esencial de casia directamente o dispérsalo en la habitación en la que pases más tiempo. Este aceite esencial puede ser eficaz también en un colgante de aromaterapia.

REBAJA EL ESTRÉS CON PACHULÍ

El aceite esencial de pachulí interactúa con el sistema límbico para otorgar un efecto calmante casi inmediato. Utilízalo de la manera que quieras; es beneficioso para la salud de la piel y se puede disfrutar tópicamente. Inhala el aroma del aceite esencial de pachulí directamente cuando te sientas estresado o dispérsalo en tu hogar o tu lugar de trabajo. Si se coloca dentro de un colgante de aromaterapia, ofrece una presencia continua y edificante.

Bronquitis

La bronquitis es una enfermedad inflamatoria que afecta al sistema respiratorio y provoca que los bronquios se inflamen, que se produzca mucosidad en exceso y que aparezca la tos. La bronquitis aguda está provocada por lo general por un virus, y puede acompañarse de una infección en las vías respiratorias superiores como la gripe o el resfriado. Puede sobrevenir también por la aspiración de líquido o comida en los pulmones, o como consecuencia de una exposición a irritantes, tales como fumar mucho. Los casos de bronquitis aguda normalmente duran de dos a tres semanas. Consulta con tu médico si los síntomas no responden al tratamiento, ya que los de la bronquitis pueden ser el indicador de una enfermedad subyacente más grave.

DISPERSA EUCALIPTO

El aceite esencial de eucalipto ayuda a abrir las vías respiratorias estrechadas y a calmar la tos. Si no tienes un dispersor, puedes inhalar el aroma del eucalipto directamente de la botella, utilizarlo en un colgante de aromaterapia o poner algunas gotas en el agua del baño. Si no está disponible el aceite esencial de eucalipto, puedes sustituirlo por aceite esencial de romero, que también alivia los síntomas de la bronquitis. Dispérsalo en la zona donde quien padece bronquitis pase la mayor parte del tiempo.

MASAJE DE EUCALIPTO Y LAVANDA

Para 12 tratamientos

Los aceites esenciales de eucalipto, lavanda y árbol del té tienen propiedades antibacterianas y antivíricas que evitan que la bronquitis empeore. También calman las vías respiratorias inflamadas. El aceite esencial de romero puede sustituir al aceite esencial de eucalipto si se desea.

60 ml de aceite portador

20 gotas de aceite esencial de eucalipto

20 gotas de aceite esencial de lavanda

20 gotas de aceite esencial de árbol del té

1. Pon el aceite portador con los aceites esenciales de eucalipto, lavanda y árbol del té en una botella de cristal de color oscuro y agita bien para mezclarlos.
2. Con las yemas de los dedos, pon una cucharadita de la mezcla sobre la zona del pecho y date un masaje en la piel antes de relajarte.
3. Aplica este tratamiento hasta cuatro veces al día, hasta que remitan los síntomas. Entre uso y uso, guarda la botella en un lugar oscuro y fresco.

· ·

El aceite esencial de eucalipto es una medicina potente.
Este extracto humilde y económico es tan eficaz contra las bacterias y los virus que él mismo, y un derivado llamado eucaliptol, se utilizan habitualmente en la medicina moderna.

Lo encontrarás en muchos remedios de venta sin receta, como gotas para la tos, lavados bucales y polvos corporales antifúngicos.

. . . .

Cabello quebradizo

El cabello quebradizo está causado por un exceso de exposición al calor, a sustancias químicas como el cloro o a procedimientos perjudiciales, como los tintes, los alisadores del cabello o las permanentes. A menudo se producen roturas y nudos, y el cabello parece incontrolable. Evítalo con un régimen de cuidados naturales.

MÁSCARILLA DE GERANIO Y ROMERO PARA EL CABELLO

Para 1 tratamiento

Los aceites esenciales de geranio y romero contribuyen a aumentar la circulación sanguínea y estimulan los folículos del cabello para que liberen más aceites naturales. Ayuda a mejorar tu cabello más aprisa evitando los productos químicos y los utensilios de peinado en caliente.

1 cucharada de aceite esencial de jojoba

6 gotas de aceite esencial de geranio
6 gotas de aceite esencial de romero

1. Pon el aceite portador de jojoba con los aceites esenciales de geranio y romero en un cuenco pequeño de cristal y agita para mezclarlos.
2. Con las yemas de los dedos, pon la mezcla sobre el cuero cabelludo seco y da masajes suaves por todo el pelo.
3. Deja que la máscarilla se quede puesta entre treinta y sesenta minutos; luego lávate el pelo como de costumbre.
4. Aplica este tratamiento tres veces a la semana hasta que el cabello haya vuelto a ser normal.

AEROSOL DE SÁNDALO

Para 24 tratamientos

El aceite esencial de sándalo favorece la salud del cabello al estimular el cuero cabelludo para que produzca más sebo, un aceite natural que le da al cabello su aspecto brillante. Y de regalo, este aerosol huele estupendamente.

60 ml de agua purificada

10 gotas de aceite portador de argán

20 gotas de aceite esencial de sándalo

1. Pon el agua, el aceite portador de argán y el aceite esencial de sándalo en una botella de cristal de color oscuro con un tapón para aerosol y agita bien para mezclarlos.
2. Rocía generosamente la mezcla sobre el cabello seco o húmedo y deja que se seque.
3. Aplica este tratamiento hasta tres veces al día. Agita la botella antes de cada aplicación.

Calambres en las piernas

Los calambres en las piernas pueden acompañar a la deshidratación, los músculos agotados y el embarazo; algunos son provocados por una ingesta baja de calcio. Los calambres menores en las piernas responden bien a los estiramientos, al ejercicio y al tratamiento con aceites esenciales, así como a una dieta rica en hierro para evitar la anemia. Los calambres que no se van, o que se acompañan de hinchazón y de una incapacidad general para andar apropiadamente, tiene que abordarlos un médico.

ACEITE PARA MASAJE ANTICALAMBRES

Para 8 tratamientos

Los aceites esenciales de mejorana, romero, hisopo y lavanda se aúnan en este tratamiento para evitar los espasmos musculares que llevan a los calambres en las piernas, sobre todo de noche. Asegúrate de que tus músculos estén calientes antes de aplicar este tratamiento.

120 ml de aceite portador

40 gotas de aceite esencial de mejorana

40 gotas de aceite esencial de romero

20 gotas de aceite esencial de hisopo

20 gotas de aceite esencial de lavanda

1. Pon el aceite portador con los aceites esenciales de mejorana, romero, hisopo y lavanda en una botella de cristal de color oscuro y agita bien para mezclarlos.

2. Antes de ir a la cama, pon con las yemas de los dedos media cucharada de la mezcla en cada pierna y da masajes hacia arriba.

3. Masajéate los pies lo último; luego ponte calcetines para mantenerlos calientes.

4. Aplica este tratamiento una vez al día a la hora de ir a dormir durante al menos dos semanas.

MASAJE DE GERANIO Y ONAGRA VESPERTINA

Para 1 tratamiento

Los aceites esenciales de geranio y onagra vespertina tienen propiedades antiespasmódicas y antiinflamatorias que los hacen ideales para detener los calambres. Utiliza aceite esencial de geranio rosa si no tienes a mano aceite esencial de geranio.

1 cucharadita de aceite esencial de   4 gotas de aceite esencial de geranio
onagra vespertina

1. Con las yemas de los dedos, pon el aceite esencial de onagra vespertina sobre la zona afectada, seguido por el aceite esencial de geranio.

2. Da masajes vigorosos hasta que se detenga el calambre.

3. Aplica este tratamiento un máximo de tres veces al día según se necesite.

Candidiasis

La candidiasis puede afectar a cualquiera, pero es más común en los bebés y los ancianos. La causa un tipo de levadura llamado *cándida*, que crece fuera de control y se agrava por un sistema inmunitario debilitado. La candidiasis provoca picor, dolor y zonas blancas en la boca que se parecen un poco al requesón. Dales un margen de dos o tres días a los aceites esenciales para que funcionen; si la candidiasis no mejora, o empeora, ponte al habla con tu médico.

AEROSOL DE ÁRBOL DEL TÉ

Para 24 tratamientos

El aceite esencial de árbol del té detiene el malestar a la vez que elimina el hongo que provoca la candidiasis.

| 120 ml de agua | 6 gotas de aceite esencial de árbol del té |

1. Pon el agua y el aceite esencial de árbol del té en una botella de cristal de color oscuro y agita bien para mezclarlos.
2. Rocía el interior de la boca. Para niños muy pequeños o bebés, es posible que tengas que aplicar la mezcla a una toallita y luego dar una pasada muy suave dentro de su boca.
3. Aplica este tratamiento de dos a cuatro veces al día hasta que remitan los síntomas.

Candidiasis vaginal

Los hongos y las levaduras se dan de manera natural y normalmente habitan en la vagina sin provocar problemas. Con una candidiasis, el exceso de su crecimiento provoca picazón, secreciones y dolor vaginal. En algunos casos se presenta quemazón o dolor al orinar o durante la actividad sexual. Dales a los aceites esenciales un margen de unos cuantos días para que funcionen; si los síntomas persisten o empeoran, ponte al habla con tu médico.

CATAPLASMA DE ÁRBOL DEL TÉ

Para 1 tratamiento

El aceite esencial del árbol del té es un potente antiséptico que ayuda a detener las bacterias e incluso el crecimiento excesivo de los hongos y levaduras, a la vez que alivia la picazón y el malestar que acompañan a la candidiasis vaginal.

| 1 cucharadita de aceite portador | 4 gotas de aceite esencial de árbol del té |

1. Pon el aceite portador y el aceite esencial de árbol del té en un cuenco pequeño de cristal y agita para mezclarlos.
2. Cubre un tampón con la mezcla e insértalo en la vagina; déjalo puesto de una a dos horas.
3. Aplica este tratamiento cada cuatro horas según se necesite.

DUCHA VAGINAL DE MIRRA

Para 1 tratamiento

El aceite esencial de mirra detiene a las bacterias y también a los hongos y levaduras. Se pueden conseguir jeringas para lavados vaginales en tiendas locales o bien *online*.

120 g de agua caliente

6 gotas de aceite esencial de mirra

1. Pon el agua caliente y el aceite esencial de mirra en un cuenco pequeño de cristal y agita para mezclarlos.
2. Mete la mezcla en la jeringa para lavados vaginales y utilízala según las instrucciones del fabricante.
3. Aplica este tratamiento dos veces al día hasta que remita la candidiasis vaginal.

Caspa

Picores y escamas secas y blancas que aterrizan en los hombros o el cuello son indicaciones de caspa. Este problema se presenta cuando el cuero cabelludo produce células epiteliales en exceso.

ACONDICIONADOR DE CEDRO

Para 10 tratamientos

El aceite esencial de cedro alivia la picazón a la vez que elimina la caspa.

150 ml de acondicionador natural

20 gotas de aceite esencial de cedro

1. Pon el acondicionador y el aceite esencial de cedro en una botella de color oscuro y agita bien para mezclarlos.
2. Después de lavarte con champú y de masajearte el cuero cabelludo, utiliza las yemas de los dedos para poner una cucharada del acondicionador sobre el cuero cabelludo y darte un masaje para que penetre en la piel.
3. Déjate el acondicionador puesto durante al menos diez minutos, y luego enjuágate con agua fría.
4. Aplica este tratamiento una vez al día hasta que desaparezca la caspa. Entre uso y uso, guarda la botella lejos de la luz solar en la ducha o en una alacena.

ROCIADO DE PACHULÍ

Para 20 tratamientos

El aceite esencial de pachulí calma la picazón a la vez que elimina hongos y bacterias.

120 g de agua

40 gotas de aceite esencial de pachulí

1. Pon el agua y el aceite esencial de pachulí en una botella de color oscuro con rociador y agita bien para mezclarlos.
2. Rocía la mezcla sobre el cabello seco o mojado, concentrándote en el cuero cabelludo y las zonas problemáticas.
3. Aplica este tratamiento al menos una vez al día. Guarda la botella en un lugar oscuro y fresco.

Ciática

La ciática se produce cuando por alguna razón se daña el nervio ciático, que empieza en la parte inferior de la espalda y desciende a lo largo de la parte trasera de las piernas. Los síntomas son dolores punzantes, debilidad en las piernas, dolor en las piernas al sentarse y dolor en la parte inferior de la espalda. Si los aceites esenciales y los estiramientos no te ayudan a aliviar el dolor, consulta con tu médico, ya que la ciática puede ser un síntoma de una enfermedad degenerativa de los discos intervertebrales u otras enfermedades graves.

TRATAMIENTO CON BERGAMOTA

El aceite esencial de bergamota es un antiinflamatorio fuerte que ayuda a detener el dolor en el punto donde se origina, que normalmente se sitúa a lo largo de la parte baja de la columna vertebral más que en las nalgas, las caderas o las piernas donde se sienten los calambres. Con las yemas de los dedos, aplica tres o cuatro gotas de aceite esencial de bergamota directamente sobre la parte inferior de la columna, y a continuación unas cuantas gotas de aceite portador para evitar que la zona se irrite. Aplica este tratamiento una vez al día según se necesite, seguido de unos buenos estiramientos y un baño muy caliente.

MASAJE CON ACEITE DE ROMERO Y MENTA

Para 1 tratamiento

Los aceites esenciales de romero, menta y eucalipto penetran profundamente en los tejidos para relajar los músculos y aliviar el dolor. Haz estiramientos antes de aplicar este aceite para masajes, y consigue que sea aún más eficaz dándote un baño caliente antes de ponértelo.

1 cucharada de aceite portador	2 gotas de aceite esencial de
4 gotas de aceite esencial de romero	eucalipto
3 gotas de aceite esencial de menta	

1. Pon el aceite portador y los aceites esenciales de romero, menta y eucalipto en un cuenco pequeño de cristal y agita para mezclarlos.
2. Con las yemas de los dedos, aplica la mezcla a la parte inferior de la espalda, las nalgas y las caderas y da un masaje para que penetre en la piel, teniendo cuidado de evitar el ano, ya que estos aceites esenciales pueden provocar una sensación punzante. Frota con presión moderada y utiliza pasadas largas y firmes.
3. Aplica este tratamiento un máximo de dos veces al día hasta que remitan los síntomas.

Cicatrices (cicatrización)

Las cicatrices se desarrollan cuando la piel se cura después de un traumatismo. Puedes reducirlas teniendo buen cuidado de las heridas cuando se produzcan; algunas cicatrices pueden eliminarse eficazmente por medio del tratamiento con aceites esenciales.

TRATAMIENTO NETO DE HELICRISO

El aceite esencial de helicriso es un tónico cutáneo extremadamente eficaz que estimula la regeneración de los tejidos, suaviza y disminuye la probabilidad de que se produzcan cicatrices grandes después de una herida. Aplica solo la cantidad suficiente de aceite esencial de helicriso para cubrir el arañazo o corte mientras se cura para que ayude a evitar las cicatrices. Aplica el tratamiento un máximo de tres veces al día hasta que sane la herida.

UNGÜENTO DE HISOPO

Para 12 tratamientos

El aceite esencial de hisopo es un antiséptico que estimula la regeneración de piel sana y detiene la inflamación. Cuando se utiliza inmediatamente después de una herida, puede evitar grandes cicatrices.

2 cucharadas de aceite portador   24 gotas de aceite esencial de hisopo

1. Pon el aceite portador y el aceite esencial de hisopo en una botella de cristal de color oscuro.
2. Con las yemas de los dedos, aplica aproximadamente media cucharadita de la mezcla sobre la zona afectada. Deja que la piel se seque antes de vestirte.
3. Aplica este tratamiento dos o tres veces al día hasta que se cure la herida.

Codo de tenista

El codo de tenista se conoce así porque es muy común entre los jugadores de tenis, pero cualquier uso excesivo de la mano, del brazo y de los músculos del antebrazo puede ser responsable del problema. Se caracteriza por dolor y rigidez en el punto donde los músculos del antebrazo se enlazan a la parte más sobresaliente del hueso del codo. Normalmente, esta lesión requiere intervención médica. Utiliza aceites esenciales que te ayuden a mantener al mínimo el malestar mientras te recuperas.

MASAJE DE MEJORANA

El aceite esencial de mejorana penetra profundamente en el tejido, detiene el dolor y favorece la relajación. Con las yemas de los dedos, pon dos o tres gotas de aceite esencial de mejorana sobre la zona afectada y da un masaje para que penetren en la piel. Pon un poco más de aceite esencial si todavía se necesita más alivio para el dolor. Aplica este tratamiento cada dos o tres horas según se necesite; utiliza aceite portador entre los tratamientos para evitar que la piel se seque.

UNGÜENTO DE NUEZ MOSCADA

Para 1 tratamiento

El aceite esencial de nuez moscada penetra profundamente en el tejido, detiene el dolor y ayuda a la relajación a la vez que mejora la circulación sanguínea. Su fragancia contribuye a levantar el ánimo; a la mayoría de las personas les parece muy agradable.

½ cucharadita de aceite portador   2 gotas de aceite esencial de nuez moscada

1. Pon el aceite portador y el aceite esencial de nuez moscada en un cuenco pequeño de cristal y agita para mezclarlos.
2. Con las yemas de los dedos, pon la mezcla sobre la zona afectada y da masajes para que penetre en la piel.
3. Aplica este tratamiento cada dos o tres horas según se necesite.

Cólicos

Los bebés que padecen de cólicos lloran a menudo sin razones evidentes, sobre todo durante la tarde. Los niños con cólicos tienen a veces la tripa hinchada, acompañada frecuentemente de gases; la mayoría lloran durante tres horas o más cada día y más de tres días por semana. Los cólicos duran con frecuencia unos pocos meses, y puede desatarlos el ruido, la luz y el exceso de estimulación. Los bebés mayores de cuatro meses que se pasan horas seguidas llorando podrían tener un problema de salud subyacente que debe diagnosticarse y tratarse.

MASAJE DE JENGIBRE
Para 1 tratamiento
El jengibre es una de las mejores ayudas digestivas que existen. Este aceite esencial ayuda a aliviar las náuseas, los calambres, los gases y la hinchazón, y es ideal para calmar a los bebés con cólicos. No utilices aceite esencial de jengibre sin diluir con los bebés. Asegúrate de que el bebé permanece caliente y cómodo durante el masaje; también podrías hacer una compresa caliente y colocarla sobre el estómago o la espalda después del masaje. Si el masaje abdominal que se recomienda aquí no es práctico, intenta utilizar este remedio para dar masajes en los pies al bebé, y luego vuelve a ponerle los calcetines o los patucos.

1 cucharadita de aceite portador   5 gotas de aceite esencial de jengibre

1. Pon el aceite portador y el aceite esencial de jengibre en la palma de la mano y frota la mezcla entre las manos para calentarla.
2. Con movimientos circulares, masajea suavemente el abdomen y la parte baja de la espalda del bebé.
3. Aplica este tratamiento dos veces al día durante dos días.

BAÑO CALMANTE DE ENELDO

El aceite esencial de eneldo ayuda en la digestión a la vez que alivia la flatulencia, el estreñimiento y el hipo; su aroma ayuda a sobrellevar la sensación de agobio, lo que puede ayudar tanto a los padres como a los niños. Dispersa el aceite esencial en tu hogar y respira hondo mientras bañas a tu bebé utilizando este sencillo remedio. Llena la bañera del bebé con agua caliente y pon cuatro gotas de aceite esencial de eneldo. Sumérgelo y dale masajes mientras escuchas música relajante o hablas con dulzura. Intenta que el baño dure al menos cinco minutos. Aplica según lo necesites.

Congestión

A menudo, la congestión nasal, la de los senos nasales y la del pecho ocurren simultáneamente. Falta de aire, moqueo nasal, tos y dolor de cabeza están presentes con frecuencia, y en algunos casos el exceso de mucosidad provoca cosquilleo en la parte de atrás de la garganta. Las congestiones responden bien normalmente al tratamiento con aceites esenciales. Si la congestión está acompañada de dolor fuerte en el pecho, fiebre alta, rigidez de cuello y cambios de color alrededor de la boca y de las lúnulas de las uñas, o si toses sangre, consulta con tu médico, ya que podría estar presente una enfermedad grave.

DISPERSA ALCANFOR

El aceite esencial de alcanfor es un potente antiséptico y antiinflamatorio que ayuda tan bien a aliviar la congestión y se encuentra a menudo en preparaciones comerciales. Dispersa aceite esencial de alcanfor en la zona donde pases tiempo, para que ayude a detener la inflamación que acompaña a la congestión y a aliviar tus síntomas.

INHALACIÓN DIRECTA DE EUCALIPTO

El aceite esencial de eucalipto proporciona un alivio rápido de la congestión cuando se inhala directamente. Frota unas cuantas gotas de aceite esencial de eucalipto entre las manos y cúbrete la cara con ellas antes de inhalar, o bien inhala el aroma directamente de la botella. Dispersar eucalipto es otra posibilidad excelente, como lo es poner una o dos gotas en el baño o en una toallita puesta en el suelo de la ducha.

Corazón

Mantén sano tu corazón, y será más probable que disfrutes de una vida físicamente cómoda, de mayor longevidad y con todo lo bueno que acompaña a una vida larga y bien vivida.

DISPERSA YLANG-YLANG

El aceite esencial de ylang-ylang es hipotensor, lo que significa que ayuda a disminuir la presión arterial. Calma y relaja el cuerpo y la mente, alivia la ansiedad y la tensión a la vez que favorece la relajación. Pon de tres a cinco gotas en un dispersor para conseguir el mejor beneficio aromaterapéutico del aceite esencial de ylang-ylang. Mantente tranquilo y calmado todo el día utilizándolo en un colgante de aromaterapia.

BAÑO CALMANTE DE ACEITE DE *PETITGRAIN*

Para 1 tratamiento

El aceite esencial de *petitgrain* (hojas y ramas verdes del naranjo amargo) es antiespasmódico y ayuda a rebajar el pulso cardíaco rápido y a facilitar la respiración. Inhálalo cuando te sientas estresado o disfruta de aún más beneficios relajándote con este baño maravillosamente perfumado. Toma nota de que el agua muy caliente puede hacer que aumente la tensión arterial, de manera que está contraindicada para reducir el ritmo cardíaco.

1 cucharada de aceite portador	4 gotas de aceite esencial de *petitgrain*

1. Pon el aceite portador y el aceite esencial de *petitgrain* en un cuenco pequeño de cristal y agita para mezclarlos.

2. Prepara un baño caliente y vierte la mezcla mientras corre el agua.
3. Sumérgete durante al menos quince minutos. Ten cuidado al salir de la bañera porque puede estar resbaladiza.
4. Aplica este tratamiento una vez al día según se necesite.

BAÑO DE ACEITE DE YLANG-YLANG

Para 1 tratamiento

Aunque no es tan eficaz como en el dispersor, el ylang-ylang puede utilizarse también en baños para relajar el cuerpo y la mente, así como para disminuir la tensión arterial.

3 o 4 gotas de aceite esencial de ylang-ylang

1. Prepara un baño caliente y vierte el aceite esencial de ylang-ylang mientras corre el agua.
2. Sumérgete durante al menos quince minutos. Ten cuidado al salir de la bañera porque puede estar resbaladiza.
3. Aplica este tratamiento una vez al día según se necesite.

ACEITE PARA MASAJE RELAJANTE DE YLANG-YLANG

Para entre 2 y 6 tratamientos

Reduce la ansiedad y la tensión a la vez que calmas los músculos y disminuyes la tensión arterial con aceite esencial de ylang-ylang.

30 ml de aceite portador   De 10 a 20 gotas de aceite esencial de ylang-ylang

1. Pon el aceite portador y el aceite esencial de ylang-ylang en un cuenco pequeño de cristal y agita para mezclarlos.
2. Con las yemas de los dedos, pon entre una cucharadita y una cucharada de la mezcla sobre el cuerpo y da masajes para que penetre en la piel.
3. Aplica este tratamiento una vez al día según se necesite.

Cortes y arañazos

Cuando se producen los cortes o los arañazos, quitar toda sustancia extraña y tratar la herida con aceites esenciales ayuda a evitar infecciones y acelera la curación. Si el corte es muy profundo, o si se acompaña de chorros de sangre arterial, busca tratamiento de urgencia.

COMPRESA REFRESCANTE DE LAVANDA

Para 1 tratamiento

El aceite esencial de lavanda ayuda a aliviar las punzadas de los cortes y los arañazos a la vez que elimina las bacterias. La compresa refrescante proporciona alivio añadido y detiene la hinchazón.

400 ml de agua fría   6 gotas de aceite esencial de lavanda

1. Pon el agua y el aceite esencial de lavanda en un cuenco mediano de cristal.
2. Sumerge una toallita en el agua, escúrrela y pon la compresa sobre la herida. Déjala puesta hasta que se caliente a la temperatura del cuerpo.
3. Aplica este tratamiento, utilizando cada vez una toallita limpia, hasta que se detenga la hemorragia.

AEROSOL PARA PRIMEROS AUXILIOS DE ÁRBOL DEL TÉ

Para 24 tratamientos

El aceite esencial de árbol del té detiene la actividad bacteriana, lo que hace que este aerosol sea ideal para rociarlo sobre heridas pequeñas. En primer lugar, lava la herida con agua, o si no hay agua cerca, rocíala bien con el aerosol para una limpieza eficaz.

120 ml de agua purificada   40 gotas de aceite esencial de árbol
                                       del té

1. Pon el agua y el aceite esencial de árbol del té en una botella con aerosol de cristal de color oscuro y agita bien para mezclarlos.
2. Rocía la mezcla sobre la herida.
3. Deja que la herida se seque al aire después del tratamiento.
4. No apliques este tratamiento cuando se haya formado la costra.

Costra láctea

A veces llamada dermatitis seborreica infantil, la costra láctea es un problema común que afecta a los niños menores de un año. La costra láctea no le hace daño al bebé y es bastante habitual; en realidad es una acumulación en forma de costra de células muertas de la piel y sebo cutáneo en el cuero cabelludo.

BÁLSAMO DE LAVANDA Y ÁRBOL DEL TÉ

Para 3 tratamientos

El aceite esencial de lavanda calma y alivia la piel irritada y ayuda a eliminar bacterias. El aceite esencial de árbol del té redobla el efecto antibacteriano.

1 cucharada de aceite portador de coco

3 gotas de aceite esencial de lavanda

3 gotas de aceite esencial de árbol del té

1. Pon el aceite portador de coco con los aceites esenciales de lavanda y árbol del té en una botella pequeña de cristal de color oscuro y agita bien para mezclarlos.
2. Con la yema de los dedos, pon una cucharadita o menos sobre el cuero cabelludo del bebé y dale masajes para que penetre en la piel, teniendo cuidado de que el aceite no le caiga en los ojos.
3. Deja que se absorban los aceites y luego lávale la cabeza con agua caliente.
4. Aplica este tratamiento una vez al día hasta que la costra láctea haya desaparecido.

TRATAMIENTO DE GERANIO PARA EL CUERO CABELLUDO

Para 1 tratamiento

El aceite esencial de geranio es más suave que el de lavanda y el de árbol del té, y resulta eficaz contra las bacterias que provocan la costra láctea, sobre todo cuando se combina con el cepillado. Normalmente, los bebés disfrutan con la sensación de que les froten y les cepillen suavemente la cabeza, y el aceite esencial de geranio tiene un efecto edificante que te pondrá de un humor positivo a ti también.

1 cucharadita de aceite portador de sésamo

2 gotas de aceite esencial de geranio o de geranio rosa

1. Pon el aceite portador de sésamo y el aceite esencial de geranio o geranio rosa en la palma de la mano.
2. Pon suavemente la mezcla sobre el cuero cabelludo del bebé y dale masajes sobre la piel con cuidado de que el aceite no le caiga en los ojos.
3. Utiliza un cepillo infantil muy blando para frotar suavemente la zona afectada.
4. Aplica este tratamiento un máximo de tres veces al día, hasta que la costra láctea haya desaparecido.

Cuello rígido

El cuello rígido puede presentarse en un viaje largo en automóvil o tras una sesión prolongada de trabajo sentado a la mesa del despacho mirando la pantalla del ordenador. A menudo los aceites esenciales aportan alivio y estimulan la relajación. Si desconoces la causa de tu rigidez de cuello y continúa, empeora o va acompañada de fiebre o náuseas, ponte al habla con tu médico, ya que puede estar presente una enfermedad grave subyacente.

UNGÜENTO DE SALVIA ESCLAREA Y LAVÁNDULA

Para 1 tratamiento

Los aceites esenciales de salvia esclarea y de lavándula relajan la mente y calman los músculos cansados y doloridos, a la vez que ayudan a aliviar el estrés y a adoptar una actitud mental positiva.

½ cucharadita de aceite portador

4 gotas de aceite esencial de salvia esclarea

3 gotas de aceite esencial de lavándula

1. Pon el aceite portador con los aceites esenciales de salvia esclarea y de lavándula en un cuenco pequeño de cristal y agita para mezclarlos.
2. Con las yemas de los dedos, pon la mezcla sobre el cuello y la zona de los hombros y da un masaje para que penetre en la piel. Haz estiramientos de cuello de un lado al otro y relájate después.
3. Aplica este tratamiento un máximo de cuatro veces al día según se necesite.

UNGÜENTO DE ROMERO

Para 1 tratamiento

El aceite esencial de romero penetra profundamente en los músculos doloridos y ayuda a aliviar la rigidez. También tonifica y revitaliza la mente a la vez que contribuye a relajarte.

½ cucharadita de aceite portador   4 gotas de aceite esencial de romero

1. Pon el aceite portador y el aceite esencial de romero en un cuenco pequeño de cristal y agita para mezclarlos.
2. Con las yemas de los dedos, pon la mezcla sobre el cuello y los hombros, y da un masaje para que penetre en la piel. Haz estiramientos de cuello de lado a lado y relájate.
3. Aplica este tratamiento un máximo de seis veces al día según se necesite.

Cuero cabelludo graso

Picazón, piel escamosa y una sensación general de malestar acompañan con frecuencia a un cuero cabelludo excesivamente graso. En algunos casos, las bacterias empiezan a alimentarse del exceso de grasa, lo que lleva a un olor desagradable. Utiliza los aceites esenciales para aliviar el antiestético aspecto de la oleosidad excesiva.

TÓNICO DE CEDRO PARA EL CUERO CABELLUDO

Para 24 tratamientos

El aceite esencial de cedro ayuda a equilibrar la producción de sebo. Además, es antibacteriano y deja tras de sí una fragancia deliciosa.

120 ml de agua   24 gotas de aceite esencial de cedro

1. Pon el agua y el aceite esencial de cedro en una botella de cristal de color oscuro con rociador y agita bien para mezclarlos.
2. Rocía generosamente el cuero cabelludo, tanto a la hora de utilizar champú y acondicionador como en cualquier otro momento.
3. Da un masaje para que penetre bien la mezcla, y luego peina el cabello con el estilo habitual.

4. Aplica este tratamiento un máximo de dos veces al día. Agita la botella antes de cada aplicación.

TÓNICO DE POMELO Y LIMÓN PARA EL CUERO CABELLUDO

Para 1 tratamiento

Los aceites esenciales de pomelo y limón son astringentes; ayudan a detener la excesiva producción de grasa y dejan el cabello con aspecto limpio y brillante.

1 cucharada de agua caliente

4 gotas de aceite esencial de pomelo

3 gotas de aceite esencial de limón

1. Pon el agua caliente con los aceites esenciales de pomelo y limón en un cuenco pequeño de cristal y agita para mezclarlos.
2. Con las yemas de los dedos, ponte toda la mezcla sobre el cuero cabelludo después de haberte lavado con champú y de haber acondicionado el cabello.
3. Da un masaje para que penetre la mezcla, y luego peina el cabello con el estilo habitual.
4. Aplica este tratamiento una vez al día.

Cuidado de las uñas

Las uñas están hechas de queratina, que es la misma sustancia que forma el pelo y la piel. En lugar de las disoluciones llenas de sustancias químicas que se venden comercialmente, utiliza aceites esenciales para mantener tus uñas fuertes, sanas y atractivas.

MASAJE CON ROSA PARA CUTÍCULAS

El aceite esencial de rosa suaviza, hidrata y rejuvenece la piel al tiempo que estimula la circulación sanguínea, lo que a su vez puede ayudar a estimular el crecimiento sano de las uñas. Usa dos o tres gotas de aceite esencial de rosa por cada mano, frotando suavemente las cutículas a la vez que disfrutas de la excelente fragancia del aceite esencial. Sigue después con una cantidad generosa de tu crema de manos preferida. Aplica este tratamiento tan a menudo como quieras.

RECONSTITUYENTE NATURAL DE UÑAS

Para 24 tratamientos

La vitamina E y el aceite esencial de lavanda se reúnen para ayudar a tonificar las uñas a la vez que les dan un brillo sano y natural. Si no tienes vitamina E disponible, puedes obtenerla de una cápsula pinchándola con un alfiler y presionándola tanto como necesites.

1 cucharadita de aceite de vitamina E   24 gotas de aceite esencial de lavanda

1. Pon el aceite de vitamina E y el aceite esencial de lavanda en una botella de cristal de color oscuro y agítala bien para mezclarlos.
2. Con las yemas de los dedos, ponte de una a tres gotas sobre las uñas y las cutículas.
3. Aplica este tratamiento una vez al día, o según se necesite.

Cuidados dentales

Cuidar bien los dientes no solo te ayuda a tener tu mejor aspecto: los cuidados dentales son importantes también para mantener la salud en general. La mayoría de los problemas dentales pueden evitarse cepillándose los dientes al menos dos veces al día. Asimismo, utilizar tratamientos que contengan aceites esenciales ayuda a evitar problemas.

HILO DENTAL CON CLAVO

El aceite esencial de clavo ayuda a detener las bacterias para que no se acumulen en la boca. Aunque utilizar hilo dental es un hábito excelente, el aceite esencial de clavo es una incorporación valiosa a tu rutina diaria. Pon una gota de aceite esencial de clavo entre el dedo pulgar y el índice, y luego frótalos sobre el hilo dental antes de usarlo. Utiliza el hilo dental al menos una vez al día para tener los dientes y las encías limpios y sanos. Después enjuágate la boca y escupe el enjuague, no te lo tragues. No emplees aceite esencial de clavo en niños menores de doce años.

ENJUAGUE DE MENTA FUERTE

El aliento fresco y limpio no tiene por qué provenir de los preparados comerciales. En lugar de comprar colutorios, utiliza este truco sencillo para tener un aliento delicioso de manera natural. Pon una o dos gotas de aceite esencial de menta fuerte en una cucharada de agua y enjuágate durante treinta segundos después de haberte cepillado los dientes y pasado el hilo dental. Aplica este tratamiento al menos dos veces al día.

Dejar de fumar

Dejar el tabaco está entre las mejores cosas que puedes hacer por tu salud general. Con frecuencia, el estrés puede llegar a ser abrumador durante este período, y utilizar aceites esenciales para mantenerlo bajo control puede ayudar a eliminar la tentación de reanudar ese hábito.

DETÉN LAS ANSIAS CON PIMIENTA NEGRA

El aceite esencial de pimienta negra ayuda a aumentar la energía y a disipar el estrés, lo que contribuye a eliminar las ansias de tabaco. Dispersa aceite esencial en la zona en la que pases más tiempo, ponlo en un colgante de aromaterapia o sencillamente pon dos o tres gotas en una bola de algodón cerca de ti. Aplica este tratamiento cada vez que sientas deseos de fumar.

Depresión

La depresión produce a menudo sensaciones de cansancio, dificultad para concentrarse y una falta de disfrute en lo que normalmente te parece agradable. La depresión leve disminuye tu rendimiento y tu ánimo, pero con el tratamiento los síntomas normalmente remiten. Si persiste la depresión a pesar de los tratamientos naturales, busca ayuda profesional inmediatamente.

DISPERSA SALVIA ESCLAREA

El aceite esencial de salvia esclarea ayuda a elevar la actitud mental, mitigar el estrés y aliviar la tensión. Tiene un efecto calmante sobre los nervios y las emociones, proporciona equilibrio y te anima a disfrutar de una interpretación más positiva de la vida en general. Dispersa aceite esencial de salvia esclarea en la zona donde pases más tiempo o utilízalo con un colgante de aromaterapia. Este remedio puede usarse a diario y es especialmente eficaz cuando se dispersa por la mañana, al prepararte para el día.

DISPERSA JAZMÍN

El aceite esencial de jazmín, con su agradable y exótica fragancia, calma los nervios a la vez que produce sentimientos de optimismo y confianza en uno mismo. También tiene un maravilloso efecto reconstituyente que ayuda a revivir los sentidos cansados de una manera agradable y relajada. Dispersa aceite esencial de jazmín en la zona donde pases más tiempo o utilízalo con un colgante de aromaterapia. Pueden añadirse unas cuantas gotas al baño o a una toalla colocada en el suelo de la ducha, si se desea.

Dermatitis

Piel que pica y se descama, zonas inflamadas y rojas, y erupciones con bultos son formas comunes de la dermatitis. Se puede desarrollar una dermatitis de contacto después de haber estado expuesto a un irritante o por la exposición al aire demasiado seco y caliente. Si la dermatitis no remite con el tratamiento, podría ser el síntoma de una enfermedad grave, como cáncer de piel. Consulta con tu médico si los remedios naturales no traen mejoría.

ACEITE PARA BAÑO DE ENEBRO Y GERANIO

Para 10 tratamientos

Los aceites esenciales de enebro y geranio son remedios excelentes para los sarpullidos, las urticarias y otros tipos de problemas de la piel.

150 ml de aceite portador

10 gotas de aceite esencial de geranio

10 gotas de aceite esencial de enebro

1. Pon el aceite portador con los aceites esenciales de enebro y geranio en una botella de cristal de color oscuro y agita bien para mezclarlos.
2. Prepara un baño caliente y pon una cucharada de la mezcla mientras corre el agua.
3. Sumérgete durante al menos quince minutos. Ten cuidado al salir de la bañera porque puede estar resbaladiza.

4. Aplica este tratamiento una vez al día hasta que remitan los síntomas. Entre uso y uso, guarda la botella en un lugar oscuro y fresco.

BÁLSAMO CALMANTE DE HELICRISO Y LAVANDA

Para 1 tratamiento

Los aceites esenciales de lavanda y helicriso tienen maravillosos efectos curativos. Calman la picazón, alivian la inflamación y aceleran la curación y la regeneración de tejido sano. Este bálsamo sencillo funciona mejor cuando se aplica directamente sobre la piel. Las personas sensibles a estos aceites esenciales deben diluir el bálsamo en una cantidad igual de aceite portador.

1 gota de aceite esencial de helicriso   2 gotas de aceite portador (optativo)
1 gota de aceite esencial de lavanda

1. Con las yemas de los dedos, pon el aceite esencial de helicriso sobre la zona afectada, seguido por el aceite esencial de lavanda y luego por el aceite portador (si se utiliza).
2. Aplica este tratamiento una o dos veces al día hasta que remitan los síntomas.

Desmayos

El desmayo es una pérdida breve y repentina de la consciencia provocada por un flujo sanguíneo cerebral reducido. El embarazo, la anemia, la edad y la deshidratación son algunas de las causas; otras son las enfermedades cardíacas y la diabetes. El desmayo puede ocurrir también debido al estrés, el hambre, el miedo, la ansiedad o el dolor; si ocurre sin una causa conocida, puede haber una enfermedad subyacente. Consulta con tu médico para descartar una enfermedad grave si el desmayo se produce más de una vez.

INHALA MENTA FUERTE

El aceite esencial de menta fuerte aumenta la lucidez y puede ayudar rápidamente a la víctima de un desmayo. Afloja toda ropa apretada que lleve, levántale los pies por encima de su cabeza y coloca una botella abierta de aceite esencial de menta fuerte bajo su nariz, con cuidado de no dejar que el aceite esencial entre en contacto con la piel. Permite que respire varias veces antes de quitar la botella. Si no tienes aceite esencial de menta fuerte a mano, utiliza aceite esencial de romero.

Diarrea

La mayor parte de la gente ha padecido de deposiciones sueltas y líquidas, calambres abdominales y la sensación de urgencia que acompaña a la diarrea. Normalmente, la provoca un virus, aunque los deslices dietéticos pueden ser también un factor que contribuya. La mayoría de los casos de diarrea son temporales, no duran más allá de veinticuatro horas y responden bien al tratamiento. Si persiste más de veinticuatro horas, presenta sangre, alimentos sin digerir o se acompaña de vómitos que impiden la ingesta de fluidos, busca tratamiento de urgencia.

MASAJE CON HINOJO

Para 1 tratamiento

El aceite esencial de hinojo ha sido desde hace mucho tiempo el remedio preferido para varias dolencias digestivas, como la diarrea. Debido a que es levemente diurético, debes beber mucha agua cuando lo utilices.

1 cucharada de aceite portador   4 gotas de aceite esencial de hinojo

1. Pon el aceite portador y el aceite esencial de hinojo en un cuenco pequeño de cristal y agita para mezclarlos.
2. Con las yemas de los dedos, pon la mezcla sobre el abdomen y da un masaje para que penetre en la piel.
3. Aplica este tratamiento un máximo de tres veces al día, hasta que remitan los síntomas.

Difteria

La difteria acompaña frecuentemente a los resfriados, y se caracteriza por una tos áspera que suena un poco como el gruñido de una foca. Debido a que provoca que se hinchen la laringe, los conductos bronquiales y la tráquea, la difteria hace que respirar sea difícil y vuelve la voz rasposa. La mayoría de los casos responden bien a los remedios naturales. Si la difteria dura más de cinco días, debe evaluarla un médico.

MASAJE DE ALIVIO PARA LA DIFTERIA

Para 1 tratamiento

Los aceites esenciales de incienso y menta fuerte ayudan a aliviar la congestión y calman el malestar provocado por toser constantemente. Duplica la cantidad de aceite portador de este tratamiento si lo vas a utilizar con un bebé.

8 gotas de aceite portador

2 gotas de aceite esencial de incienso

2 gotas de aceite esencial de menta fuerte

1. Pon el aceite portador con los aceites esenciales de incienso y menta fuerte en una botella de cristal de color oscuro y agita bien para mezclarlos.
2. Con las yemas de los dedos, pon la mezcla sobre el pecho, la espalda y las plantas de los pies, o la parte interior de los tobillos, y da un masaje para que penetre en la piel.
3. Aplica el tratamiento a intervalos de entre una y tres horas, según se necesite para aliviar la tos. Para controlar que los niños pequeños no se pasen los aceites del pecho a los ojos, ponles una camiseta ajustada.

BAÑO CALMANTE DE MENTA FUERTE

Para 1 tratamiento

El aceite esencial de menta calma la tos y alivia la congestión. Este baño permite que parte del aceite penetre en la piel, mientras los vapores entran en los pulmones. Prepara un baño caliente y añade de cuatro a seis gotas de aceite esencial de menta mientras corre el agua. Si es un niño, deja que se relaje y juegue en la bañera durante al menos quince minutos, cuidando de que el agua no le caiga en los ojos.

Si bañas a un bebé que tenga costra láctea, utiliza solo dos o tres gotas de aceite esencial de menta fuerte.

Disfunción eréctil

La disfunción eréctil, conocida frecuentemente como impotencia, consiste en la incapacidad para lograr o mantener una erección. Algunas de sus causas son ciertas enfermedades crónicas, medicación, mala circulación sanguínea, cansancio o exceso en la ingesta de alcohol.

ACEITE DE JAZMÍN PARA MASAJE

Para 20 tratamientos

El aceite esencial de jazmín tiene una reputación excelente como afrodisíaco natural. También ayuda al nerviosismo y la ansiedad que a menudo acompañan a la disfunción eréctil, reemplazando esos sentimientos con una sensación de confianza y de dicha eufórica.

120 ml de aceite portador   40 gotas de aceite esencial de jazmín

1. Pon en una botella de cristal de color oscuro el aceite portador y el aceite esencial de jazmín y agita bien para mezclarlos.
2. Con las yemas de los dedos, pon aproximadamente media cucharada de la mezcla sobre el pecho, los hombros, los brazos, las piernas y la espalda, y da un masaje para que penetre en la piel. Comparte el aceite con alguien si te parece.
3. Aplica este tratamiento una vez al día. Entre uso y uso, guarda la botella en un lugar oscuro y fresco.

ACEITE DE PACHULÍ PARA MASAJE

Para 20 tratamientos

El aceite de pachulí no es solo un tónico excelente para la piel, sino que también tiene un efecto equilibrador sobre la mente al favorecer un estado relajado de felicidad, a la vez que crea una atmósfera romántica. Utilízalo conjuntamente con el tratamiento tradicional para mejorar los encuentros amorosos.

120 ml de aceite portador   40 gotas de aceite esencial de pachulí

1. Pon en una botella de cristal de color oscuro el aceite portador y el aceite esencial de pachulí y agita bien para mezclarlos.
2. Con las yemas de los dedos, pon aproximadamente media cucharada de la mezcla sobre el pecho, los hombros, los brazos, las piernas y la espalda, y da un masaje para que penetre en la piel. Comparte el aceite con alguien si te parece.
3. Aplica este tratamiento una vez al día. Entre uso y uso, guarda la botella en un lugar oscuro y fresco.

Remedios naturales para dolencias comunes

Dolor

Muchas enfermedades provocan dolor; en algunas es menor, y en otras es importante y crónico. Los aceites esenciales pueden utilizarse como parte de un plan de gestión del dolor. Consulta con tu médico si tienes algún dolor importante o crónico sin causa conocida, ya que puede ser síntoma de una enfermedad subyacente.

ACEITE DE CANELA PARA BAÑO

Para 8 tratamientos

El aceite esencial de canela es un analgésico fuerte. Su calor penetra profundamente en los tejidos, favoreciendo la relajación y ayudando a aliviar hasta el peor dolor crónico. Comprueba tu sensibilidad al aceite esencial antes de utilizarlo. Las embarazadas y los pacientes de cáncer no deben emplear este tratamiento.

120 ml de aceite portador   20 gotas de aceite esencial de canela

1. Pon el aceite portador y el aceite esencial de canela en una botella de cristal de color oscuro y agita bien para mezclarlos.
2. Prepara un baño caliente y vierte una cucharada de la mezcla mientras corre el agua.
3. Sumérgete durante al menos quince minutos. Ten cuidado al salir de la bañera porque puede estar resbaladiza.
4. Aplica este tratamiento un máximo de dos veces al día según se necesite.

COMPRESA DE EUCALIPTO

Para 1 tratamiento

El aceite esencial de eucalipto es un analgésico eficaz que ayuda a relajar los tejidos tensos. Una compresa muy caliente intensifica sus efectos.

1 cucharadita de aceite portador   400 ml de agua muy caliente
8 gotas de aceite esencial de
  eucalipto

1. Con la yema de los dedos, ponte el aceite portador sobre la zona afectada, seguido por el aceite esencial de eucalipto.
2. Pon el agua caliente en un cuenco mediano de cristal.

3. Mete una toallita en el agua, escúrrela y ponte la compresa sobre la zona afectada. Coloca una capa de plástico de envolver encima de la compresa para evitar que los vapores del aceite esencial se evaporen. Deja la compresa puesta hasta que se enfríe a la temperatura del cuerpo.
4. Aplica este tratamiento cada dos o tres horas hasta que remitan los síntomas.

Dolor de cabeza

Los dolores de cabeza los sufre casi todo el mundo de vez en cuando. A menudo los provoca el estrés, o son síntoma de otra enfermedad como el resfriado o la gripe, y pueden responder bien al tratamiento con aceites esenciales. Si padeces de dolores de cabeza crónicos y sin explicación, consulta con tu médico, ya que su causa puede ser una enfermedad subyacente.

DISPERSA CÁLAMO

El aceite esencial de cálamo actúa directamente sobre el sistema nervioso para ayudar a calmar los dolores de cabeza y provocar una sensación refrescante y renovadora. Dispersa aceite esencial de cálamo a la primera señal del dolor de cabeza o utilízalo en un colgante de aromaterapia. También se pueden colocar unas cuantas gotas en una bola de algodón que se sujete o se coloque lo bastante cerca como para permitir que los vapores actúen.

ESTIMULA LA CIRCULACIÓN CON UN BAÑO DE LIMÓN
Para 1 tratamiento
El aceite esencial de limón ayuda a mejorar la circulación sanguínea, lo que a su vez contribuye a calmar los dolores de cabeza. Su utilidad como antirreumático ayuda a reducir la rigidez y la tensión que frecuentemente son los responsables del dolor de cabeza.

1 cucharada de aceite portador   4 gotas de aceite esencial de limón

1. Pon el aceite portador y el aceite esencial de limón en un cuenco pequeño de cristal y agita para mezclarlos.
2. Prepara un baño caliente y vierte la mezcla mientras corre el agua.

3. Sumérgete durante al menos quince minutos. Ten cuidado al salir de la bañera porque puede estar resbaladiza.
4. Aplica este tratamiento con tanta frecuencia como quieras.

Dolor de cabeza por tensión

Por lo general, los dolores de cabeza por tensión los provoca el estrés, pero también pueden dispararse por la depresión, la distensión muscular o el hambre. La mayoría solo dura un tiempo corto, pero algunos pueden durar hasta siete días. Los aceites esenciales pueden ayudar a calmar el dolor y el estrés asociados con los dolores de cabeza por tensión; es posible que descubras que funcionan tan bien o mejor que los medicamentos para el dolor de venta sin receta. Consulta con tu médico si padeces de dolores de cabeza crónicos, ya que pueden ser síntoma de una enfermedad subyacente.

MASAJE DE MENTA FUERTE PARA LAS SIENES

El aceite esencial de menta fuerte detiene el dolor y alivia la tensión. Para los dolores leves de cabeza, masajear las sienes con una gota de aceite esencial de menta fuerte en cada una es muy a menudo suficiente para conseguir un efecto casi inmediato. Para los dolores de cabeza más fuertes, ponte el aceite esencial en las sienes y utiliza también de tres a cinco gotas en la parte posterior del cuello.

COMPRESA RELAJANTE DE TRES ACEITES

Para 1 tratamiento

Los aceites esenciales de incienso, lavanda y menta fuerte calman los dolores de cabeza al favorecer la relajación e interferir en las señales de dolor del cuerpo. Aplicar una compresa fría ayuda a acelerar el alivio.

3 gotas de aceite esencial de incienso
3 gotas de aceite esencial de lavanda

3 gotas de aceite esencial de menta fuerte
400 ml de agua fría

1. Ponte los aceites esenciales de incienso, lavanda y menta fuerte en la palma de la mano.
2. Frota las manos una contra otra, cúbrete la boca con ellas en forma de copa e inhala de tres a cinco veces.

3. Date un masaje en la frente con los aceites esenciales.
4. Pon el agua fría en un cuenco mediano de cristal.
5. Mete una toalla en el agua, escúrrela y ponte la compresa en la frente, teniendo cuidado de evitar que el agua y los aceites esenciales te goteen en los ojos. Deja la compresa puesta hasta que se caliente a la temperatura corporal.
6. Aplica este tratamiento cada dos o tres horas según se necesite.

Dolor de cuello

El dolor de cuello es a menudo leve, y se provoca por distensión muscular, mala postura o algún otro problema ambiental; en algunos casos el dolor de cuello acompaña a los dolores de cabeza por tensión. Los aceites esenciales pueden ayudar a aliviarlo en esos casos; si el dolor es grave, se ha originado por un traumatismo, o aparece sin causa evidente, consulta con tu médico. El dolor de cuello puede ser síntoma de varias enfermedades graves que no deben dejarse sin diagnosticar.

ALIVIO DE MENTA FUERTE PARA EL DOLOR

El aceite esencial de menta penetra rápidamente para aliviar los músculos a la vez que sus vapores ayudan a la mente a liberarse de las preocupaciones que pueden causar tensión. Para un alivio rápido del dolor de cuello, ponte diez gotas de aceite esencial de menta en la palma de la mano y frota las manos entre sí para distribuir el aceite. Da un masaje a la parte trasera del cuello con ambas manos, luego siéntate o échate cómodamente con la espalda y el cuello bien alineados. Permítete descansar durante al menos diez minutos antes de volver a la actividad normal.

MASAJE DE CILANTRO

Para 1 tratamiento

El aceite esencial de cilantro es un analgésico tópico eficaz que también tiene la capacidad de relajar la mente y de provocar la sensación de bienestar. Es efectivo asimismo para aliviar los dolores artríticos.

1 cucharada de aceite portador   8 gotas de aceite esencial de cilantro

1. Pon el aceite portador y el aceite esencial de cilantro en un cuenco pequeño de cristal y agita para mezclarlos.

2. Con las yemas de los dedos, ponte la mezcla en la parte trasera del cuello y da un masaje para que penetre en la piel.

3. Permítete descansar durante al menos diez minutos antes de volver a la actividad normal.

4. Aplica este tratamiento un máximo de tres veces al día hasta que remita el dolor.

Dolor de dientes

Los dolores de dientes ocurren por varias razones, como los traumatismos, las infecciones y las inflamaciones. El dolor puede ser sordo y palpitante, o agudo e insoportable. Son comunes la sensibilidad al frío y al calor, así como el dolor al masticar, y pueden darse también encías enrojecidas o sangrantes alrededor del diente o la muela. Llama al dentista si los remedios no alivian el dolor en veinticuatro horas o si se te ha roto o caído una pieza dental. Si el dolor dental se irradia hacia la mandíbula, busca tratamiento enseguida, ya que puede estar presente una infección grave.

TRATAMIENTO NETO DE CLAVO

El aceite esencial de clavo entumece hasta los dolores dentales más agudos, y puede servir de medida adecuada de primeros auxilios hasta tu cita con el dentista en caso de que tengas un problema grave. Con las yemas de los dedos, pon una gota de aceite esencial de clavo en la pieza dental afectada y el tejido de alrededor; respira por la boca de uno a dos minutos para dejar que penetre. Aplica este tratamiento cada dos o tres horas según se necesite.

MASAJE DE MEJILLAS
Para 1 tratamiento
Los aceites esenciales de camomila alemana, clavo y limón se aúnan para aportar alivio al dolor y reducir la inflamación cuando el dolor dental provoca dolor facial.

1 cucharadita de aceite portador

3 gotas de aceite esencial de camomila alemana

2 gotas de aceite esencial de clavo   2 gotas de aceite esencial de limón

1. Pon el aceite portador con los aceites esenciales de camomila alemana, clavo y limón en un cuenco pequeño de cristal y agita para mezclarlos.
2. Con las yemas de los dedos, ponte la mezcla en la mejilla y la zona de la mandíbula y da masajes suaves sobre la zona afectada.
3. Aplica este tratamiento cada dos o tres horas según se necesite.

Dolor de espalda

El dolor de espalda puede ir de leve a grave y puede darse por varias razones, como músculos agarrotados, vértebras dislocadas, traumatismos y enfermedades. Si el dolor empeora, no responde a los remedios naturales o es el resultado de un accidente, debes buscar asistencia médica en cuanto sea posible. Las lesiones graves de espalda pueden llevar a complicaciones, incluso a la parálisis.

BAÑO DE LAVANDA Y ROMERO
Para 1 tratamiento

Los aceites esenciales de lavanda y romero favorecen la relajación de los músculos y calman los espasmos que a menudo contribuyen al dolor de espalda. Otros aceites esenciales que se pueden probar en un baño son los de abedul, jengibre y camomila romana.

1 cucharadita de aceite portador   6 gotas de aceite esencial de romero
6 gotas de aceite esencial de lavanda

1. Pon el aceite portador con los aceites esenciales de lavanda y romero en un cuenco pequeño de cristal y agita para mezclarlos.
2. Prepara un baño caliente y vierte la mezcla mientras corre el agua.
3. Sumérgete en él durante al menos quince minutos. Ten cuidado al salir de la bañera, porque puede estar resbaladiza.
4. Aplica este tratamiento una vez al día según se necesite.

MASAJE CALMANTE DEL DOLOR DE ESPALDA

Para 10 tratamientos

Los aceites esenciales de romero, salvia y tomillo son ricos en carvacrol y timol, dos compuestos naturales que ayudan a la relajación muscular; la lavanda y la camomila romana aumentan esta mezcla sinérgica, y el jengibre actúa como analgésico natural.

15 ml de aceite portador

6 gotas de aceite esencial de lavanda

4 gotas de aceite esencial de jengibre

4 gotas de aceite esencial de
camomila romana

4 gotas de aceite esencial de romero

4 gotas de aceite esencial de salvia

4 gotas de aceite esencial de tomillo

1. Pon los aceites esenciales de lavanda, jengibre, camomila romana, romero, salvia y tomillo en una botella de cristal de color oscuro y agita bien para mezclarlos.
2. Prepara un baño caliente y vierte de cuatro a seis gotas de la mezcla mientras corre el agua.
3. Sumérgete durante al menos quince minutos. Ten cuidado al salir de la bañera, porque puede estar resbaladiza.
4. Sécate con la toalla y haz que alguien te ayude a poner una pequeña cantidad de la mezcla para masaje en tu espalda dolorida.
5. Aplica este tratamiento una vez al día según se necesite. Entre uso y uso, guarda la botella en un lugar oscuro y fresco.

Dolor de garganta (y anginas)

A menudo el dolor de garganta empieza con una sensación de picor justo detrás del velo del paladar; tras ella siguen frecuentemente enrojecimiento, irritación y dolor. Otros síntomas pueden ser dificultad para tragar y para hablar. Por lo general, los dolores de garganta acompañan a otras enfermedades y no son causa de preocupación a no ser que haya otros síntomas graves o debilitantes.

MASAJE DE CAJEPUT

Para 1 tratamiento

El aceite esencial de cajeput es un antiséptico fuerte que tiene la capacidad de ayudar al alivio del dolor de garganta, sobre todo cuando se inhala o se utiliza tópicamente. Si realizas un masaje para el pecho, puedes beneficiarte de las dos maneras.

1 cucharadita de aceite portador   4 gotas de aceite esencial de cajeput

1. Con las yemas de los dedos, pon el aceite portador sobre el pecho y a continuación el aceite esencial de cajeput.
2. Cúbrete el pecho con una camiseta o un paño y respira profundamente.
3. Aplica este tratamiento según se necesite hasta que remitan los síntomas.

GÁRGARAS DE GERANIO E HISOPO

Para 1 tratamiento

Los aceites esenciales de geranio e hisopo alivian el dolor y la inflamación a la vez que estimulan la recuperación y ayudan a que las bacterias no crezcan fuera de control.

30 ml de agua purificada   3 gotas de aceite esencial de hisopo
3 gotas de aceite esencial de geranio

1. Pon el agua con los aceites esenciales de geranio e hisopo en un vaso pequeño de cristal y agita para mezclarlos.
2. Haz gárgaras con la mezcla durante tanto tiempo como puedas.
3. Aplica este tratamiento según se necesite hasta que remitan los síntomas.

Dolor de rodilla

El dolor de rodilla puede ser agudo o sordo, o puede sobrevenir como consecuencia de una herida o lesión. Ciertos tipos de dolor de rodilla responden muy bien al tratamiento con aceites esenciales; otros necesitan intervención quirúrgica. Si tu dolor es el resultado de una herida o lesión y es grave, o si tu rodilla no es capaz de aguantar peso alguno, debes buscar tratamiento de urgencia. Cuanto más tiempo dejes pasar una herida o lesión en la rodilla, tanto más complicado les será a los médicos reparar sus estructuras internas.

....

La rodilla no es solamente una bisagra. Es un mecanismo muy complejo, con cuatro huesos, cuatro ligamentos para la estabilidad y numerosos tendones que facilitan el movimiento de la pierna. Los cartílagos proporcionan cierto almohadillado, y bolsas llenas de líquido llamadas *bursas* proporcionan una amortiguación añadida entre los huesos. Cuando alguna de esas estructuras está dañada, la capacidad que tiene la rodilla para soportar tu peso y proporcionarte movilidad puede reducirse gravemente.

....

MASAJE CON MEZCLA DE PINO

El aceite esencial de pino es un agente antirreumático excelente que penetra profundamente en los tejidos; también contribuye a estimular la circulación sanguínea, lo cual ayuda a curar rápidamente el tejido dañado. El aceite esencial de pino es fuerte y debe diluirse. En una botella de cristal de color oscuro que sea lo bastante grande para contener la cantidad que quieras preparar, diluye el aceite esencial con cantidades iguales de aceite portador antes de utilizarlo como analgésico. Aplica el tratamiento con las yemas de los dedos y da masajes sobre la piel para facilitar la absorción. Aplica este tratamiento según se necesite.

LINIMENTO DE MENTA FUERTE Y EUCALIPTO

Para 24 tratamientos

Los aceites esenciales de menta y eucalipto tienen propiedades analgésicas, anestésicas y antiinflamatorias, lo que hace que sean ideales para tratar el dolor articular.

120 ml de aceite portador

24 gotas de aceite esencial de menta fuerte

24 gotas de aceite esencial de eucalipto

1. Pon el aceite portador con los aceites esenciales de menta y eucalipto en una botella de cristal de color oscuro y agita bien para mezclarlos.
2. Con las yemas de los dedos, pon una cucharadita de la mezcla sobre la zona afectada y da un masaje para que penetre en la piel.
3. Aplica este tratamiento una vez al día hasta que remita el dolor de rodilla. Entre uso y uso, guarda la botella en un lugar oscuro y fresco.

Dolores musculares

Los músculos están cansados y doloridos a menudo por trabajar demasiado o por distensiones. Los golpes en los deportes también pueden provocar dolores musculares. El descanso, el hielo o el calor y los aceites esenciales son por lo general suficientes para proporcionar alivio, y las molestias desaparecen normalmente tras dos o tres días. Si se acompañan de fiebre alta o de otros síntomas inquietantes, pueden ser causa de preocupación; consulta con tu médico para que te dé un diagnóstico y un tratamiento.

MASAJE DE TOMILLO

Para 1 tratamiento

El aceite esencial de tomillo tiene la cualidad penetrante de hacer entrar en calor, lo que hace que sea ideal para aliviar el dolor muscular. Algunas personas pueden ser sensibles a su aplicación tópica, de manera que lleva a cabo un test de parche para establecer si te irá bien una disolución a partes iguales de aceite portador y aceite esencial, o si necesitas aumentar la cantidad de aceite portador.

10 gotas de aceite portador   10 gotas de aceite esencial de tomillo

1. Pon el aceite portador y el aceite esencial de tomillo en un cuenco pequeño de cristal y agita para mezclarlos.
2. Con las yemas de los dedos ponte la mezcla sobre la zona afectada, y da masajes para que penetre en la piel.
3. Aplica este tratamiento según se necesite durante la recuperación.

BAÑO CALMANTE DE PINO Y LAVANDA

Para 1 tratamiento

El aceite esencial de pino hace entrar en calor, revitaliza y renueva los músculos cansados y doloridos. El aceite esencial de lavanda de esta mezcla favorece la relajación profunda y ayuda a que los músculos se recuperen más aprisa. Este remedio es especialmente bueno después de un largo día de trabajo físico.

1 cucharada de aceite portador
6 gotas de aceite esencial de pino

4 gotas de aceite esencial de lavanda

1. Pon el aceite portador junto con los aceites esenciales de pino y lavanda en un cuenco pequeño de cristal y agita para mezclarlos.
2. Prepara un baño caliente y vierte la mezcla mientras corre el agua.
3. Sumérgete durante al menos quince minutos. Ten cuidado al salir de la bañera porque puede estar resbaladiza.
4. Aplica este tratamiento según se necesite.

Duelo

El duelo es un proceso normal, pero doloroso, por el que mucha gente pasa cuando muere alguien amado o termina una relación. Muchos experimentan también un duelo profundo después de la pérdida de un animal de compañía. Los aceites esenciales pueden facilitar el proceso del duelo aportando alivio y consuelo.

DISPERSA CON BENJUÍ

El aceite esencial de benjuí calma el sistema nervioso, consuela a los afligidos y alivia el agotamiento emocional que acompaña frecuentemente la pérdida de un ser querido. Su fragancia recuerda ligeramente a la vainilla: dulce, cálida y acogedora. Dispersa aceite esencial de benjuí en zonas donde se reúna la gente o donde pases la mayor parte del tiempo. Puedes también inhalar su aroma directamente o colocarlo en un colgante de aromaterapia.

RELÁJATE CON UN BAÑO DE ROSA

Para 1 tratamiento

El aceite esencial de rosa alivia la depresión, el duelo, la tensión nerviosa, el estrés, la ira y el miedo, todas ellas emociones que se sienten normalmente durante el proceso del duelo. Ayúdate a pasar por este momento difícil utilizando aceite esencial de rosa de varias formas: dispérsalo, úsalo como perfume y relájate con él mientras te bañas.

1 cucharada de aceite portador   10 gotas de aceite esencial de rosa

1. Pon el aceite portador y el aceite esencial de rosa en un cuenco pequeño de cristal y agita para mezclarlos.
2. Prepara un baño caliente y vierte la mezcla mientras corre el agua.
3. Sumérgete durante al menos quince minutos. Ten cuidado al salir de la bañera porque puede estar resbaladiza.
4. Aplica este tratamiento una vez al día según se necesite.

Eczema

El eczema se caracteriza por parches de piel enrojecida, que está inflamada y pica. En la mayoría de los casos, la picazón precede a la descamación y al sarpullido, que normalmente aparece en las piernas, las manos, la cara y el cuello. En los niños, el eczema puede afectar también a la parte interior de las rodillas y de los codos. Busca tratamiento médico si la dolencia no mejora en una semana.

CALMANTE DE SEMILLAS DE ZANAHORIA

El aceite esencial de semillas de zanahoria tiene propiedades calmantes y antisépticas; es ideal para muchas enfermedades problemáticas de la piel, como el eczema. Con el uso regular, tu piel se volverá más suave, más delicada y más sana.

2 gotas de aceite esencial de   2 gotas de aceite portador de jojoba
zanahoria

1. Con las yemas de los dedos, pon el aceite esencial de zanahoria sobre la zona afectada, seguido por el aceite portador de jojoba.
2. Aplica este tratamiento una o dos veces al día según se necesite.

COMPRESA CALMANTE

Para 1 tratamiento

Los aceites esenciales de enebro y geranio calman la piel inflamada y que pica, y aceleran su curación, y la compresa fresca ayuda a intensificar sus efectos.

400 ml de agua fría

4 gotas de aceite esencial de enebro.

4 gotas de aceite esencial de geranio

1. Pon el agua con los aceites esenciales de geranio y enebro en un cuenco mediano de cristal.
2. Sumerge una toalla en el agua, escúrrela y pon la compresa sobre la zona afectada. Déjala puesta hasta que se caliente a la temperatura corporal.
3. Aplica este tratamiento un máximo de cuatro veces al día, utilizando un paño o toalla limpio cada vez, hasta que se cure la piel.

Edema

El edema, o acumulación de líquido, acompaña frecuentemente a otras enfermedades, que van desde la tendinitis hasta la diabetes. En algunos casos va unido a problemas menores como picaduras de insectos o contacto con plantas urticantes; otros vienen con el embarazo, la inmovilidad o el linfedema. Prueba estos remedios naturales con edemas localizados; si no aportan alivio, consulta con tu médico, ya que el edema puede ser indicador de una enfermedad subyacente grave.

ACEITE PARA MASAJE DE HINOJO

Para 1 tratamiento

El hinojo ayuda a limpiar de toxinas el cuerpo y favorece la liberación del líquido acumulado. Duplica o triplica esta receta para preparar bastante cantidad, de modo que puedas tratar zonas grandes.

1 cucharadita de aceite portador

4 gotas de aceite esencial de hinojo

1. Pon el aceite portador y el aceite esencial de hinojo en un cuenco pequeño de cristal y agita para mezclarlos.

2. Con las yemas de los dedos, pon la mezcla sobre las zonas afectadas y da un masaje para que penetre en la piel.

3. Aplica este tratamiento una o dos veces al día hasta que remitan los síntomas.

BAÑO DE GERANIO Y POMELO

Para 1 tratamiento

El aceite esencial de pomelo es un diurético fuerte que ayuda a aliviar el edema, y el aceite esencial de geranio calma la piel, a la que se ha llevado al límite. Puedes utilizar también esta mezcla como aceite de masaje para los edemas.

2 cucharadas de aceite portador   4 gotas de aceite esencial de pomelo
6 gotas de aceite esencial de geranio

1. Pon el aceite portador con los aceites esenciales de geranio y pomelo en un cuenco pequeño de cristal y agita para mezclarlos.

2. Prepara un baño caliente y vierte la mezcla en el agua mientras corre.

3. Sumérgete durante al menos quince minutos. Ten cuidado al salir de la bañera porque puede estar resbaladiza. Sécate suavemente con la toalla.

4. Aplica este tratamiento una vez al día hasta que remitan los síntomas.

Energía baja

Existen muchas razones por las que puedes sentirte bajo de energía; tal vez tu horario te provoca cansancio, o podría ser que el estrés empezase a erosionar tu sensación de bienestar general. Los aceites esenciales son ideales para aumentar la energía de una manera natural. Utiliza regularmente varios aceites para lograr el mejor resultado posible.

MASAJE DE MENTA FUERTE PARA EL CUELLO

El aceite esencial de menta fuerte equilibra y revitaliza estimulando el cuerpo y la mente a la vez. Este masaje refrescante es fácil y rápido de hacer en cualquier sitio. Vierte cuatro gotas de aceite esencial de menta fuerte sobre la palma de tu mano dominante y pásala con fuerza por la parte trasera del cuello justo debajo de la línea del cabello. Da un masaje en esa zona durante al menos dos minutos, y a continuación ve subiendo desde el cuello hacia la coronilla y detente a medio camino aproximadamente. Aplica este tratamiento cada hora si se necesita.

INHALACIÓN DE MENTA Y ROMERO

Para 1 tratamiento

Los aceites esenciales de menta fuerte y romero provocan sensaciones de energía y de alerta. Cuando se mezclan, emiten una fragancia irresistible que con seguridad te revitalizará. Pon cuatro gotas de aceite esencial de menta y cuatro gotas de aceite esencial de romero en un cuenco pequeño de cristal y agita para mezclarlos. Pon los aceites esenciales en un colgante de aromaterapia o un dispersor según las instrucciones del fabricante. Inhala profundamente para aumentar la energía y la lucidez.

Energía natural

Seguir una dieta saludable, tener un sueño reparador y fomentar un estilo de vida activo son algunas de las maneras de mantener alta tu energía. Utiliza aceites esenciales como complemento de un estilo de vida saludable para un aumento añadido de la energía.

ANÍMATE CON MENTA FUERTE

El aceite esencial de menta fuerte proporciona una sensación casi instantánea de rejuvenecimiento, y puede utilizarse de varias maneras para aumentar la energía de forma natural. Con la yema del dedo o con una torunda de algodón, ponte una gota de aceite esencial de menta fuerte en cada una de las sienes o inhala directamente el aroma de la botella. También pueden ponerse unas pocas gotas en una toallita colocada en el suelo de la ducha.

DISPERSA LIMÓN Y POMELO

Los aceites esenciales de limón y pomelo estimulan la energía natural, aumentan la alerta y ayudan a moverse todo el día. Dispersa una mezcla a partes iguales de aceites esenciales de limón y pomelo en la zona donde pases más tiempo o coloca la misma mezcla dentro de un colgante de aromaterapia. Incorpora de tres a cinco gotas de la mezcla para añadir una fragancia deliciosa al champú, al acondicionador y al gel de ducha naturales.

Enfermedad de Lyme

La enfermedad de Lyme es una infección que contagian las garrapatas del ciervo y las occidentales de patas negras. Quita la garrapata en el momento en que la veas, ya que por lo general se requiere un mínimo de treinta y seis horas para que una garrapata infectada contagie la enfermedad de Lyme a su huésped. Los síntomas son dolores articulares y musculares, fiebre, dolor de cabeza, mala memoria, síntomas similares a los de la gripe y un sarpullido circular y rojizo; pueden aparecer entre tres días y un mes después de la picadura. Consulta con tu médico y apoya tu sistema inmunitario con aceites esenciales.

La enfermedad de Lyme puede provocar problemas para toda la vida si no se trata. La piel, las articulaciones y el sistema nervioso pueden dañarse por una infección prolongada de esta enfermedad; parálisis facial, dolores similares a los de la artritis y entumecimiento y cosquilleos en la espalda, los pies y las manos son síntomas comunes de la enfermedad de Lyme sin tratar. El dolor y otros problemas a largo plazo pueden volver incluso meses o años después de que se produjera la picadura.

DISPERSA ROMERO

Se ha demostrado que el aceite esencial de romero ayuda a aumentar la claridad mental y mejora la capacidad de retención, lo que hace de él una herramienta ideal para combatir la niebla mental que acompaña frecuentemente a la enfermedad de Lyme. También ayuda a eliminar el cansancio y los dolores de cabeza, de modo que haz de él un tratamiento para aliviar los síntomas. Dispersa aceite esencial de romero en las zonas donde pases tiempo, disfrútalo en un colgante de aromaterapia o inhala el aroma directamente de la botella, según lo necesites. El aceite esencial de romero no se recomienda para quienes padezcan de epilepsia o de hipertensión, ni para quienes estén embarazadas.

BAÑO CALMANTE PARA ESTIMULAR
EL SISTEMA INMUNITARIO

Para 1 tratamiento

Los aceites esenciales de lavanda, limón y árbol del té se alían para apoyar al sistema inmunitario mientras te estés recuperando de la enfermedad de Lyme. Son de mucha ayuda para aliviar los síntomas similares a la gripe.

1 cucharada de aceite portador	6 gotas de aceite esencial de lavanda
8 gotas de aceite esencial de árbol del té	2 gotas de aceite esencial de limón

1. Pon el aceite portador con los aceites esenciales de árbol del té, lavanda y limón en un cuenco pequeño de cristal y agita bien para mezclarlos.
2. Prepara un baño caliente y vierte la mezcla mientras corre el agua.
3. Sumérgete durante al menos quince minutos. Ten cuidado al salir de la bañera porque puede estar resbaladiza.
4. Aplica este tratamiento una vez al día hasta que remitan los síntomas.

Enfermedad periodontal

La enfermedad periodontal es una forma grave de enfermedad de las encías que normalmente empieza con gingivitis. Utiliza aceites esenciales para recuperar la salud en los casos menores de enfermedad periodontal. Si la enfermedad está ya avanzada, busca intervención médica.

COLUTORIO DE MIRRA

Para 1 tratamiento

El aceite esencial de mirra es un antibacteriano potente, y es ideal para limpiar las encías y los dientes de placa y de partículas de alimentos que podrían complicar la enfermedad periodontal.

1 cucharada de agua	4 gotas de aceite esencial de mirra

1. Pon el agua y el aceite esencial de mirra en un cuenco pequeño de cristal y agita para mezclarlos.

2. Haz pasar rápidamente la mezcla de un lado a otro por toda la boca, ejerciendo una succión suave para que se introduzca entre los dientes. Intenta que este tratamiento dure diez minutos.

3. Escupe el aceite cuando hayas acabado; luego cepíllate los dientes y enjuágate la boca.

4. Aplica este tratamiento al menos una vez al día.

TÓNICO DE LAVANDA PARA ENCÍAS

Para 1 tratamiento

El aceite esencial de lavanda calma el dolor, elimina las bacterias y acelera la curación. Este remedio no sabe muy bien; sin embargo, es eficaz para curar encías doloridas y dañadas. Utiliza este tratamiento después de cepillarte los dientes.

1 cucharada de agua   8 gotas de aceite esencial de lavanda

1. Pon el agua y el aceite esencial de lavanda en un cuenco pequeño de cristal y agita para mezclarlos.

2. Haz pasar rápidamente la mezcla de un lado a otro por toda la boca, ejerciendo una succión suave para que se introduzca entre los dientes. Intenta que este tratamiento dure cinco minutos.

3. Escupe el aceite cuando hayas acabado. No comas ni bebas nada hasta treinta minutos después.

4. Aplica este tratamiento al menos una vez al día hasta que mejore el estado de las encías.

Esclerosis múltiple

La esclerosis múltiple (EM) afecta al cerebro y a la médula espinal. En las etapas iniciales de la enfermedad, los síntomas son debilidad, entumecimiento, hormigueos y visión borrosa, junto con rigidez muscular, problemas urinarios y complicaciones con procesos mentales. La EM necesita atención médica; utiliza aceites esenciales como complemento de la terapia con el consentimiento de tu médico.

DISPERSA INCIENSO

El aceite esencial de incienso calma la mente, mitiga las preocupaciones y favorece la respiración profunda y regular. También ayuda a combatir la ansiedad. Dispérsalo regularmente en las zonas donde pases más tiempo y piensa en añadirlo a un colgante de aromaterapia. Debido a que es bueno para la piel y para su utilización como tónico físico general, pueden disfrutarse también de una a tres gotas de aceite esencial de incienso en un aceite para masaje, en la bañera o en una toallita colocada en el suelo de la ducha.

ACEITE PARA MASAJE DE JAZMÍN Y NEROLI

Para 8 tratamientos

Los aceites esenciales de jazmín y neroli brindan apoyo al aliviar el estrés, la ansiedad, la depresión y el miedo crónicos. También ayudan en la relajación, alivian los dolores de cabeza y calman las sensaciones de vértigo, lo que a su vez contribuye a sentirte más cómodo.

120 ml de aceite portador   12 gotas de aceite esencial de neroli

12 gotas de aceite esencial de jazmín

1. Pon el aceite portador con los aceites esenciales de jazmín y neroli en una botella de cristal de color oscuro y agita bien para mezclarlos.
2. Con las yemas de los dedos, ponte una cucharada de la mezcla en los brazos, las piernas, el abdomen, la espalda y el pecho, y da masajes para que penetre en la piel.
3. Aplica este tratamiento según se necesite.

Esguinces

Los esguinces son ligamentos que se han estirado o roto, y normalmente se producen al retorcerse o golpearse una articulación de una manera que la saca a la fuerza de su posición normal. Los esguinces menores responden muy bien al tratamiento doméstico; los aceites esenciales, el hielo, el descanso, levantar el miembro afectado y la compresión ayudan a calmar el dolor. Si en el momento de la lesión oíste un ruido como de chasquido, o si son graves la hinchazón, el dolor o la decoloración, consulta con tu médico para que te haga una radiografía.

También deberías consultar con tu médico incluso si el miembro afectado no lleva peso alguno.

COMPRESA DE MENTA FUERTE

Para 1 tratamiento

El aceite esencial de menta fuerte penetra profundamente en los tejidos y detiene el dolor temporalmente. Utilizado en conjunción con una compresa fría puede ayudar al alivio del dolor a la vez que mantiene al mínimo la hinchazón.

Aceite esencial de menta fuerte   400 ml de agua fría

1. Con las yemas de los dedos, pon aceite esencial de menta sobre la zona del esguince; utiliza tanto como sea necesario para cubrirla con una capa fina.
2. Pon el agua fría en un cuenco mediano de cristal.
3. Sumerge una toalla en el agua, escúrrela, aplica la compresa sobre la zona afectada y levanta el miembro. Deja puesta la compresa hasta que se caliente a temperatura corporal.
4. Aplica este tratamiento cada una o dos horas durante el primer día de la lesión, y a partir de ahí aplícalo según se necesite.

UNGÜENTO DE TOMILLO

Para 1 tratamiento

El aceite esencial de tomillo es a la vez analgésico y antiinflamatorio, lo que lo convierte en el remedio ideal para aliviar esguinces.

1 cucharadita de aceite portador   8 gotas de aceite esencial de tomillo

1. Con las yemas de los dedos, pon el aceite portador sobre la zona afectada, seguido del aceite esencial de tomillo.
2. Levanta el miembro afectado y descansa durante al menos quince minutos.
3. Aplica este tratamiento un máximo de tres veces al día hasta que remitan el dolor y la inflamación.

Remedios naturales para dolencias comunes

Estreñimiento

Deposiciones poco frecuentes y duras, con tensión y molestias en la parte baja del abdomen, son los síntomas más comunes del estreñimiento. Aunque por lo general no es grave, el estreñimiento es molesto, embarazoso e incluso debilitante en algunos casos. Si aumentar la ingesta de agua y fibra, combinado con los remedios naturales, no lo alivia, consulta con tu médico, ya que a veces el estreñimiento es un síntoma de una enfermedad más grave.

MASAJE DE ROMERO PARA EL MOVIMIENTO INTESTINAL

Para 10 tratamientos

Los aceites esenciales de limón, menta y romero calman el malestar abdominal a la vez que estimulan la circulación; el masaje ayuda a estimular el intestino y debe producir alivio. Apresura el proceso bebiendo 250 ml de infusión cada hora, y trata de que tu dieta sea favorable para las deposiciones saludables.

75 ml de aceite portador
30 gotas de aceite esencial de romero

20 gotas de aceite esencial de limón
10 gotas de aceite esencial de menta

1. Pon el aceite portador con los aceites esenciales de romero, limón y menta en una botella de cristal de color oscuro y agita bien para mezclarlos.
2. Con las yemas de los dedos, pon media cucharada de la mezcla sobre la parte inferior del abdomen y da un masaje sobre la piel en sentido horario entre cinco y diez minutos.
3. Repite este tratamiento un máximo de tres veces al día hasta que se alivie el estreñimiento.

MASAJE DE CASIA

Para 1 tratamiento

El aceite esencial de casia puede ayudar a estimular las deposiciones. Debido a que puede provocar irritación, asegúrate de que llevas a cabo un test de parche antes de utilizarlo sobre una piel abdominal sensible. Si no tienes a mano aceite esencial de casia, puedes emplear en su lugar aceite esencial de jengibre.

1 cucharadita de aceite portador

5 gotas de aceite esencial de casia

1. Pon el aceite portador y el aceite esencial de casia en un cuenco pequeño de cristal y agita para mezclarlos.
2. Con la yema de los dedos, pon la mezcla sobre la parte inferior del abdomen y da masajes sobre la piel en sentido horario.
3. Aplica este tratamiento una vez cada hora hasta que se produzca la deposición.

Estrés

El estrés puede llevar a enfermedades, o complicarlas, de manera que hacer que lo que te estresa en la vida diaria no se haga abrumador debería estar entre tus intereses principales. Los aceites esenciales ayudan a mitigar el estrés, lo mismo que el ejercicio, el descanso, y la dieta natural y saludable.

DISPERSA PIMIENTA DE JAMAICA

El aceite esencial de pimienta de Jamaica es excepcional a la hora de aliviar el estrés y de mantener a raya las sensaciones de insuficiencia y agobio. Dispersa aceite esencial de pimienta de Jamaica en la zona donde pases más tiempo o llévalo contigo en un colgante de aromaterapia. También puedes añadir unas pocas gotas a la bañera o a una toalla colocada en el suelo de la ducha.

SALES DE OLOR DE SALVIA ESCLAREA Y TANGERINA

Para 1 tratamiento

Tanto el aceite esencial de salvia esclarea como el de tangerina tienen la capacidad de ayudarte a estar alerta y concentrado, de manera que puedas cumplir con tus tareas. Utiliza estas sales de olor en el momento en que te sientas abrumado.

1 cucharada de sal marina
6 gotas de aceite esencial de salvia esclarea

2 gotas de aceite esencial de tangerina

1. Pon la sal marina con los aceites esenciales de salvia esclarea y tangerina en una botella de cristal de color oscuro y agita bien para mezclarlos.
2. Inhala la mezcla.
3. Aplica este tratamiento según se necesite. Renueva las sales periódicamente añadiendo más aceites esenciales de salvia esclarea y tangerina.

Estrías

Las estrías se asocian normalmente con el embarazo, pero también pueden darse por una subida súbita de peso, por aumentos rápidos de masa muscular y por la enfermedad de Cushing. Las estrías son cicatrices que empiezan como líneas rojizas o amoratadas antes de que pierdan su color con el tiempo. Son fundamentalmente un asunto cosmético; si los aceites esenciales no funcionan, un dermatólogo puede ser capaz de eliminarlas por métodos quirúrgicos.

TRATAMIENTO NETO DE HELICRISO

El aceite esencial de helicriso mejora la elasticidad de la piel a la vez que sana rápidamente el tejido dañado. Este remedio es más eficaz en estrías nuevas, y si se tratan en etapas tempranas podrían eliminarse completamente. Utilizar este aceite esencial puede atenuar las estrías más antiguas si no son demasiado importantes; sin embargo, no te sorprendas si en ellas solo se producen cambios menores. Con las yemas de los dedos, pon generosamente aceite esencial de helicriso sobre las estrías nuevas una vez al día hasta que quedes satisfecho.

MASAJE DE JAZMÍN Y MANDARINA

Para 1 tratamiento

Los aceites esenciales de jazmín y mandarina ayudan a sanar los tejidos dañados a la vez que suavizan y calman el tejido circundante.

1 cucharada de aceite portador	2 gotas de aceite esencial de
6 gotas de aceite esencial de jazmín	mandarina

1. Pon el aceite portador con los aceites esenciales de jazmín y de mandarina en un cuenco pequeño de cristal y agita para mezclarlos.
2. Con las yemas de los dedos, reparte la mezcla generosamente sobre las estrías nuevas.
3. Aplica este tratamiento una vez al día hasta que te satisfagan los resultados.

Faringitis-Amigdalitis

La faringitis y la amigdalitis son unas dolorosas infecciones de la garganta y las amígdalas, altamente contagiosas. Los síntomas más comunes son amígdalas y ganglios hinchados, fiebre por encima de 38 °C y placas amarillas o blancas al fondo de la garganta. Los síntomas del resfriado como la tos, el moqueo nasal y los estornudos no acompañan normalmente a la faringitis y la amigdalitis. Aunque los aceites esenciales pueden aliviar los síntomas, por regla general se recomiendan antibióticos. Sin medicamentos de prescripción médica, puedes seguir siendo contagioso hasta tres semanas, incluso si los síntomas han desaparecido completamente.

BAÑO RELAJANTE DE LIMÓN Y PALISANDRO

Para 1 tratamiento

Los aceites esenciales de limón y palisandro ayudan a detener la infección a la vez que calman los incómodos síntomas de la infección de garganta por estreptococos. Además de disfrutar de este baño, puedes dispersar una mezcla de cantidades iguales de los dos aceites esenciales en la habitación que ocupes mientras estés enfermo.

1 cucharada de aceite portador

5 gotas de aceite esencial de
   palisandro

2 gotas de aceite esencial de limón

1. Pon el aceite portador con los aceites esenciales de palisandro y limón en un cuenco pequeño de cristal y agita para mezclarlos.
2. Prepara un baño caliente y vierte la mezcla mientras corre el agua.
3. Sumérgete durante al menos quince minutos. Ten cuidado al salir de la bañera porque puede estar resbaladiza.
4. Aplica este tratamiento cuatro veces al día según se necesite.

GÁRGARAS DE SÁNDALO

Para 1 tratamiento

El aceite esencial de sándalo ayuda a detener la infección a la vez que alivia el dolor. También puedes beneficiarte utilizándolo en la bañera o la ducha. Si no tienes aceite esencial de sándalo, haz estas gárgaras con aceite esencial de árbol del té en su lugar.

30 ml de agua

4 gotas de aceite esencial de sándalo

1. Pon el agua y el aceite esencial de sándalo en un vaso de agua y agita para mezclarlos.
2. Haz gárgaras con la mezcla durante al menos quince segundos.
3. Aplica este tratamiento según se necesite hasta que remitan los síntomas.

Fascitis plantar

La fascitis plantar consiste en un dolor del pie y del talón provocado por la fascia plantar, el ligamento que conecta los dedos de los pies al hueso del tobillo y que apoya el arco del pie, que pasa por tensiones repetidas. La hinchazón, la debilidad y la inflamación pueden presentarse. Los aceites esenciales deben utilizarse en combinación con el calzado adecuado, con el descanso y con levantar los pies. Los casos peores requieren intervención quirúrgica. Consulta con tu médico si el tratamiento en casa no trae alivio.

ENTUMECE EL DOLOR CON CLAVO

El aceite esencial de clavo es un poderoso agente entumecedor que alivia el dolor y ayuda a relajar los pequeños músculos del pie. Pon unas pocas gotas de aceite esencial de clavo sobre la zona donde el dolor sea más fuerte y descansa un poco. Aplica este tratamiento una vez al día según se necesite.

COMPRESA DE HELICRISO Y MENTA FUERTE

Para 1 tratamiento

El helicriso y la menta fuerte se reúnen para aliviar el dolor y ayudar en la curación; una compresa caliente contribuye a retener los vapores.

12 gotas de aceite esencial de
   helicriso
3 gotas de aceite esencial de menta
   fuerte

1 cucharada de aceite portador
400 ml de agua muy caliente

1. Con las yemas de los dedos, pon el aceite esencial de helicriso donde sea más fuerte el dolor, seguido por el aceite esencial de menta fuerte y luego por el aceite portador.
2. Vierte el agua caliente en un cuenco mediano de cristal.

3. Mete una toallita en el agua, escúrrela y ponte la compresa sobre la zona afectada. Pon una capa de plástico de envolver encima de la compresa para evitar que los vapores del aceite esencial se evaporen. Deja la compresa puesta hasta que se enfríe a la temperatura del cuerpo.

4. Aplica este tratamiento dos veces al día –cuando vayas a caminar, antes de ponerte los calcetines y los zapatos, y a la hora de dormir– hasta que remitan los síntomas.

Fibromialgia

La fibromialgia, con frecuencia poco conocida y mal diagnosticada, es un trastorno musculoesquelético caracterizado por un dolor generalizado de articulaciones y músculos, agotamiento, depresión e incapacidad para concentrarse. Los aceites esenciales pueden ayudar a proporcionar alivio físico y emocional para el malestar que acompaña a la fibromialgia.

RENUÉVATE CON JAZMÍN

Debido a que la fibromialgia se cobra un peaje emocional, es importante hacer todo lo que se pueda para mantener a raya la depresión y el estrés. El aceite esencial de jazmín es una de las mejores elecciones para aliviar de manera natural el malestar emocional. Para disfrutar de sus efectos aromaterapéuticos, pon de tres a cinco gotas en un dispersor, inhala directamente el aroma de la botella o pon una gota en un colgante de aromaterapia. También puedes añadir ocho o diez gotas a un baño caliente. Cuantos más métodos de uso utilices, tanto más te beneficiará el aceite esencial de jazmín.

ACEITE DE JAZMÍN PARA MASAJE

Para 1 o 2 tratamientos

Recibe los beneficios del aceite esencial de jazmín para reducir el estrés, junto con los efectos calmantes de un masaje suave.

30 ml de aceite portador	De 3 a 5 gotas de aceite esencial de jazmín

1. Pon en una botella de cristal de color oscuro el aceite portador y el aceite esencial de jazmín y agita bien para mezclarlos.

2. Con las yemas de los dedos, pon de una a dos cucharadas de la mezcla sobre la zona afectada y da masajes suaves para que penetre en la piel.
3. Aplica este tratamiento una vez al día según se necesite.

ACEITE DE VETIVER PARA MASAJE

Para 20 tratamientos

El aceite esencial de vetiver es un antídoto maravilloso para todos los dolores y sufrimientos en general, como los dolores musculares y articulares y el malestar generalizado. Favorece el descanso saludable a la vez que anima a tener una perspectiva positiva y relajada de la vida.

120 ml de aceite portador   40 gotas de aceite esencial de vetiver

1. Pon el aceite portador y el aceite esencial de vetiver en una botella de cristal de color oscuro y agita para mezclarlos.
2. Con las yemas de los dedos, pon aproximadamente media cucharada sobre la zona afectada y da un masaje para que penetre en la piel.
3. Aplica este tratamiento una vez al día según se necesite. Entre uso y uso, guarda la botella en un lugar oscuro.

Fiebre del heno

La rinitis alérgica, o fiebre del heno, conlleva lagrimeo de ojos, nariz moqueante y estornudos sin control. La provoca generalmente el polen de árboles, césped o malas hierbas, y típicamente se produce cuando las plantas están creciendo activamente. Los aceites esenciales calman de manera eficaz los síntomas de la fiebre del heno en la mayoría de los casos; si persisten, es posible que tengas que consultar con tu médico para que te administre algo más fuerte.

INHALA NIAULÍ

El aceite esencial de niaulí es un anticongestivo sumamente potente que tiene fuertes propiedades antisépticas. Se trata de un remedio excelente para aliviar la mala respiración súbita, los estornudos y los resuellos repentinos que acompañan con frecuencia a un ataque de fiebre del heno. Coloca tres o cuatro gotas de aceite esencial de niaulí en un pañuelo de tela o de papel e inhálalo cuando se presente un ataque de fiebre del heno.

TRATAR LOS FILTROS DE AIRE

Los filtros de aire funcionan como primera línea defensiva contra los alérgenos que provocan la fiebre del heno. Trátalos con aceites esenciales para hacerlos todavía más eficaces. Vierte cinco gotas de aceite esencial de eucalipto, toronjil o árbol del té en el filtro de aire. Los vapores de los aceites esenciales te ayudarán a sobrellevarlo mejor, incluso si no puedes detectarlos. Al mismo tiempo, puedes dispersar uno o más de estos aceites esenciales en tu hogar o espacio de trabajo.

Fiebre maculosa de las montañas Rocosas

La fiebre maculosa de las montañas Rocosas es una enfermedad contagiosa transmitida por las garrapatas. Los síntomas son dolores de cabeza graves, fiebre alta, dolores musculares, dolor abdominal y pérdida del apetito, todo ello sumado a un sarpullido característico con granitos pequeños, rojizos y planos. A pesar de su nombre, se ha informado de la enfermedad en todos los Estados Unidos, así como en Canadá, México y América Central y del Sur. Consulta con tu médico si sospechas que tienes la fiebre, ya que puede provocar complicaciones que pueden poner la vida en peligro. Utiliza aceites esenciales para proporcionar alivio en combinación con el tratamiento médico.

BAÑO DE HINOJO Y SÁNDALO

Para 1 tratamiento

El aceite esencial de hinojo ayuda a estimular la curación de la piel a la vez que aborda el dolor y el malestar. El aceite esencial de sándalo es un antiséptico fuerte que contribuye a aliviar los síntomas.

1 cucharada de aceite portador

4 gotas de aceite esencial de hinojo

2 gotas de aceite esencial de sándalo

1. Pon el aceite portador junto con los aceites esenciales de hinojo y de sándalo en un cuenco pequeño de cristal y agita para mezclarlos.
2. Prepara un baño caliente y vierte la mezcla mientras corre el agua.
3. Sumérgete durante al menos quince minutos. Ten cuidado al salir de la bañera porque puede estar resbaladiza.
4. Aplica este tratamiento una vez al día según se necesite.

BAÑO DE JENGIBRE Y BERGAMOTA

Para 1 tratamiento

El aceite esencial de jengibre ayuda a detener el dolor y a tratar los malestares gástricos. Además, puede hacer que recuperes el apetito. El aceite esencial de bergamota contribuye a bajar la fiebre y a calmar el malestar.

1 cucharada de aceite portador

3 gotas de aceite esencial de jengibre

2 gotas de aceite esencial de bergamota

1. Pon el aceite portador con los aceites esenciales de jengibre y bergamota en un cuenco pequeño de cristal y agita para mezclarlos.
2. Prepara un baño caliente y vierte la mezcla mientras corre el agua.
3. Sumérgete durante al menos quince minutos. Ten cuidado al salir de la bañera porque puede estar resbaladiza.
4. Aplica este tratamiento una vez al día según se necesite.

Flatulencia

En el estómago y los intestinos se produce gas cuando estos descomponen los alimentos en partículas más pequeñas para extraer la energía. Todo el mundo emite flatulencias; sin embargo, algunos alimentos, bebidas, suplementos dietéticos o medicamentos aumentan la producción de gas o son causa de olores sumamente desagradables. Los gases molestos que no desaparecen con el tratamiento podrían indicar la presencia de una enfermedad subyacente. Consulta a tu médico si persisten.

ACEITE DE MENTA FUERTE PARA MASAJE

Para 1 tratamiento

La menta fuerte es un antídoto excelente para los gases intestinales, la hinchazón, los calambres y las flatulencias, y su agradable fragancia puede ayudarte a quitarte de la mente el malestar.

1 cucharadita de aceite portador

5 gotas de aceite esencial de menta

1. Pon el aceite portador y el aceite esencial de menta en un cuenco pequeño de cristal y agita para mezclarlos.

2. Con las yemas de los dedos, pon la mezcla sobre el abdomen y da masajes para que penetre en la piel. También puedes utilizar este tratamiento en las plantas de los pies, en la parte interior de los codos y en la cara interna de los tobillos.
3. Aplica este tratamiento una vez al día según se necesite.

Foliculitis

La foliculitis es una enfermedad dolorosa que se caracteriza por folículos pilosos infectados. Por lo común afecta al cuero cabelludo, la cara, las ingles y los muslos; normalmente la provocan bacterias, hongos o levaduras, y se complica por la ropa apretada y el afeitado. Por regla general la foliculitis responde bien al tratamiento con aceites esenciales y a la eliminación de sustancias irritantes; sin embargo, debes buscar atención médica si el problema empeora o no responde.

TRATAMIENTO NETO DE LAVANDA
El aceite esencial de lavanda es un fuerte agente antibacteriano que realiza una doble tarea calmando la piel inflamada y reduciendo la hinchazón. Pon aceite esencial neto de lavanda sobre las zonas que tengan foliculitis, utilizando solo lo justo para cubrir la zona afectada, y deja que'la piel lo absorba antes de ponerte la ropa. Aplica este tratamiento dos veces al día hasta que el problema esté resuelto.

TRATAMIENTO NETO DE YLANG-YLANG
El aceite esencial de ylang-ylang es un fuerte antiséptico y antiseborreico que calma y equilibra la piel y ayuda a eliminar infecciones bacterianas. Aplica aceite esencial de ylang-ylang neto a las zonas que tengan foliculitis, utilizando solo lo justo para cubrir la zona afectada, y deja que la piel lo absorba antes de ponerte la ropa. Utiliza este tratamiento dos veces al día hasta que el problema esté resuelto.

Forúnculos

Los forúnculos son infecciones profundas y localizadas que normalmente empiezan como una zona dolorosa y enrojecida de aproximadamente un centímetro o centímetro y medio de diámetro. En un período de entre cuatro y siete días, el bulto del centro del forúnculo se vuelve blanco por el pus que se ha acumulado bajo la piel. Con frecuencia, los forúnculos responden bien a los tratamientos naturales; sin embargo, algunos empeorarán a pesar del tratamiento y necesitarán intervención médica. Consulta con tu médico si aparece fiebre, se desarrolla hinchazón en los nódulos linfáticos, empeora el dolor, el enrojecimiento se extiende desde el forúnculo, aparecen otros forúnculos en la zona o el forúnculo no puede drenarse.

BAÑO DE LAVANDA Y ÁRBOL DEL TÉ
Para 1 tratamiento
Los aceites esenciales de lavanda y árbol del té eliminan las bacterias, mientras que el calor del baño lleva al forúnculo a su máximo y acelera la curación.

11 gotas de aceite esencial de lavanda   11 gotas de aceite esencial de árbol del té

1. Prepara un baño caliente y añade diez gotas de aceite esencial de lavanda y diez gotas de aceite esencial de árbol del té mientras corre el agua.
2. Sumérgete durante al menos quince minutos. Ten cuidado al salir de la bañera porque puede estar resbaladiza.
3. Después de secarte con una toalla, pon la gota de aceite esencial de lavanda y la gota de aceite esencial de árbol del té que quedaban directamente sobre el forúnculo para acelerar el proceso curativo, si lo deseas.
4. Aplica este tratamiento de dos a cuatro veces al día hasta que el forúnculo se rompa y se drene.

COMPRESA DE INCIENSO Y LAVANDA
Para 1 tratamiento
Los aceites esenciales de incienso y lavanda ayudan a detener la actividad bacteriana, y el calor de la compresa estimula el drenaje.

400 ml de agua caliente   1 gota de aceite esencial de incienso
1 gota de aceite esencial de lavanda   2 gotas de aceite portador

1. Pon el agua caliente en un cuenco mediano de cristal.
2. Con las yemas de los dedos, pon el aceite esencial de lavanda sobre el forúnculo, seguido por el aceite esencial de incienso y luego por el aceite portador.

3. Sumerge una toalla en el agua, escúrrela y aplica la compresa sobre la zona afectada. Déjala puesta durante al menos diez minutos o hasta que se enfríe a temperatura corporal.

4. Aplica este tratamiento un máximo de seis veces al día, hasta que el forúnculo se rompa y se drene.

Gingivitis

La gingivitis es una forma común de enfermedad periodontal que se caracteriza por la inflamación del tejido de las encías que rodea a los dientes. La enfermedad se acompaña frecuentemente de halitosis, sensibilidad y hemorragias. La gingivitis progresa a menudo si no hay mejoras en la higiene bucal, lo que contribuye al deterioro de los dientes y a la pérdida subsiguiente de estos.

CALMA LA INFLAMACIÓN CON CLAVO

El aceite esencial de clavo detiene el dolor dental, reduce la inflamación y elimina las bacterias asociadas con la gingivitis. Con una torunda de algodón, unta suavemente el aceite esencial sobre el tejido inflamado de la encía directamente. Espera durante quince minutos antes de comer o beber nada, enjuaga con agua y escupe. No te tragues el aceite esencial de clavo. Aplica el tratamiento al menos una vez al día hasta que la inflamación haya desaparecido. Diluye el aceite esencial con una cantidad igual de aceite portador para utilizarlo con niños menores de doce años.

ENJUAGUE CON MIRRA

Para 1 tratamiento

El aceite esencial de mirra elimina las bacterias y calma la inflamación. Aunque no es tan potente como el aceite esencial de clavo, puede tener un papel importante en una buena higiene dental.

1 cucharada de agua purificada   3 gotas de aceite esencial de mirra

1. Pon el agua y el aceite esencial de mirra en un vaso pequeño de cristal y agita para mezclarlos.

2. Enjuágate a fondo con la mezcla. Intenta que el tratamiento dure al menos treinta segundos antes de escupirla. No comas ni bebas nada durante al menos quince minutos.

3. Aplica este tratamiento dos o tres veces al día, incluso después de haber eliminado la gingivitis, para ayudar a evitar la reaparición de la enfermedad.

Granos del afeitado

Los granos del afeitado se desarrollan después de afeitarse, cuando los pelos se enroscan en sí mismos y crecen dentro de la piel en lugar de hacerlo hacia arriba y hacia fuera de ella (pelos encarnados). Estos granitos se irritan a menudo, pueden tener pus y dejar cicatrices. Si no responden al tratamiento con aceites esenciales y empeoran, podrías tener que dejar de afeitarte o escoger un método diferente de eliminar el vello.

TRATAMIENTO DE ÁRBOL DEL TÉ NETO

El aceite esencial de árbol del té detiene la infección y ayuda a que el tejido inflamado se contraiga, de manera que los granos del afeitado tengan mejor aspecto. Pon unas pocas gotas de aceite esencial de árbol del té sobre la zona afectada después de limpiarte la piel, pero antes de hidratarla. Deja que se seque completamente antes de hidratar o de ponerte la ropa. Aplica este tratamiento una vez al día.

AEROSOL CALMANTE DE LAVANDA

Para 24 tratamientos

El aceite esencial de lavanda ayuda a contraer el tejido inflamado a la vez que detiene la infección y alivia el malestar. Este sencillo aerosol deja tras de sí una fragancia agradable.

120 ml de agua

48 gotas de aceite esencial de lavanda

1. Pon el agua con el aceite esencial de lavanda en una botella de cristal de color oscuro con tapón con aerosol y agita bien para mezclarlos.

2. Rocía la mezcla sobre la zona afectada.

3. Aplica este tratamiento según se necesite para detener el picor. Agita la botella antes de cada aplicación.

Gripe

La gripe es una infección vírica que afecta a los pulmones, la garganta y las fosas nasales. Sus síntomas son muy parecidos a los del resfriado común, pero con frecuencia están precedidos de dolores, escalofríos y fiebre. La gripe ataca más rápido y más fuerte que el resfriado. Generalmente empieza con una sensación de gran malestar general, mientras que el resfriado comienza normalmente con dolor de garganta o una nariz moqueante. Por fortuna, muchos de los mismos aceites esenciales que van bien para los resfriados son igualmente eficaces contra la gripe. En ambos casos, cuanto más rápido actúes, menos graves es probable que sean los síntomas y antes te sentirás mejor.

BAÑO PARA ESTIMULAR EL SISTEMA INMUNITARIO

Para 1 tratamiento

Los aceites esenciales de árbol del té, lavanda y limón ayudan a estimular la inmunidad y actúan como agentes antivíricos que contribuyen a que el virus no crezca descontroladamente.

1 cucharada de aceite portador	5 gotas de aceite esencial de lavanda
6 gotas de aceite esencial de árbol del té	2 gotas de aceite esencial de limón

1. Pon en un cuenco pequeño de cristal el aceite portador con los aceites esenciales de árbol del té, lavanda y limón, y agita para mezclarlos.
2. Prepara un baño muy caliente y vierte la mezcla mientras corre el agua.
3. Sumérgete durante al menos quince minutos. Ten cuidado al salir de la bañera porque puede estar resbaladiza.
4. Aplica este tratamiento una vez al día hasta que remitan los síntomas.

DISPERSA EUCALIPTO

Cuando se dispersa, el aceite esencial de eucalipto ayuda a detener el despliegue del virus de la gripe y a reducir la inflamación y el malestar en quienes la sufren.

Pon dos o tres gotas de aceite esencial de eucalipto en un dispersor y colócalo en la habitación en la que pases más tiempo. Si no tienes un difusor, mezcla en una botella de agua veinte gotas de aceite esencial de eucalipto con media taza de agua y rocía la mezcla en el aire. Aplica el rociado cada treinta minutos aproximadamente para que el aire se mantenga saturado de partículas de aceite esencial.

Gripe estomacal

La gripe estomacal, con sus náuseas, sus vómitos, su diarrea y su incapacidad de retener los alimentos, es una enfermedad desagradable. Se conoce también como gastroenteritis y no está asociada con el virus de la gripe. La gripe estomacal dura normalmente de veinticuatro a cuarenta y ocho horas, aunque uno puede no sentirse recuperado totalmente durante una semana. Llama a tu médico si tienes diarrea grave que dure dos días o más, si los vómitos duran más de un día, si estás embarazada o si tus heces tienen un aspecto negro y alquitranado o presentan manchas o hilos de sangre.

BAÑO DE HISOPO

Para 1 tratamiento

El aceite esencial de hisopo ayuda a detener las náuseas y los vómitos, y además relaja y calma la mente de manera que puedas descansar. Este baño te permite beneficiarte de los vapores así como de la absorción.

1 cucharada de aceite portador   6 gotas de aceite esencial de hisopo

1. Pon el aceite portador y el aceite esencial de hisopo en un cuenco pequeño de cristal y agita para mezclarlos.
2. Prepara un baño caliente y vierte la mezcla mientras corre el agua.
3. Sumérgete durante al menos quince minutos. Ten cuidado al salir de la bañera porque puede estar resbaladiza.

Hemorragia nasal

Aunque las hemorragias nasales por lo general no son graves, pueden ser muy alarmantes. Se desencadenan frecuentemente por traumatismos o por exposición al aire seco de interior, y son fáciles de tratar. Si son frecuentes, están acompañadas de otros síntomas o son el resultado de un traumatismo grave, consulta con un médico.

EMPLASTO NASAL DE GERANIO ROSA

Para 1 tratamiento

El aceite esencial de geranio rosa es astringente, lo que quiere decir que puede ayudar a contener el flujo de sangre. También ayuda a acelerar la curación de los tejidos, lo que lo hace ideal para detener y tratar las hemorragias nasales.

10 gotas de aceite esencial de geranio   1 tampón pequeño
   rosa

1. Vierte el aceite esencial de geranio rosa sobre la punta del tampón y luego mételo en el orificio nasal afectado.
2. Deja el tampón en su sitio durante al menos diez minutos antes de sacarlo con cuidado.

INHALACIÓN DE LIMÓN Y LAVANDA
Para 1 tratamiento
El aceite esencial de limón calma el sentimiento de alarma que a menudo acompaña a las hemorragias nasales, a la vez que ayuda a detener la actividad bacteriana. Debido a que este tratamiento implica tapar los orificios nasales, utilízalo solamente si la hemorragia no ha sido provocada por un traumatismo en la nariz.

2 gotas de aceite esencial de limón   1 gota de aceite esencial de lavanda

1. Haz gotear los aceites esenciales de limón y lavanda sobre un pañuelo desechable, y luego inhala profundamente de diez a quince veces por la nariz, dejando salir el aire por la boca.
2. Pon aparte el pañuelo y tápate los orificios nasales durante diez minutos.
3. Si lo deseas, coloca un paquete de hielo sobre el puente de la nariz para que ayude a detener la hemorragia.

Hemorroides

Las hemorroides son venas hinchadas e inflamadas dentro del canal anal que pueden provocar picazón y ardor, y en algunos casos pueden llevar a hemorragias y dolores. Las hemorroides menores tienden a responder bien a los tratamientos con aceites esenciales, mientras que los casos graves a veces necesitan intervención quirúrgica. Consulta con tu médico si las hemorroides no responden a los remedios naturales.

TRATAMIENTO DE GERANIO NETO

Las hemorroides se hinchan, pican y duelen. El aceite esencial de geranio aborda estos tres problemas al refrescar, calmar y reducir la inflamación. Utiliza una almohadilla de algodón humedecida con cinco o seis gotas de aceite esencial de geranio o de geranio rosa para limpiar la zona afectada dos o tres veces al día según se necesite.

TOALLITAS DE INCIENSO Y HELICRISO

Para 20 tratamientos

Los aceites esenciales de incienso, helicriso y lavanda abordan la picazón, el ardor, la inflamación y el dolor a la vez que estimulan la curación y reducen la hinchazón. El gel de hamamelis es un astringente fuerte y ayuda a que se encojan las hemorroides a la vez que aporta un alivio refrescante.

30 ml de gel de hamamelis

20 gotas de aceite esencial de incienso

20 gotas de aceite esencial de helicriso

20 gotas de aceite esencial de lavanda

1. Pon el gel de hamamelis con los aceites esenciales de incienso, helicriso y lavanda en un cuenco pequeño de cristal y agita para mezclarlos.
2. Mete veinte almohadillas de algodón en un tarro de boca ancha. Vierte la mezcla de líquidos sobre las almohadillas. Tapa firmemente el tarro y guárdalo en un lugar oscuro y fresco.
3. Utiliza una almohadilla como la última limpieza después de cada deposición o en cualquier momento en que se necesite alivio.

Heridas sangrantes

Algunas heridas menores sangran profusamente. Permitir que las heridas pequeñas sangren durante treinta segundos aproximadamente antes de contener el sangrado y de limpiar la herida, ayuda a expulsar la suciedad y las bacterias. En caso de que la sangre salga a chorros desde una arteria, o que la herida sea grande o muy profunda, busca atención médica inmediatamente.

CONTENER EL SANGRADO CON HELICRISO

Para 1 tratamiento

El aceite esencial de helicriso es un hemostático fuerte que puede aplicarse directamente sobre las heridas para detener el sangrado. Utiliza este tratamiento para las heridas pequeñas, como arañazos y cortes en el afeitado. Emplea aceite esencial de ciprés si no tienes el de helicriso a mano.

Aceite esencial de helicriso   Aceite esencial de lavanda

1. Con un cuentagotas, vierte el aceite esencial de helicriso directamente sobre la herida, utilizando el suficiente para cubrirla. No dar masaje.
2. Cuando la hemorragia termine, verter gotas de aceite esencial de lavanda sobre el de helicriso para evitar las infecciones.
3. Repetir la aplicación de aceite esencial de lavanda una o dos veces al día, hasta que la herida se cure.

COMPRESA DE GERANIO Y LIMÓN

Para 1 tratamiento

Los aceites esenciales de geranio y limón ayudan a calmar el dolor y detienen la inflamación, a la vez que el aceite esencial de árbol del té ayuda a evitar las infecciones. Esta compresa calmante es ideal para cortes y rasguños superficiales.

400 ml de agua fría   1 gota de aceite esencial de árbol
1 gota de aceite esencial de geranio   del té
1 gota de aceite esencial de limón

1. Pon el agua con los aceites esenciales de geranio, limón y árbol del té en un cuenco mediano de cristal.
2. Sumerge una toalla en el agua, escúrrela y pon la compresa sobre la zona afectada. Déjala puesta hasta que se caliente a la temperatura corporal.
3. No apliques este tratamiento una vez que se haya formado la costra.

Herpes zóster (culebrillas)

Las culebrillas se producen al reactivarse el virus de la varicela. Los síntomas son sensibilidad a la luz, dolor de cabeza y síntomas similares a los de la gripe, pero sin fiebre. Se presentan también picazón, dolor y cosquilleos, junto con un pequeño y doloroso sarpullido que forma ampollas antes de formar costras. Aunque frecuentemente los aceites esenciales aportan alivio en casos leves, en los casos graves se necesita tratamiento médico.

TRATAMIENTO NETO DE CLAVO

El aceite esencial de clavo ayuda a detener el virus que provoca las culebrillas, a la vez que adormece el picor y el dolor que se experimentan durante un brote. Con una torunda de algodón, o con una botella para rociados, aplica una pequeña cantidad de aceite esencial de clavo sobre la zona afectada. Utiliza este tratamiento según se necesite hasta que remitan los síntomas del brote de culebrillas.

UNGÜENTO DE ROSA-GERANIO

Para 1 tratamiento

El aceite esencial de rosa-geranio calma el picor y la quemazón a la vez que ayuda a que la piel se recupere del trauma. Utiliza aceite esencial de geranio si no tienes aceite esencial de rosa-geranio.

1 cucharadita de aceite portador

8 gotas de aceite esencial de rosa-geranio

1. Pon el aceite portador y el aceite esencial de rosa-geranio en un cuenco pequeño de cristal y agita para mezclarlos.
2. Con las yemas de los dedos, aplica la mezcla sobre la zona afectada.
3. Aplica este tratamiento un máximo de tres veces al día hasta que remita el brote de culebrillas.

Hiedra venenosa

Al contacto con la hiedra venenosa, el roble venenoso o el zumaque venenoso,[*] se produce enrojecimiento, hinchazón y picazón insoportable; a veces también se presentan ardor y ampollas. Aunque los aceites esenciales ayudan en la mayoría de los casos, algunas de las reacciones más graves necesitan atención médica. Si están involucrados los ojos o las membranas mucosas, o si has estado expuesto

---

[*] Todas ellas son plantas de Norteamérica. En Europa hablaríamos más bien de ortigas y otras plantas urticantes por contacto.

al humo provocado al quemar hiedra venenosa o plantas emparentadas con ella, busca inmediatamente tratamiento médico de urgencia.

AEROSOL DE INCIENSO Y MENTA FUERTE

Para 24 tratamientos

Los aceites esenciales de incienso y menta fuerte se aúnan para aliviar la picazón, la sensación de ardor y el dolor de la hiedra venenosa, a la vez que estimulan la curación. Aplica este remedio solo después de haber limpiado completamente la zona afectada.

30 ml de agua

20 gotas de aceite esencial de incienso

20 gotas de aceite esencial de menta fuerte

1. Pon el agua con los aceites esenciales de incienso y menta en una botella de cristal de color oscuro con tapón rociador y agita bien para mezclarlos.
2. Rocía generosamente la zona afectada y deja que se seque antes de vestirte.
3. Aplica este tratamiento según se necesite. Agita la botella antes de cada aplicación.

UNGÜENTO DE LAVANDA Y MIRRA

Para 10 tratamientos

Los aceites esenciales de lavanda y mirra adormecen el dolor que provoca la hiedra venenosa a la vez que ayudan a que la piel se cure más rápido. Si la zona duele demasiado al tocarla, pon el ungüento en una botella con aerosol y rocíalo sobre la piel.

1 cucharadita de aceite portador

20 gotas de aceite esencial de lavanda

10 gotas de aceite esencial de mirra

1. Pon el aceite portador junto con los aceites esenciales de lavanda y mirra en una botella de cristal de color oscuro y agita bien para mezclarlos.
2. Con una almohadilla o disco de algodón, pon la mezcla sobre la zona afectada, a toquecitos más que a pasadas.

Remedios naturales para dolencias comunes

3. Aplica el tratamiento según se necesite. Agita la botella antes de cada aplicación.

Hígado

El hígado es un órgano muy trabajador que tiene la tarea de eliminar las toxinas. Haz que los aceites esenciales sean parte de tu plan para mantener toda la vida una función hepática sana.

MASAJE DESINTOXICANTE DE ACEITE DE SEMILLAS DE ZANAHORIA

Para 1 tratamiento

El aceite esencial de semillas de zanahoria es un potente agente desintoxicante capaz de estimular la salud del hígado; como beneficio añadido, es un equilibrador excelente de la piel. Utiliza este tratamiento si has tomado una comida pesada o demasiado alcohol.

1 cucharada de aceite portador   6 gotas de aceite esencial de semillas de zanahoria

1. Pon el aceite portador y el aceite esencial de semillas de zanahoria en un cuenco pequeño de cristal y agita bien para mezclarlos.
2. Con las yemas de los dedos, pon la mezcla sobre el abdomen y la parte media de la espalda y da masajes para que penetre en la piel.
3. Aplica este tratamiento tres veces al día hasta que remitan los síntomas. Bebe mucha agua durante todo el día para descargar las toxinas de tu organismo.

BAÑO DESINTOXICANTE DE HINOJO

Para 1 tratamiento

El aceite esencial de hinojo es un desintoxicante menos potente que el de semillas de zanahoria, pero aun así es eficaz para combatir el exceso; y es un diurético fuerte y un tónico para el hígado. Si has consumido demasiada comida pesada o demasiado alcohol, o si estás desintoxicando tu cuerpo con otra finalidad, comprobarás que este remedio ayuda.

1 cucharada de aceite portador   5 gotas de aceite esencial de hinojo

1. Pon el aceite portador y el aceite esencial de hinojo en un cuenco pequeño de cristal y agita para mezclarlos.
2. Prepara un baño muy caliente y vierte la mezcla mientra corre el agua.
3. Sumérgete durante al menos quince minutos. Ten cuidado al salir de la bañera porque puede estar resbaladiza.
4. Aplica este tratamiento tres veces al día hasta que remitan los síntomas. Bebe mucha agua durante todo el día para descargar las toxinas de tu organismo.

Hinchazón

La hinchazón abdominal provoca malestar de leve a grave, presión y un aumento del diámetro del abdomen. En muchos casos, la hinchazón se produce por comer demasiado, por ingesta excesiva de alimentos que producen gases o por estreñimiento. La hinchazón puede ser un síntoma de obstrucción intestinal, de alergia a ciertos alimentos y de algunas enfermedades graves. Busca ayuda médica si los síntomas empeoran o no mejoran con el tiempo ni con la aplicación de remedios naturales.

ALIVIO DE LIMÓN Y ROMERO

Para 1 tratamiento

El aceite esencial de limón es un diurético natural de acción rápida, y los aceites esenciales de menta y romero ayudan a calmar el malestar que acompaña a la hinchazón.

6 gotas de aceite portador	2 gotas de aceite esencial de menta
2 gotas de aceite esencial de limón	2 gotas de aceite esencial de romero

1. Pon el aceite portador con los aceites esenciales de limón, menta y romero en un cuenco pequeño de cristal y agita para mezclarlos.
2. Con las yemas de los dedos, pon la mezcla sobre el abdomen y da un masaje para que penetre en la piel.
3. Échate sobre el costado izquierdo durante quince minutos y relájate mientras respiras el aroma de los aceites esenciales.

Hipo

Prácticamente todo el mundo tiene hipo esporádicamente, que se produce cuando hay espasmos involuntarios que provocan que el diafragma se contraiga repetidamente. El hipo responde bien a los aceites esenciales, y normalmente remite en unos cuantos minutos. En algunos casos dura horas; si continúa durante cuarenta y ocho horas, o más tiempo, busca atención médica, ya que el hipo persistente o intratable señala frecuentemente la presencia de una enfermedad subyacente grave.

UNGÜENTO DE ENELDO PARA EL HIPO

Para 1 tratamiento

El aceite esencial de eneldo es un antiespasmódico eficaz que ayuda a poner fin deprisa al molesto hipo. Beber agua caliente contribuye a que el tratamiento funcione más rápidamente.

4 gotas de aceite portador   2 gotas de aceite esencial de eneldo

1. Pon el aceite portador y el aceite esencial de eneldo en un cuenco pequeño de cristal y agita para mezclarlos.
2. Con las yemas de los dedos, traza una línea con la mezcla por la mandíbula, desde una oreja a la otra.
3. Tómate un vaso de agua caliente, concentrándote en la sensación del agua según se abre camino garganta abajo.
4. Aplica este tratamiento una vez más si el hipo persiste durante cinco minutos después del primer tratamiento.

INHALACIÓN DE CAMOMILA Y MENTA SUAVE

Para 1 tratamiento

Los aceites esenciales de camomila y menta suave son antiespasmódicos eficaces, y respirar de una bolsa de papel es un remedio casero común para el hipo, ya que estimula la respiración profunda y regular que calma el diafragma.

2 gotas de aceite esencial de camomila alemana o camomila romana

2 gotas de aceite esencial de menta suave

1. Esparce los aceites esenciales de camomila y menta suave dentro de la bolsa de papel.
2. Sujeta la bolsa sobre la nariz y la boca mientras inhalas y exhalas despacio por la nariz.
3. Continúa este tratamiento hasta que el hipo remita.

Hongos en las uñas

Los hongos en las uñas se caracterizan normalmente por el engrosamiento y el amarilleo de estas, y por lo general empieza como un simple punto blanco o amarillo bajo la uña de la mano o del pie. Según se extiende el hongo, las uñas pueden empezar a deteriorarse y puede aparecer dolor. Trata los hongos de las uñas en cuanto te des cuenta de que los tienes para evitar que se conviertan en un problema grave. Consulta con tu médico si los aceites esenciales no alivian los síntomas.

TRATAMIENTO CON ÁRBOL DEL TÉ

El aceite esencial de árbol del té es un poderoso agente antifúngico que tiene la capacidad de eliminar los hongos de las uñas rápidamente. Ponte una o dos gotas de aceite esencial de árbol del té sobre la zona afectada, controlando que cubres toda la uña, la piel de alrededor y la zona bajo el extremo de la uña. Deja que el aceite penetre y después cúbrelo con unas pocas gotas de aceite portador. Aplica este tratamiento un máximo de tres veces al día hasta que remitan los síntomas.

TRATAMIENTO CON CLAVO

El aceite esencial de clavo es un agente antifúngico excepcional. También detiene la picazón asociada con los hongos de las uñas. Ponte una o dos gotas de aceite esencial de clavo sobre la zona afectada, controlando que cubres toda la uña, la piel de alrededor y la zona bajo el extremo de la uña. Deja que el aceite esencial penetre y después cúbrelo con unas pocas gotas de aceite portador. Aplica este tratamiento un máximo de tres veces al día hasta que remitan los síntomas.

Hongos genitales

Los hongos genitales se provocan por el crecimiento de hongos dentro de la capa superior de la piel de las ingles, o sobre ella. Picazón, quemazón y sarpullido están presentes habitualmente, y el calor y la ropa apretada pueden exacerbar los síntomas. Los hongos genitales son extremadamente contagiosos, de modo que es importante que evites el contacto con artículos que los demás toquen o utilicen. Aunque los aceites esenciales proporcionan alivio rápido en la mayoría de los casos, quienes tienen infecciones subyacentes pueden necesitar intervención médica.

AEROSOL DE ÁRBOL DEL TÉ

Para 24 tratamientos

El aceite esencial de árbol del té es el arma ideal de tu arsenal contra los hongos genitales, gracias a su potente acción antifúngica.

120 ml de agua

48 gotas de aceite esencial de árbol del té

1. Pon el agua y el aceite esencial de árbol del té en una botella de cristal de color oscuro con rociador y agita bien para mezclarlos.
2. Rocía generosamente la zona afectada después de la ducha. Deja que se seque antes de vestirte.
3. Aplica este tratamiento un máximo de cuatro veces al día hasta que remitan los síntomas. Agita la botella antes de cada aplicación.

BÁLSAMO DE EUCALIPTO Y ÁRBOL DEL TÉ

Para 12 tratamientos

Los aceites esenciales de eucalipto, lavanda y árbol del té se reúnen para curar la piel agrietada y dolorida que a veces acompaña a los hongos genitales. Al mismo tiempo, su acción antifúngica aborda la infestación de hongos que provoca la dolencia.

4 cucharadas de aceite portador

24 gotas de aceite esencial de eucalipto

24 gotas de aceite esencial de lavanda

24 gotas de aceite esencial de árbol del té

1. Pon el aceite portador con los aceites esenciales de eucalipto, lavanda y árbol del té en una botella de cristal de color oscuro y agita bien para mezclarlos.
2. Con las yemas de los dedos, pon una cucharadita de la mezcla sobre la zona afectada.
3. Aplica este remedio una vez al día a la hora de dormir hasta que hayan remitido los hongos genitales.

Indigestión

La indigestión, conocida también como dispepsia, provoca presión y malestar en la zona alta del abdomen, lo que a menudo da como resultado síntomas como la hinchazón, los eructos y las náuseas. La indigestión puede sufrirse poco tiempo después de comer, y a veces se la confunde con la acidez de estómago. Comer demasiado, consumir alimentos muy especiados, fritos o grasientos, y beber alcohol en la comida son factores que pueden colaborar con el problema. Busca atención médica si la indigestión es frecuente, ya que el motivo podría ser una enfermedad subyacente.

INHALA ANÍS

El aceite esencial de anís es un remedio excelente para muchos tipos de molestias digestivas, como las náuseas, los vómitos y la indigestión en general. Dispersa una o dos gotas de aceite esencial de anís o inhálalo directamente de la botella. La gente que tiene piel sensible debe evitar el contacto, pues puede producirse una dermatitis. Además, el aceite esencial no debe ingerirse.

Infección de oído

Las infecciones de oído tienen lugar cuando hay líquido atrapado dentro del oído medio. Los síntomas son dolor, enrojecimiento y otitis. Utiliza estos remedios naturales para tratar infecciones menores, y estate atento a las señales de que los remedios no funcionan, como fiebre persistente o líquido espeso y amarillento que sale de los oídos. Si la infección empeora en lugar de mejorar, consulta con un médico para que te administre antibióticos.

TRATAMIENTO CON TAGETE

Para 1 tratamiento

El aceite esencial de tagete (damasquina, o clavel chino) es un potente agente antimicrobiano que también aporta alivio al calmar el dolor asociado a las infecciones de oído.

1 gota de aceite esencial de tagete   1 gota de aceite portador

1. Utiliza un gotero de cristal limpio para recoger una gota del aceite esencial de tagete y del aceite portador.
2. Haz gotear la mezcla en el canal auditivo afectado.
3. Échate del lado opuesto, o tapa el exterior del canal auditivo con una bola de algodón, durante cinco minutos después del tratamiento para evitar que se salga el aceite.
4. Aplica este tratamiento dos o tres veces al día hasta que el oído vuelva a la normalidad.

MASAJE PARA ALIVIAR EL DOLOR DE OÍDO

Para 1 tratamiento

El aceite esencial de clavo penetra y calma para proporcionar alivio al dolor. Este tratamiento es maravilloso para utilizarlo junto con antibióticos, ya que ofrece un poco de consuelo mientras esperas a que los medicamentos hagan efecto. Si el dolor de oídos se acompaña de dolor de garganta, mezcla dos gotas de aceite esencial de clavo con una cucharada de agua y haz gárgaras con la mezcla. No te tragues el aceite esencial de clavo y no utilices las gárgaras con niños menores de doce años.

½ cucharadita de aceite portador   2 gotas de aceite esencial de clavo

1. Pon en un cuenco pequeño de cristal el aceite portador y el aceite esencial de clavo y agita para mezclarlos.
2. Con las yemas de los dedos, pon la mezcla alrededor de la oreja y del cuello, y da masajes para que penetre en la piel.
3. Aplica este tratamiento cada pocas horas según sea necesario.

Infección del tracto urinario

La necesidad de orinar urgentemente y muy a menudo, el dolor o la irritación al orinar y una orina turbia o de fuerte olor están entre los síntomas de una infección del tracto urinario. Es importantísimo abordar inmediatamente esta enfermedad si esperas tratarla con aceites esenciales. Si el dolor empeora o aparece fiebre, ponte en contacto con tu médico. Además, deberías llamar a tu médico si estás embarazada, tienes más de sesenta y cinco años, tienes diabetes, un sistema inmunitario debilitado o problemas renales.

MASAJE DE BERGAMOTA

Para 1 tratamiento

El aceite esencial de bergamota tiene fuertes propiedades antibióticas y antisépticas. Se absorbe fácilmente en el cuerpo por medio de masajes. Para un alivio mayor, utiliza una compresa caliente después del masaje.

1 cucharada de aceite portador

6 gotas de aceite esencial de bergamota

1. Pon el aceite portador y el aceite esencial de bergamota en un cuenco pequeño de cristal y agita para mezclarlos.
2. Con las yemas de los dedos, pon la mezcla sobre la parte inferior del abdomen y da un masaje para que penetre en la piel.
3. Aplica este tratamiento de dos a cuatro veces al día durante cuatro días. Pero si los síntomas empeoran después de un día, detén el tratamiento y consulta con un médico.

COMPRESA DE CEDRO

Para 1 tratamiento

El aceite esencial de cedro es un fuerte antiséptico que a veces ayuda a detener las infecciones del tracto urinario. No es seguro ingerirlo y debe mantenerse lejos de las membranas mucosas.

6 gotas de aceite esencial de cedro

400 ml de agua muy caliente

1 cucharadita de aceite portador

1. Con las yemas de los dedos, pon el aceite esencial de cedro en la parte inferior del abdomen, seguido por el aceite portador.
2. Pon el agua muy caliente en un cuenco mediano.
3. Mete una toalla en el agua, escúrrela y pon la compresa sobre la zona afectada. Déjala puesta hasta que se enfríe a la temperatura del cuerpo.
4. Aplica este tratamiento según se necesite.

Infecciones

Hinchazón, enrojecimiento, dolor, calor y la presencia de pus están entre los síntomas más destacados de la infección. Las infecciones pequeñas y localizadas responden generalmente bien al tratamiento con aceites esenciales; las infecciones sistémicas o las grandes heridas infectadas se consideran urgencias médicas y necesitan la intervención de un profesional de la salud.

TRATAMIENTO DE CLAVO NETO

El aceite esencial de clavo es un potente agente antibacteriano, antivírico y antifúngico. Adormece el dolor además de abordar la infección. Utiliza la cantidad más pequeña posible de aceite esencial para tratar cada infección, y aplícalo neto. Utiliza este tratamiento cada dos o tres horas según se necesite. Si tienes piel sensible, diluye el aceite esencial de clavo con una cantidad igual de aceite portador.

TRATAMIENTO DE ALBAHACA NETA

El aceite esencial de albahaca tiene propiedades antibacterianas y antivíricas que hacen que sea eficaz contra un amplio campo de infecciones. Puedes alternarlo con aceite esencial de clavo para llevar a cabo un ataque doble contra la infección. Como el aceite esencial de clavo, el aceite esencial de albahaca puede aplicarse neto, y se debe utilizar la cantidad más pequeña posible para tratar la zona. Aplica este tratamiento cada dos o tres horas según se necesite. Diluye el aceite esencial de albahaca en una cantidad igual de aceite portador si tienes la piel sensible.

· ·

Se ha demostrado clínicamente que el aceite esencial de albahaca inhibe las bacterias resistentes a los antibióticos. Según un estudio publicado en el *Journal of Microbiological Methods*, la albahaca fue capaz de inhibir el crecimiento bacteriano de estafilococos, enterococos y bacterias pseudomonas, aunque esas bacterias son resistentes a los antibióticos.

· ·

Inflamación

· ·

La inflamación es la forma que tiene el cuerpo de protegerse contra las infecciones. En algunas enfermedades, como la artritis, este sistema defensivo desencadena una respuesta del sistema inmunitario cuando no existe amenaza de infección, provocando dolor e hinchazón. Si los aceites esenciales no aportan alivio, consulta con tu médico.

TRATAMIENTO DE ALBAHACA NETA

El aceite esencial de albahaca es antiinflamatorio y antiespasmódico, lo que lo convierte en un relajante muscular excelente. Cuando los músculos están cansados, inflamados o acalambrados, el aceite esencial de albahaca favorece una rápida relajación. Si eres sensible a la albahaca o tienes la piel sensible, diluye el aceite esencial tanto como para que haya una parte de aceite esencial por cuatro partes de aceite portador. Da un masaje con él en las zonas afectadas y luego relájate cómodamente. Darse un baño o una ducha caliente antes de la aplicación intensificará el efecto.

MASAJE DE TOMILLO

Para 1 tratamiento

El aceite esencial de tomillo es rico en carvacrol, un tipo de fenol que funciona como antiinflamatorio natural. Este tratamiento puede duplicarse o triplicarse fácilmente para utilizarlo en zonas grandes de tejido inflamado.

1 cucharada de aceite portador

6 gotas de aceite esencial de tomillo

Remedios naturales para dolencias comunes

159

1. Pon el aceite portador y el aceite esencial de tomillo en un cuenco pequeño de cristal y agita para mezclarlos.
2. Con las yemas de los dedos, pon la mezcla sobre la zona afectada y da un masaje para que penetre en la piel.
3. Aplica este tratamiento un máximo de tres veces al día, hasta que remita la inflamación.

Insomnio

El insomnio se caracteriza por la dificultad para quedarse o mantenerse dormido. Algunas personas se despiertan a menudo durante la noche y tienen problemas para volver a dormirse; otras los tienen para dormirse aunque estén cansadas, y algunas otras se despiertan muy temprano y no pueden volver a conciliar el sueño. Quienes sufren de insomnio suelen también padecer agotamiento crónico. Si tu insomnio no responde a los tratamientos naturales, consulta con tu médico para descartar que haya una enfermedad subyacente.

MASAJE DE NEROLI Y NARDO PARA IR A DORMIR
Para 12 tratamientos

Los aceites esenciales de neroli (flores de naranjo) y nardo tienen fuertes propiedades sedantes y son ideales para incluirlos en la rutina de ir a la cama, sobre todo para quienes tienen dificultades para dormirse o seguir dormidos. Como beneficio añadido a este tratamiento, controla que tu dormitorio esté silencioso y oscuro; ver la televisión o utilizar aparatos electrónicos justo antes de ir a la cama puede alterar el sueño.

90 ml de aceite portador   12 gotas de aceite esencial de nardo
24 gotas de aceite esencial de neroli

1. Pon el aceite portador con los aceites esenciales de neroli y nardo en una botella de cristal de color oscuro y agita bien para mezclarlos.
2. Con las yemas de los dedos, pon una cucharada de la mezcla sobre el cuerpo y da un masaje justo antes de meterte en la cama.
3. Aplica este tratamiento una vez al día a la hora de dormir, hasta que el patrón normal del sueño se reanude.

ACEITE PARA BAÑO DE LAVANDA Y *PETITGRAIN*

Para 1 tratamiento

El aceite esencial de lavanda es una ayuda natural para el sueño tan eficaz que se incluye en muchas preparaciones comerciales destinadas a favorecer la relajación y el sueño reparador. El aceite esencial de *petitgrain* se utiliza menos a menudo, pero no obstante es un relajante eficaz. Enciende un par de velas en el baño en lugar de dejar encendida la luz eléctrica, y verás que este baño es aún más efectivo. Puede utilizarse aceite esencial de vetiver en lugar del aceite esencial de *petitgrain* si así se prefiere.

1 cucharada de aceite portador

10 gotas de aceite esencial de lavanda

5 gotas de aceite esencial de *petitgrain*

1. Pon el aceite portador con los aceites esenciales de lavanda y *petitgrain* en un cuenco pequeño de cristal y agita para mezclarlos.
2. Prepara un baño caliente y vierte la mezcla mientras corre el agua.
3. Sumérgete durante al menos quince minutos. Ten cuidado al salir de la bañera porque puede estar resbaladiza.
4. Aplica este tratamiento una vez al día a la hora de dormir hasta que se reanude el patrón normal del sueño.

Consigue descansar de manera natural. Se ha demostrado que la lavanda supera a los productos farmacéuticos comunes a la hora de disminuir la ansiedad, mejorar la relajación y favorecer el sueño, según un estudio de 1988 publicado en el *International Journal of Aromatherapy*. Solo con rociar unas cuantas gotas en la almohada puedes asegurarte un sueño profundo y reparador.

Remedios naturales para dolencias comunes

Labios agrietados

El agrietamiento de los labios sigue con frecuencia a la exposición al sol, al viento o al agua salada. Debido a que los labios no tienen glándulas sebáceas, es importante tratar el agrietamiento enseguida para evitar que empeore. Obséquiate con tratamientos frecuentes para hidratar los labios y mantén a raya el agrietamiento.

BÁLSAMO LABIAL DE MEZCLA DE CUATRO ACEITES

Para 30 tratamientos

Los aceites de aloe vera y de neroli (flores de naranjo), y los aceites esenciales de camomila romana, rosa y geranio rosa se aúnan para suavizar y curar los labios ásperos y secos. Puede adquirirse un tubo aplicador de bolita en la mayoría de las empresas que ofrecen suministros de aceites esenciales.

15 ml de aceite de aloe vera

2 gotas de aceite esencial de geranio rosa

1 gota de aceite esencial de neroli

1 gota de aceite esencial de camomila romana

1 gota de aceite esencial de rosa

1. Pon el aceite de aloe junto con los aceites esenciales de geranio rosa, neroli, camomila romana y rosa en un tubo aplicador de bola de cristal o en una botella de cristal de color oscuro, y agita bien para mezclarlos.
2. Utiliza el aplicador de bola o las yemas de los dedos para ponerte el bálsamo en los labios.
3. Aplica este tratamiento como se necesite para aportar alivio. Ten el bálsamo contigo cuando necesites utilizarlo más o guárdalo en un lugar oscuro y fresco.

BÁLSAMO LABIAL DE INCIENSO Y LAVANDA

Para 60 tratamientos

Tanto el aceite esencial de incienso como el de lavanda son famosos por su capacidad de reparar la piel seca y agrietada. Para conseguir los mejores resultados, elige un aceite portador espeso como el de jojoba o el de aguacate.

15 ml de aceite portador
30 gotas de aceite esencial de
  incienso

30 gotas de aceite esencial de
  lavanda

1. Pon el aceite portador con los aceites esenciales de incienso y lavanda en un tubo aplicador de bola de cristal o en una botella de cristal de color oscuro, y agita bien para mezclarlos.
2. Utiliza el aplicador de bola o las yemas de los dedos para ponerte el bálsamo en los labios.
3. Aplica este tratamiento según sea necesario para aportar alivio. Ten el bálsamo contigo cuando necesites utilizarlo más o guárdalo en un lugar oscuro y fresco.

Laringitis

La laringitis es una inflamación de la laringe (órgano de la fonación) que hace que la voz se ponga ronca o áspera. La provocan frecuentemente los resfriados o la gripe, y a veces es una complicación por reflujo ácido o una irritación causada por la alergia. La laringitis normalmente aparece deprisa y dura dos semanas o menos. Consulta con tu médico si la dolencia empeora o si los síntomas duran más de dos semanas.

TRATAMIENTO AL VAPOR DE CAJEPUT

Para 1 tratamiento

El aceite esencial de cajeput es un excelente analgésico natural que ayuda a detener el dolor asociado a la laringitis. Utilízalo en un tratamiento de vapor para que el aceite esencial llegue directamente a la zona afectada. También puedes dispersarlo o poner unas pocas gotas en un baño caliente.

3 tazas de agua muy caliente

6 gotas de aceite esencial de cajeput

1. Pon el agua caliente y el aceite esencial de cajeput en un cuenco grande y poco hondo de cristal y agita para mezclarlos.
2. Siéntate cómodamente, cúbrete la cabeza con una toalla sobre el cuenco y respira profundamente durante varios minutos, saliendo a tomar aire fresco según lo necesites.

3. Aplica este tratamiento cada dos o tres horas según sea necesario hasta que remitan los síntomas.

GÁRGARAS CALMANTES DE LIMÓN

Para 1 tratamiento

Los aceites esenciales de limón y niaulí tienen propiedades antiinflamatorias, antisépticas y analgésicas, lo que hace que scan ideales para aliviar el dolor y la inflamación que acompañan a la laringitis.

30 ml de agua caliente

2 gotas de aceite esencial de limón

2 gotas de aceite esencial de niaulí

1. Pon el agua junto con los aceites esenciales de limón y niaulí en un vaso de cristal pequeño y agita para mezclarlos.
2. Haz gárgaras con toda la mezcla durante al menos treinta segundos. No te la tragues.
3. Aplica este tratamiento cada dos o tres horas según se necesite hasta que remitan los síntomas.

Leptospirosis

La leptospirosis, conocida también como fiebre del pantano, fiebre del barro, enfermedad de los siete días o ictericia de Weill, es una enfermedad bacteriana cuyos síntomas son dolores de cabeza, vómitos, diarrea, fiebre alta, ictericia, escalofríos y dolores musculares. Procura atención médica inmediatamente si crees que tienes leptospirosis, ya que pueden presentarse complicaciones graves si la enfermedad se deja sin tratar. Utiliza aceites esenciales para reducir el malestar en el transcurso del tratamiento.

COMPRESA DE LIMÓN

Para 1 tratamiento

El aceite esencial de limón es eficaz para combatir las náuseas y aliviar los dolores de cabeza, lo que hace de él una herramienta excelente para utilizarla en el alivio de los síntomas que acompañan a la leptospirosis. Esta compresa ayuda a rebajar la fiebre y se puede usar tan frecuentemente como se desee.

6 gotas de aceite portador   400 ml de agua fría

3 gotas de aceite esencial de limón

1. Pon el aceite portador y el aceite esencial de limón en un cuenco pequeño de cristal y agita para mezclarlos.
2. Con la yema de los dedos, ponte la mezcla en las sienes y la frente, y da masajes para que penetre en la piel.
3. Pon el agua fría en un cuenco mediano.
4. Mete una toallita en el agua, escúrrela y ponte la compresa sobre la zona afectada. Deja la compresa puesta hasta que se caliente a la temperatura del cuerpo.
5. Sigue poniéndote compresas hasta que el agua del cuenco pierda su frescor.
6. Aplica este tratamiento según se necesite.

ACEITE PARA BAÑO DE NIAULÍ

Para 1 tratamiento

El aceite esencial de niaulí es un anticongestivo potente que fortalece el sistema inmunitario y ayuda a aliviar el dolor. Con este tratamiento de baños te beneficias de la absorción y de la inhalación. Utiliza aceite esencial de árbol del té si no tienes aceite esencial de niaulí disponible.

1 cucharada de aceite portador   8 gotas de aceite esencial de niaulí

1. Pon el aceite portador y el aceite esencial de niaulí en un cuenco pequeño de cristal y agita para mezclarlos.
2. Prepara un baño caliente y vierte la mezcla mientras corre el agua.
3. Sumérgete durante al menos quince minutos. Ten cuidado al salir de la bañera porque podría estar resbaladiza.
4. Aplica este tratamiento un máximo de tres veces al día mientras te recuperas.

Llagas bucales

Las llagas bucales son úlceras pequeñas que aparecen en la boca. Por lo general son redondas y normalmente de un color gris blanquecino con bordes rojos. Con frecuencia se acompañan de hormigueos, quemazón y dolores. La mayoría responden bien a los tratamientos naturales con aceites esenciales y frecuentemente se curan en un plazo de tres a siete días. Si las llagas son persistentes, grandes o numerosas, o si vienen acompañadas de nódulos linfáticos hinchados, de fiebre o de aletargamiento físico, asegúrate de consultar con tu médico, ya que pueden ser síntomas de una enfermedad subyacente.

TRATAMIENTO NETO DE CLAVO

El aceite esencial de clavo detiene el dolor y el picor que acompañan a las llagas bucales, y es un antiséptico fuerte que acelera la curación. Con una torunda de algodón, aplica una gota de aceite esencial de clavo sobre la llaga bucal tres veces al día. Si eres sensible al aceite esencial, no pongas aceite neto de clavo; en lugar de eso, dilúyelo con una pequeña cantidad, de hasta la mitad, de aceite portador, o bien pon una gota en una cucharada o más de agua y utilízalo como colutorio.

COLUTORIO CURATIVO DE LIMÓN

Para 10 tratamientos

El aceite esencial de limón brinda sus propiedades antimicrobianas, antisépticas, inmunoprotectoras y bactericidas, lo que hace de él una excelente elección para tratar las llagas bucales.

300 ml de agua purificada   30 gotas de aceite esencial de limón

1. Pon el agua y el aceite esencial de limón en una botella de cristal de color oscuro y agita bien para mezclarlos.
2. Enjuágate la boca con 30 ml de la mezcla durante al menos treinta segundos, pasándola de un lado a otro y haciendo gárgaras.
3. Aplica este tratamiento tres veces al día hasta que la llaga bucal se cure. Agita la botella antes de cada aplicación.

Los limones son más alcalinos que ácidos. Por esta razón son ideales para tratar varios problemas que podrían empeorar otras sustancias verdaderamente ácidas. Aunque tienen un sabor acre debido al ácido cítrico, los limones contienen numerosos minerales, como el potasio, el magnesio, el calcio y el selenio. El ácido cítrico se metaboliza rápidamente, mientras que el cuerpo conserva los minerales.

Lucidez mental

El despiste, el sopor y la falta de motivación pueden impactar negativamente en tu vida. Mantén un estado animado de atención, ten tu memoria en buena forma y mejora tus reflejos combinando los aceites esenciales con un estilo de vida activo y una buena nutrición. Si la falta de lucidez te incomoda a diario, consulta con tu médico para descartar una enfermedad subyacente.

INHALA ROMERO

Se ha demostrado que el aceite esencial de romero favorece la claridad mental y ayuda a mantener la memoria. Es ideal utilizarlo para trabajar, estudiar o ensayar un instrumento musical, y su aroma es realmente agradable y deja un olor fantástico en el entorno interior. El aceite esencial de hisopo tiene efectos parecidos y puede emplearse en lugar del aceite esencial de romero. Puedes utilizar cualquier método de inhalación: inhala su aroma directamente de la botella, dispersa aceite esencial de romero en la zona donde pases más tiempo o coloca un poco en un colgante de aromaterapia. También puedes poner de una a tres gotas de aceite esencial de romero en la bañera o en una toallita colocada en el suelo de la ducha.

BAÑO ESTIMULANTE DE CÍTRICOS

Para 1 tratamiento

Los aceites esenciales de limón y tangerina se reúnen para eliminar el sopor, agudizar la concentración y crear una sensación de bienestar total. Esta mezcla es también excelente para utilizarla en un ambientador multiusos o un dispersor en tu casa o tu oficina, o para poner un poco en un colgante de aromaterapia.

3 gotas de aceite esencial de limón   3 gotas de aceite esencial de tangerina

1. Pon los aceites esenciales de limón y mandarina en un cuenco pequeño de cristal y agita para mezclarlos.
2. Prepara un baño caliente y vierte dos o tres gotas de la mezcla mientras corre el agua.
3. Sumérgete durante al menos quince minutos. Ten cuidado al salir de la bañera porque puede estar resbaladiza.
4. Aplica este tratamiento una vez al día según se necesite.

Remedios naturales para dolencias comunes

Lupus

El lupus es una enfermedad autoinmune que sobreviene cuando el sistema inmunitario ataca a los tejidos del cuerpo, lo que lleva a la hinchazón, la fiebre, el cansancio y el sarpullido. La niebla mental está presente a menudo, y con frecuencia los pacientes tienen depresión. Los aceites esenciales ayudan a aportar consuelo y a disminuir los síntomas. Utilízalos con aprobación de tu terapeuta.

ACEITE DE VERBENA LIMÓN PARA BAÑO

Para 8 tratamientos

El aceite esencial de verbena limón estimula los órganos internos y relaja el cuerpo y la mente. También puedes beneficiarte dispersándolo en la zona donde pases más tiempo. Evita la exposición al sol durante al menos doce horas después de utilizar este tratamiento, ya que el aceite esencial de verbena limón puede provocar fotosensibilidad.

120 ml de aceite portador

20 gotas de aceite esencial de verbena limón

1. Pon el aceite portador y el aceite esencial de verbena limón en una botella de cristal de color oscuro y agita bien para mezclarlos.
2. Prepara un baño caliente y vierte una cucharada de la mezcla mientras corre el agua.
3. Sumérgete durante al menos quince minutos, y luego enjuágate. Ten cuidado al salir de la bañera porque puede estar resbaladiza.
4. Aplica este tratamiento una vez al día según se necesite. Entre uso y uso, guarda la botella en un lugar oscuro y fresco.

ACEITE DE LIMA PARA MASAJE

Para 1 tratamiento

El aceite esencial de lima hace maravillas con el sentimiento de tristeza, disipa la niebla mental y aligera la actitud de uno ante la vida. Además, es un potente agente antiinflamatorio y de ayuda al sistema inmunitario, alivia los dolores de músculos y de articulaciones a la vez que revitaliza el cuerpo. Puedes utilizar también este tratamiento en un baño, poniendo toda la cantidad en una bañera llena de agua caliente y sumergiéndote en ella durante quince minutos.

1 cucharada de aceite portador	6 gotas de aceite esencial de lima

1. Pon el aceite portador y el aceite esencial de lima en un cuenco pequeño de cristal y agita para mezclarlos.
2. Con las yemas de los dedos, pon la mezcla sobre la zona afectada y da un masaje para que penetre en la piel.
3. Aplica este tratamiento una vez al día a la hora de dormir.

Magulladuras

Las magulladuras se originan cuando los vasos sanguíneos se rompen o se desgarran a consecuencia de un golpe, como una caída o una sacudida fuerte. Algunas magulladuras son menores y desaparecen por sí mismas en pocos días y otras van acompañadas temporalmente de hinchazón y de dolor. Algunas magulladuras se expanden en la dirección de la gravedad y otras cambian de color al ir sanando. Si padeces de magulladuras graves, dolor e hinchazón que continúan empeorando a los treinta días o más de un accidente, puede tratarse de una fractura o un esguince grave. Busca atención médica rápidamente si sospechas que puede haber alguna herida o lesión importante.

COMPRESA DE HELICRISO Y CIPRÉS

Para 1 tratamiento

Los aceites esenciales de helicriso y ciprés estrechan los vasos sanguíneos para acelerar la curación del hematoma o magulladura, sobre todo cuando se aplican a la primera señal. El frío evita que las magulladuras se hinchen y se extiendan.

1 gota de aceite esencial de helicriso	2 gotas de aceite portador
1 gota de aceite esencial de ciprés	400 ml de agua fría

1. Con las yemas de los dedos, pon el aceite esencial de helicriso sobre la magulladura, seguido por el aceite esencial de ciprés y luego por el aceite portador.
2. Pon el agua en un cuenco mediano de cristal.
3. Sumerge una toalla en el agua, escúrrela y aplica la compresa sobre la zona afectada. Déjala puesta durante quince minutos, o hasta que se caliente a la temperatura corporal.
4. Aplica este tratamiento cada seis horas hasta veinticuatro días.

MEZCLA SANADORA DE MAGULLADURAS

Para entre 12 y 36 tratamientos

Después de que una magulladura deje de hincharse es importante estimular la circulación hacia la zona, lo que ayuda a acelerar el proceso de curación. Los aceites esenciales de lavanda, hierba de limón y geranio, mezclados con los aceites esenciales de helicriso y ciprés, ayudan a acelerar la curación de la magulladura.

10 gotas de aceite esencial de helicriso

8 gotas de aceite esencial de lavanda

6 gotas de aceite esencial de ciprés

6 gotas de aceite esencial de geranio

6 gotas de aceite esencial de hierba de limón

1. Pon los aceites esenciales de helicriso, lavanda, ciprés, geranio y hierba de limón en una botella de cristal de color oscuro con reductor de orificios y agita bien para mezclarlos.

2. Con las yemas de los dedos, pon de una a tres gotas de la mezcla sobre la zona magullada.

3. Aplica este tratamiento dos o tres veces al día hasta que la magulladura esté curada.

Mal aliento

La halitosis la sufre todo el mundo en algún momento. El mal aliento es provocado a veces por los alimentos que se consumen, pero más a menudo las culpables son las bacterias. Limpiarse los dientes con cepillo e hilo dental al menos dos veces al día elimina las partículas de comida y evita el desarrollo de las bacterias; los remedios naturales ayudan a eliminar aún más bacterias. Si tu aliento ha cambiado de repente y no responde a la higiene oral mejorada y a los remedios naturales, consulta con tu médico, ya que la halitosis puede ser síntoma de una enfermedad subyacente.

Mantén la boca húmeda como ayuda para evitar la halitosis. La saliva limpia y refresca la boca de manera natural. Sin ella las bacterias crecen rápidamente, aumentando así las posibilidades de que te veas acosado por un aliento desagradable. Permanece hidratado y tu aliento será automáticamente más fresco.

ENJUAGUE DE CLAVO

Para 30 tratamientos

El aceite esencial de clavo es un poderoso agente antibacteriano que deja tras de sí un olor fresco y agradable. Los niños menores de doce años no deben utilizar este tratamiento.

400 ml de agua purificada
30 gotas de aceite esencial de clavo

1. Pon el agua y el aceite esencial de clavo en una botella de cristal de color oscuro y agita bien para mezclarlos.
2. Enjuágate la boca con una cucharada de la mezcla, haciéndola pasar entre los dientes y alrededor de ellos, y haz gárgaras.
3. Aplica este tratamiento dos veces al día, después de lavarte los dientes con cepillo y de utilizar hilo dental. Intenta que cada tratamiento dure al menos treinta segundos. No te tragues el enjuague. Agita la botella antes de cada uso.

GOTAS PURIFICADORAS DE LAVANDA Y MENTA FUERTE

Para 30 tratamientos

El aceite esencial de lavanda elimina las bacterias, mientras que el aceite esencial de menta fuerte aporta una fragancia agradable. Utiliza este tratamiento para detener el mal aliento entre cepillados; ten la botella contigo para disfrutarlo en cualquier ocasión. Los niños no deben usar este tratamiento.

2 cucharadas de vodka
8 gotas de aceite esencial de lavanda

8 gotas de aceite esencial de menta fuerte

1. Pon el vodka con los aceites esenciales de lavanda y menta fuerte en una botella de cristal de color oscuro con reductor de orificios y agita bien para mezclarlos.
2. Vierte de una a tres gotas sobre la lengua, o bajo ella.
3. Aplica este tratamiento un máximo de seis veces al día, hasta que remitan los síntomas. Agita la botella antes de cada uso.

Mal olor de pies

El mal olor de pies se produce cuando las bacterias o los hongos invaden los calcetines, los zapatos y la piel de los pies. La mayoría de los malos olores de pies desaparecen con el tratamiento y la higiene mejorada. La intervención médica normalmente no es necesaria. Controla que mantienes secos los pies y quítate los zapatos y los calcetines en cuanto sea posible como ayuda para evitar la acumulación de bacterias. No utilices este tratamiento con niños.

AEROSOL DE MENTA FUERTE PARA LOS PIES

Para 24 tratamientos

El aceite esencial de menta fuerte refresca y calma los pies cansados y ardientes, a la vez que proporciona una agradable fragancia. Utiliza este delicioso aerosol para los pies en cualquier momento que sientas que no están muy frescos.

½ taza de vodka

20 gotas de aceite esencial de menta fuerte

1. Pon el vodka y el aceite esencial de menta fuerte en una botella con aerosol, y agita bien para mezclarlos.
2. Rocía los pies después de la ducha para ayudar a evitar la acumulación de bacterias.
3. Aplica este tratamiento al menos una vez al día hasta que desaparezca el mal olor de pies.

POLVOS DE ÁRBOL DEL TÉ PARA LOS PIES

Para 24 tratamientos

El aceite esencial de árbol del té es un agente antifúngico potente que ayuda a impedir que los gérmenes causantes del olor crezcan fuera de control. El bicarbonato sódico absorbe todos los olores que se desarrollen.

1 taza de bicarbonato sódico

20 gotas de aceite esencial de árbol del té

1. Pon el bicarbonato sódico y el aceite esencial de árbol del té en un recipiente con tapa agujereada y agita para mezclarlos.

2. Esparce el polvo sobre los pies secos justo antes de ponerte los calcetines y los zapatos. Vierte aproximadamente una cucharadita del polvo en cada uno de los calcetines antes de ponértelos y en los zapatos entre uso y uso.

3. Aplica este tratamiento una vez al día hasta que desaparezca el mal olor de pies.

Mareos matinales

Por lo general, los mareos matinales se producen durante el primer trimestre del embarazo, y se caracterizan por las náuseas y los vómitos. La acupresión, evitar los desencadenantes como olores y alimentos que tienden a llevar a la náusea, y comer alimentos insulsos puede ser de ayuda, como puede serlo el tratamiento con aceites esenciales. Habla con tu médico si los mareos matinales son graves y si se da deshidratación o pérdida de peso. A veces se necesita hospitalización en los casos peores.

DISPERSA JENGIBRE

El aceite esencial de jengibre se puede utilizar con seguridad durante el principio del embarazo y está entre los mejores aceites esenciales para eliminar las náuseas. Dispérsalo en la zona donde pases más tiempo y pon una gota en tu almohada cada noche. También puedes utilizarlo en un colgante de aromaterapia, o sencillamente puedes poner unas pocas gotas en una bola de algodón y tenerla cerca.

VAPORES DE MENTA SUAVE

Para 1 tratamiento

El aceite esencial de menta suave se puede inhalar con seguridad durante el principio del embarazo, y su aroma ayuda a mantener a raya las náuseas.

8 tazas de agua hirviendo

12 gotas de aceite esencial de menta suave

1. Pon el agua hirviendo y el aceite esencial de menta en un cuenco poco profundo de cristal y agita para mezclarlos.

2. Coloca el cuenco cerca de ti a la hora de dormir. El aroma flotará suavemente por toda la habitación y te ayudará a tener un estómago en calma.

3. Aplica este tratamiento durante tres noches seguidas; a la tercera mañana no deberías sentir náuseas al despertar.

Mareos por el movimiento (cinetosis)

Las náuseas, acompañadas a veces por vómitos, son el síntoma principal del mareo por el movimiento, que se produce cuando los ojos y el oído interno envían mensajes opuestos o inesperados al cerebro, descolocando el sentido del equilibrio. Si puedes, detén el movimiento y utiliza estos sencillos remedios para sentirte mejor rápidamente.

TERAPIA DE JENGIBRE PARA VIAJE

Para 24 tratamientos

El aceite esencial de jengibre está entre los mejores remedios disponibles para el mareo por movimiento. Utiliza esta terapia de viaje para ayudar a los niños, las mascotas y otros a sobrellevar los viajes en automóvil o rocíalo sobre tu ropa antes de un viaje en avión.

120 ml de agua

24 gotas de aceite esencial de jengibre

Alivia las náuseas de manera natural con jengibre. Una de las peores formas de mareo por el movimiento, el mareo marítimo, puede ser difícil de tratar. Según el Centro Médico de la Universidad de Maryland, en un estudio llevado a cabo con marineros propensos al mareo se demostró que el jengibre aliviaba los síntomas tales como sudores fríos y vómitos, mientras que a los que se les dio un placebo no declararon alivio alguno.

1. Pon el agua y el aceite esencial de jengibre en una botella de cristal de color oscuro con rociador y agita bien para mezclarlos.
2. Rocía la mezcla en el interior del automóvil.

3. Aplica este tratamiento según se necesite. Agita la botella antes de cada aplicación.

SALES DE OLOR DE POMELO
Para 1 tratamiento

El aceite esencial de pomelo levanta el ánimo, provoca sensaciones de bienestar total y ayuda a abordar las náuseas y el malestar que caracterizan a la cinetosis. Puedes utilizar este sencillo remedio en cualquier momento sin molestar a los demás.

1 cucharada de sal marina   6 gotas de aceite esencial de pomelo

1. Pon la sal y el aceite esencial de pomelo en una botella de cristal de color oscuro y agita bien para mezclarlos.
2. Inhala de la botella.
3. Aplica este tratamiento según se necesite. Renueva las sales periódicamente poniendo tres o cuatro gotas de aceite esencial de pomelo.

Menopausia

Sudores nocturnos y dificultad para dormir, sofocos, irritabilidad y menstruaciones irregulares están entre los síntomas principales de la menopausia y perimenopausia. Los aceites esenciales aportan alivio para muchos de esos síntomas, lo que hace posible que muchas mujeres eviten totalmente los tratamientos basados en productos químicos. Asegúrate de que continúas los cuidados preventivos, incluso las mamografías, durante este período.

DISPERSA SALVIA ESCLAREA
El aceite esencial de salvia esclarea es muy estimado por su capacidad de aliviar el estrés, la ansiedad, la irritabilidad y las sensaciones de malestar que acompañan a la menopausia. Dispersa aceite esencial de salvia esclarea en la zona donde pases más tiempo o llévalo contigo en un colgante de aromaterapia para recibir sus recompensas. También puedes poner cinco o seis gotas en un baño caliente antes de ir a la cama para que ayude a aliviar los síntomas.

ACEITE PARA MASAJE DE SALVIA ESCLAREA Y GERANIO

Para 8 tratamientos

Los aceites esenciales de salvia esclarea y geranio se reúnen en este agradable aceite para masaje para aliviar la tensión, calmar el estrés y abordar los sentimientos de depresión. También puedes utilizar este tratamiento en un baño poniendo una cucharada de la mezcla en la bañera llena de agua caliente y sumergiéndote en ella durante quince minutos. La lavanda de esta mezcla ayuda a favorecer el sueño reparador, así que elimínala si empleas este aceite para masaje en algún momento que no sea antes de ir a dormir.

120 ml de aceite portador	16 gotas de aceite esencial de geranio
16 gotas de aceite esencial de salvia esclarea	16 gotas de aceite esencial de lavanda

1. Pon el aceite portador con los aceites esenciales de salvia esclarea, geranio y lavanda en una botella de cristal de color oscuro y agita bien para mezclarlos.
2. Ponte con las yemas de los dedos una cucharada de la mezcla en los brazos, las piernas, el pecho, la espalda y el abdomen, y date un masaje para que penetre en la piel.
3. Aplica este tratamiento tres veces al día.

Metabolismo lento

Pierde el exceso de peso y haz que aumente tu nivel de energía estimulando tu metabolismo de una manera natural. Estos remedios funcionan mejor cuando se combinan con una dieta sensata y un aumento de la actividad física. En ciertos casos, el metabolismo lento puede indicar un problema médico subyacente. Si la dieta sana, el ejercicio regular y el tratamiento con remedios naturales no consiguen crear una diferencia notable en unos pocos meses, consulta con tu médico.

BAÑO AFRUTADO DE HIERBAS

Para 7 tratamientos

Puedes recibir las recompensas metabólicas que ofrece el aceite esencial de pomelo en un baño relajante, mientras reflexionas sobre más maneras de tratarte bien a ti mismo.

16 gotas de aceite esencial de pomelo	9 gotas de aceite esencial de ciprés
9 gotas de aceite esencial de albahaca	9 gotas de aceite esencial de lavanda
	6 gotas de aceite esencial de enebro

1. Pon los aceites esenciales de pomelo, albahaca, ciprés, lavanda y enebro en una botella de cristal de color oscuro y agita bien para mezclarlos.
2. Prepara un baño caliente y vierte siete gotas de la mezcla de aceites esenciales mientras corre el agua.
3. Sumérgete al menos durante quince minutos. Ten cuidado al salir de la bañera porque puede estar resbaladiza.
4. Aplica este tratamiento una vez al día.

Migrañas

Las migrañas se desencadenan a menudo por los alimentos o por estímulos externos, y son dolores graves de cabeza que tienden a acompañarse de hipersensibilidad a la luz, vómitos, visión borrosa o con un aura propia de las migrañas: alucinaciones visuales como líneas ondulantes, luces brillantes y parpadeantes o puntos ciegos. Frecuentemente las migrañas responden bien al tratamiento con aceites esenciales; si son frecuentes y no responden, consulta con tu médico para descartar una enfermedad subyacente.

INHALA LIMÓN

El aceite esencial de limón ayuda a reducir la tensión arterial y mejora la circulación sanguínea, y es famoso por su capacidad de aliviar los síntomas de la migraña y de producir un estado mental relajado, pero alerta. Puedes inhalar directamente este aceite esencial, dispersarlo o colocarlo en un colgante de aromaterapia. También puedes poner de una a tres gotas en la bañera o en una toallita colocada en el suelo de la ducha. El aceite esencial de limón puede utilizarse solo o en combinación con otras terapias.

MASAJE CALMANTE DE CILANTRO

Para 1 tratamiento

El cilantro es un analgésico fuerte que también actúa contra las náuseas. Debido a que puede tener un efecto sensibilizador en ciertas personas, es muy importante que lleves a cabo un test de parche antes de utilizar este aceite.

1 cucharada de aceite portador   8 gotas de aceite esencial de cilantro

1. Pon el aceite portador y el aceite esencial de cilantro en un cuenco pequeño de cristal y agita para mezclarlos.

2. Con las yemas de los dedos, ponte la mezcla en los brazos, las piernas, el abdomen, la espalda y el pecho y date masajes para que penetre en la piel.

3. Aplica este tratamiento según se necesite para aliviar los síntomas de la migraña, tanto solo o en combinación con otras terapias.

Moqueo nasal

El moqueo nasal es a menudo un síntoma de otro problema, como el resfriado, la gripe o las alergias.

TIENDA CON CAMISETA DE ÁRBOL DEL TÉ

Para 1 tratamiento

Este remedio sencillo calma la inflamación que provoca que se libere mucosidad en exceso.

1 cucharada de aceite portador   4 gotas de aceite esencial de árbol del té

1. Con las yemas de los dedos, ponte el aceite portador sobre el pecho, seguido por el aceite esencial de árbol del té.

2. Ponte una camiseta limpia de cuello redondo que no te importe que se manche de aceite.

3. Siéntate cómodamente, pasa el cuello de la camiseta sobre la nariz y la boca y respira profundamente. Respira fuera de la camiseta cuando lo necesites.

4. Sigue respirando el aceite esencial hasta que remitan los síntomas.

5. Aplica este tratamiento según se necesite.

SALES DE OLOR DE LAVANDA Y LIMÓN

Para 1 tratamiento

Los aceites esenciales de lavanda y limón ayudan a calmar las fosas y los conductos nasales.

1 cucharada de sal marina   4 gotas de aceite esencial de limón
10 gotas de aceite esencial de lavanda

1. Pon la sal marina con los aceites esenciales de lavanda y limón en una botella de cristal de color oscuro y agita bien para mezclarlos.
2. Inhala la mezcla.
3. Aplica este tratamiento según se necesite.

Mordeduras de animales

Algunos animales pueden morder sin haber provocación, aunque con frecuencia sí existe esa provocación. Los animales salvajes tienden a evitar a la gente, pero pueden morder si se sienten amenazados, se los arrincona o protegen a sus crías. Si hay desgarros graves, daños en el hueso y los tendones, o heridas punzantes muy profundas, busca ayuda médica. Además, busca ayuda si existe riesgo de contagio de la rabia.

IRRIGACIÓN DE LAVANDA Y ÁRBOL DEL TÉ

Para 1 tratamiento

Los aceites esenciales de lavanda y árbol del té son muy conocidos por su capacidad de eliminar bacterias a la vez que aceleran la curación. Agárrate, porque esta irrigación pica y escuece bastante.

60 ml de agua oxigenada   10 gotas de aceite esencial de árbol
10 gotas de aceite esencial de lavanda   del té

1. Haz que corra agua fresca sobre la herida durante un minuto.
2. Vierte el agua oxigenada sobre la zona afectada.
3. Cuando termine el burbujeo, aplica con un gotero el aceite esencial de lavanda, seguido del aceite esencial de árbol del té. Deja que los aceites esenciales corran libremente por la herida.
4. Aplica este tratamiento cada seis o doce horas durante veinticuatro horas como máximo. Deja la herida al aire entre tratamientos.

PROTECCIÓN CONTRA INFECCIONES

Para 20-30 tratamientos

El aceite esencial de incienso ayuda a detener las infecciones a la vez que reafirma el sistema inmunitario, y el aceite esencial de clavo lo amplifica como desinfectante y profiláctico natural para el dolor. Este remedio puede utilizarse también para tratar cortes y rasguños después de limpiarlos.

30 ml de aceite portador
40 gotas de aceite esencial de clavo

40 gotas de aceite esencial de incienso

1. Pon el aceite portador con los aceites esenciales de clavo e incienso en una botella de cristal de color oscuro con reductor de orificios y agita bien para mezclarlos.
2. Por medio del gotero, pon la mezcla generosamente por la zona afectada por los mordiscos del animal y demás heridas, dejando que la mezcla de aceites esenciales fluya libremente por toda la herida.
3. No apliques el tratamiento después de que se forme la costra.

Náuseas

Muchas enfermedades están acompañadas por las náuseas, que consisten en la sensación de mareo que avisa de que el vómito puede ser inminente. Las náuseas se acompañan a veces por una molesta sensación de calor que se extiende por todo el cuerpo; también puede acompañarlas una sensación de vahído o de sopor. Si las náuseas aparecen frecuentemente y sin razón aparente, consulta con tu médico ya que puede estar presente una enfermedad subyacente.

COMPRESA DE HINOJO

Para 1 tratamiento

El aceite esencial de hinojo ofrece alivio rápido de las náuseas, sobre todo cuando se aplica con ayuda de una compresa caliente. Este remedio no es adecuado para los niños, ni tampoco es seguro para las embarazadas.

1 cucharada de aceite portador
4 gotas de aceite esencial de hinojo

400 ml de agua muy caliente

1. Pon el aceite portador y el aceite esencial de hinojo en un cuenco pequeño de cristal y agita para mezclarlos.
2. Con las yemas de los dedos, ponte la mezcla sobre la parte alta del abdomen.
3. Pon el agua caliente en un cuenco mediano.
4. Mete una toallita en el agua, escúrrela y ponte la compresa sobre la zona afectada. Déjala puesta hasta que se enfríe a la temperatura del cuerpo.
5. Aplica este tratamiento cada dos o tres horas según se necesite.

SALES DE OLOR DE JENGIBRE
Para 1 tratamiento

El aceite esencial de jengibre está entre los mejores remedios disponibles para las náuseas, y es apropiado para cualquiera que padezca de malestar estomacal. El aceite esencial de pimienta de Jamaica intensifica el efecto; sin embargo, puede omitirse si no está disponible. Este remedio puede utilizarse con niños y embarazadas.

1 cucharada de sal marina

6 gotas de aceite esencial de jengibre

1 gota de aceite esencial de pimienta de Jamaica

1. Pon la sal marina con los aceites esenciales de jengibre y pimienta de Jamaica en una botella de cristal de color oscuro y agita bien para mezclarlos.
2. Inhala de la botella cuando te sientas con náuseas.
3. Aplica este tratamiento según se necesite.

Nerviosismo

Tanto si son debidos al miedo escénico o a la ansiedad por actuar bien en un trabajo nuevo, como a innumerables razones distintas, los nervios son algo que afecta a casi todo el mundo alguna vez. Los aceites esenciales pueden ayudar a contrarrestar los sentimientos de tensión y casi de pánico que acompañan frecuentemente al nerviosismo. Si estás nervioso a menudo y no hay causa aparente, consulta con tu médico para descartar una enfermedad grave.

DISPERSA SALVIA ESCLAREA
El aceite esencial de salvia esclarea disipa el nerviosismo y la ansiedad rápidamente, reemplazándolos con sensaciones de bienestar y de satisfacción.

Dispersa el aceite esencial en la zona donde pases más tiempo o llévalo contigo en un colgante de aromaterapia. Pueden añadirse unas pocas gotas a la bañera o a una toallita colocada en el suelo de la ducha.

SALES DE OLOR DE SALVIA ESCLAREA

Para 1 tratamiento

El aceite esencial de salvia esclarea es la herramienta perfecta para liberarse del miedo escénico y demás formas del nerviosismo que interrumpen la vida diaria. Tanto si vas a una entrevista importante como si participas en una situación social donde la incomodidad amenace con intervenir, estas sales de olor resultan útiles.

1 cucharada de sal marina

16 gotas de aceite esencial de salvia esclarea

1. Pon la sal marina y el aceite esencial de salvia esclarea en una botella de cristal de color oscuro y agita bien para mezclarlos.
2. Inhala de la botella.
3. Aplica este tratamiento según se necesite.

Neumonía

A menudo la neumonía le pisa los talones al resfriado, a la gripe o a alguna infección de las vías respiratorias superiores. Los síntomas son tos con mucosidad verdosa o sanguinolenta, escalofríos y temblores, dolor en la pared torácica que empeora al respirar o toser y sensación de debilidad y de cansancio. Las personas sanas experimentan frecuentemente síntomas leves que no necesitan intervención médica; sin embargo, los niños, los ancianos y cualquiera con problemas de salud deben consultar con un médico, ya que la neumonía puede empeorar rápidamente.

BAÑO DE CIPRÉS

Para 1 tratamiento

El aceite esencial de ciprés tiene la fuerte propiedad de generar calor, lo que lo convierte en un aceite esencial excelente para combatir los escalofríos de la neumonía.

1 cucharada de aceite portador   5 gotas de aceite esencial de ciprés

1. Pon el aceite portador y el aceite esencial de ciprés en un cuenco pequeño de cristal y agita para mezclarlos.
2. Prepara un baño caliente y vierte la mezcla mientras corre el agua.
3. Sumérgete durante al menos quince minutos. Ten cuidado al salir de la bañera porque puede estar resbaladiza.
4. Aplica este tratamiento un máximo de cinco veces al día según se necesite.

BAÑO DE NIAULÍ

Para 1 tratamiento

El aceite esencial de niaulí es un antiséptico eficaz y un remedio excelente para aliviar los síntomas de la neumonía. Este baño te permite beneficiarte de la absorción y de respirar los vapores.

1 cucharada de aceite portador   8 gotas de aceite esencial de niaulí

1. Pon el aceite portador y el aceite esencial de niaulí en un cuenco pequeño de cristal y agita para mezclarlos.
2. Prepara un baño caliente y vierte la mezcla mientras corre el agua.
3. Sumérgete durante al menos quince minutos. Ten cuidado al salir de la bañera porque puede estar resbaladiza.
4. Aplica este tratamiento un máximo de cuatro veces al día según se necesite.

Norovirus (gastroenteritis aguda)

El norovirus, conocido también como virus Norwalk, se extiende normalmente por medio de alimentos o agua contaminados, aunque también puede transmitirse de persona a persona. Dolor gastrointestinal, vómitos, diarrea, dolor de cabeza y fiebre baja de unas pocas décimas están presentes por lo general. Los aceites esenciales proporcionan consuelo y alivian los síntomas en la mayoría de los casos; pocos síntomas se vuelven graves o necesitan atención médica.

ACEITE DE MELISA PARA BAÑO

Para 1 tratamiento

El aceite esencial de melisa tiene propiedades antiespasmódicas y estimulantes de la actividad gástrica. Estas, junto con sus otras propiedades, hacen que el aceite esencial de melisa sea ideal para aliviar los problemas gastrointestinales que acompañan al norovirus. El aceite esencial de melisa también alivia el dolor de cabeza y la fiebre, lo que lo convierte en una gran elección para esta enfermedad y otras semejantes.

1 cucharada de aceite portador   8 gotas de aceite esencial de melisa

1. Pon el aceite portador y el aceite esencial de melisa en un cuenco pequeño de cristal y agita para mezclarlos.
2. Prepara un baño caliente y vierte la mezcla mientras corre el agua.
3. Sumérgete durante al menos quince minutos. Ten cuidado al salir de la bañera porque puede estar resbaladiza.
4. Aplica este tratamiento un máximo de tres veces al día hasta que remitan los síntomas.

COMPRESA DE PALMAROSA

Para 1 tratamiento

El aceite esencial de palmarosa ayuda a aliviar la fiebre, despeja infecciones intestinales y ayuda al sistema digestivo. Su fragancia es edificante y contribuye a eliminar el cansancio que acompaña a la enfermedad.

1 cucharadita de aceite portador   400 ml de agua fría
4 gotas de aceite esencial de
  palmarosa

1. Con las yemas de los dedos, ponte el aceite portador sobre el abdomen, seguido por el aceite esencial de palmarosa.
2. Pon el agua fría en un cuenco mediano de cristal.
3. Mete una toallita en el agua, escúrrela y pon la compresa sobre la zona afectada. Déjala puesta hasta que se caliente a la temperatura del cuerpo.
4. Vuelve a ponerte la compresa hasta que el agua del cuenco ya no esté fría.

5. Aplica este tratamiento un máximo de tres veces al día hasta que remitan los síntomas.

Oído de nadador (otitis externa)

La otitis externa, también conocida como oído de nadador, es una infección o inflamación del canal auditivo, que se sitúa desde la parte externa de la oreja hasta el tímpano. El oído de nadador lo provoca el crecimiento de hongos o bacterias en el canal auditivo, y conlleva picor, dolor y enrojecimiento. Consulta con tu médico si del oído sale una secreción marrón o amarillenta, o si se presenta dolor agudo e hinchazón. Si tomas medicación que reprime al sistema inmunitario o si eres diabético, consulta inmediatamente con tu médico, ya que el oído de nadador puede provocar complicaciones graves.

TRATAMIENTO NETO DE ÁRBOL DEL TÉ

El aceite esencial de árbol del té ayuda a aliviar el oído de nadador a la vez que elimina las bacterias. Coloca en el oído una bola de algodón que haya sido tratada con cuatro o cinco gotas de aceite esencial de árbol del té y déjatela puesta toda la noche. Para un alivio más rápido, emplea este tratamiento al primer síntoma de irritación. Aplícalo según se necesite hasta que desaparezca la irritación.

TRATAMIENTO NETO DE ALBAHACA

El aceite esencial de albahaca detiene las bacterias a la vez que ayuda a calmar el malestar. Coloca en el oído una bola de algodón a la que hayas añadido cuatro o cinco gotas de aceite esencial de albahaca y déjatela puesta toda la noche. Para un alivio más rápido, emplea este tratamiento a la primera señal de irritación. Aplícalo según se necesite hasta que haya desaparecido la irritación.

Oil Pulling (enjuague bucal con aceite)

El oil pulling es una práctica ayurveda tradicional. Los aceites esenciales, en combinación con los aceites comestibles, se pasan con fuerza de un lado a otro de la boca y se mantienen en ella para mantener la salud oral, evitar el mal aliento, sanar las encías y desintoxicar el cuerpo. Estudios importantes han mostrado que el tirón de aceite puede eliminar las bacterias que provocan las caries, lo que lo convierte en una buena alternativa al cepillado con pasta de dientes fluorada.

DESINTOXICACIÓN DE POMELO

Para 1 tratamiento

El aceite esencial de pomelo es un desintoxicante excelente que tiene propiedades antibacterianas y antisépticas que ayudan a mantener la salud dental y general.

1 cucharada de aceite portador de   2 gotas de aceite esencial de pomelo
coco o de girasol

1. Pon el aceite portador de coco y el aceite esencial de pomelo en un cuenco pequeño de cristal y agita para mezclarlos.
2. Haz pasar la mezcla con fuerza de un lado de la boca a otro y sórbela despacio entre los dientes. Intenta que el tratamiento dure quince minutos. Si eres novato en esto del tirón de aceite, empieza con unos pocos minutos y ve aumentándolos con el tiempo.
3. Escupe el aceite cuando acabes, después cepíllate los dientes y enjuágate la boca con agua.
4. Aplica este tratamiento una vez al día al levantarte de la cama.

TRATAMIENTO DE ÁRBOL DEL TÉ
PARA RESFRIADOS Y GRIPE

Para 1 tratamiento

El aceite esencial de árbol del té es ideal para hacer Oil Pulling cuando empiezan a asomar la cabeza los síntomas del resfriado o de la gripe. También puedes utilizarlo como limpiador dental general que ayuda a poner fin a la gingivitis y demás desarreglos de la boca.

1 cucharada de aceite portador de   2 gotas de aceite esencial de árbol
coco o de girasol   del té

1. Pon el aceite portador y el aceite esencial de árbol del té en un cuenco pequeño de cristal y agita para mezclarlos.

2. Haz pasar la mezcla con fuerza de un lado de la boca a otro y sórbela despacio entre los dientes. Intenta que el tratamiento dure quince minutos. Si eres novato en esto del tirón de aceite, empieza con unos pocos minutos y ve aumentándolo con el tiempo.

3. Escupe el aceite cuando acabes, después cepíllate los dientes y enjuágate la boca con agua.

4. Aplica este tratamiento una vez al día al levantarte de la cama.

Olor corporal

El olor corporal se presenta generalmente cuando las bacterias de la piel se mezclan con el sudor o también tras la ingesta de alimentos acres, tales como la cebolla y el ajo. En la mayoría de los casos, el olor corporal es una condición benigna más bochornosa y molesta que peligrosa, pero en algunos casos puede ser indicación de una enfermedad subyacente como el cáncer, el fallo hepático o renal o el despliegue de alguna infección. Si el olor corporal es persistente y no responde a una mejora de la higiene ni a los tratamientos naturales, visita a tu médico.

POMADA DE EUCALIPTO

Para 10 tratamientos

El aceite esencial de eucalipto lucha contra el olor corporal acabando con las bacterias que lo provocan. Además, proporciona una fragancia agradable. Utiliza esta pomada en las axilas, los pies y demás zonas problemáticas.

2 cucharadas de aceite portador 30 gotas de aceite esencial de eucalipto

1. Pon el aceite portador y el aceite esencial de eucalipto en una botella de cristal de color oscuro con reductor de orificios y agita bien para mezclarlos.

2. Con las yemas de los dedos o una bola de algodón, pon una pequeña cantidad de la mezcla sobre las zonas problemáticas.

3. Aplica este tratamiento hasta tres veces al día. Entre uso y uso, guarda la botella en un lugar oscuro y fresco.

POLVOS REFRESCANTES DE LAVANDA Y MENTA

Para 30 tratamientos

El aceite esencial de lavanda elimina las bacterias que son responsables del olor corporal; junto con el aceite esencial de menta, aporta una fragancia agradable y refrescante. Utiliza estos polvos por todo el cuerpo, o aplícalo a las zonas problemáticas. También puedes espolvorearlos en los zapatos cuando no los utilices, pero asegúrate de que los sacudes antes de ponértelos otra vez.

1 taza de bicarbonato sódico

30 gotas de aceite esencial de lavanda

30 gotas de aceite esencial de menta (del tipo fuerte o suave)

1. Pon el bicarbonato con los aceites esenciales de lavanda y de menta en un cuenco mediano de cristal y agita para mezclarlos.
2. Vierte la mezcla en un recipiente de cristal o de cerámica con tapa de agujeros y espolvoréala sobre las zonas problemáticas.
3. Aplica este tratamiento según lo necesites.

Paperas

Las paperas son una infección vírica muy contagiosa que provoca dolor e hinchazón de las glándulas salivares en la mayoría de los casos. Algunos pacientes sienten como si tuviesen un fuerte resfriado o una infección nasal y pueden experimentar fiebre, dolor de garganta, cansancio, náuseas, vómitos y disminución del apetito. En casos excepcionales están presentes testículos hinchados y doloridos, dolor abdominal grave, dolor grave de cuello con rigidez y dolores fuertes de cabeza. Si surgen esos síntomas, busca tratamiento, ya que pueden experimentarse complicaciones.

AEROSOL PARA REFRESCAR HABITACIONES

Para 24 tratamientos

Los aceites esenciales de cilantro, lavanda, niaulí y árbol del té se reúnen en este aerosol para refrescar habitaciones, lo que ayuda a aliviar los síntomas de las paperas y evitan que las bacterias se extiendan.

120 ml de agua

10 gotas de aceite esencial de cilantro

10 gotas de aceite esencial de lavanda	10 gotas de aceite esencial de árbol
10 gotas de aceite esencial de niaulí	del té

1. Pon el agua con los aceites esenciales de cilantro, lavanda, niaulí y árbol del té en una botella de cristal de color oscuro con rociador y agita bien para mezclarlos.
2. Rocía la mezcla generosamente por toda la habitación donde el paciente pase más tiempo.
3. Aplica este tratamiento según se necesite. Agita la botella antes de cada aplicación.

MASAJE PARA LAS PAPERAS

Para 1 tratamiento

Los aceites esenciales de cilantro, lavanda, limón y árbol del té alivian el dolor y la inflamación que acompañan a las paperas, a la vez que también favorecen la relajación.

1 cucharada de aceite portador	4 gotas de aceite esencial de limón
4 gotas de aceite esencial de cilantro	4 gotas de aceite esencial de árbol
4 gotas de aceite esencial de lavanda	del té

1. Pon el aceite portador con los aceites esenciales de cilantro, lavanda, limón y árbol del té en un cuenco pequeño de cristal y agita para mezclarlos.
2. Con las yemas de los dedos, ponte la mezcla sobre las zonas doloridas, así como sobre el abdomen, la parte de atrás del cuello y las sienes.
3. Aplica este tratamiento un máximo de tres veces al día hasta diez días seguidos.

Papilomas cutáneos

Los papilomas cutáneos son principalmente un asunto cosmético. Esos pequeños colgajos penden de la piel por un tallo conector delgado, tienen el mismo color que la piel y normalmente son indoloros, aunque pueden irritarse si se rozan con la ropa o las joyas. Si los aceites esenciales no sirven de ayuda, haz que el médico elimine tus papilomas congelándolos con nitrógeno líquido, quemándolos o quitándolos con un bisturí.

ELIMÍNALOS CON INCIENSO

El aceite esencial de incienso puede aplicarse directamente sobre los papilomas cutáneos, sobre todo si están doloridos e inflamados. Pon una gota de aceite esencial en cada uno de los papilomas. Aplica este tratamiento dos veces al día hasta que los papilomas hayan desaparecido. Este tratamiento va muy bien para los papilomas cutáneos pequeños; los grandes responden mejor al tratamiento con aceite esencial de árbol del té.

ELIMÍNALOS CON ÁRBOL DEL TÉ

El aceite esencial de árbol del té tiene un fuerte efecto secante que normalmente no pueden resistir los papilomas cutáneos. Pon una gota de aceite esencial de árbol del té en cada uno de ellos. Aplica este tratamiento dos veces al día hasta que los papilomas cutáneos hayan desaparecido.

Parásitos intestinales

Los parásitos intestinales son organismos que viven en el tracto digestivo y provocan síntomas como hinchazón, dolor intestinal, exceso de flatulencia, piel pálida, cansancio y sangre o mucosidad en las deposiciones. En muchos casos, los gusanos o sus huevos pueden verse en ellas. Consulta con un médico si el tratamiento con aceites esenciales no produce el efecto deseado.

MASAJE DE NIAULÍ Y EUCALIPTO

Para 1 tratamiento

Los aceites esenciales de eucalipto, limón, niaulí, lavanda y camomila romana se aúnan para crear una mezcla sinérgica que el cuerpo absorbe para repeler a los parásitos intestinales. Este tratamiento es especialmente eficaz después de un baño caliente. También es de ayuda comer alimentos preparados con mucho ajo durante el tratamiento. Este remedio es eficaz en los niños; los adultos deben utilizar una dosis doble.

2 cucharadas de aceite portador	8 gotas de aceite esencial de niaulí
8 gotas de aceite esencial de eucalipto	8 gotas de aceite esencial de camomila romana
8 gotas de aceite esencial de lavanda	

1. Pon el aceite portador con los aceites esenciales de eucalipto, lavanda, niaulí y camomila romana en un cuenco pequeño de cristal y agita para mezclarlos.
2. Con las yemas de los dedos, ponte todo el tratamiento sobre el abdomen y da masajes suaves para que penetre en la piel.
3. Aplica este tratamiento dos veces al día durante tres días.

COMPRESA DE CANELA Y TOMILLO

Para 1 tratamiento

Los aceites esenciales de canela, hinojo y tomillo ayudan a expulsar parásitos. Utilizar una compresa muy caliente contribuye a que se propaguen los aceites esenciales por el abdomen a la vez que se reducen los gases, los calambres y la hinchazón que tan a menudo acompañan a la infestación. Este remedio está destinado a los niños; los adultos deben duplicar la dosis.

2 cucharadas de aceite portador
5 gotas de aceite esencial de canela
5 gotas de aceite esencial de hinojo

5 gotas de aceite esencial de tomillo
400 ml de agua muy caliente

1. Pon el aceite portador con los aceites esenciales de canela, hinojo y tomillo en un cuenco pequeño de cristal y agita para mezclarlos.
2. Con las yemas de los dedos, ponte todo el tratamiento sobre el abdomen y da un masaje para que penetre en la piel.
3. Pon el agua caliente en un cuenco mediano de cristal.
4. Sumerge una toalla en el agua, escúrrela y aplica la compresa sobre la zona afectada. Pon una capa de plástico de envolver sobre la compresa para que los vapores de los aceites esenciales no se evaporen. Déjala en su sitio hasta que se enfríe a temperatura corporal.
5. Aplica este tratamiento dos veces al día durante tres días.

Párkinson

La enfermedad de Parkinson es un trastorno neurodegenerativo que se caracteriza por una incapacidad progresiva de controlar los músculos, lo que lleva a temblores, lentitud, rigidez y alteraciones del equilibrio. Según va avanzando la enfermedad, moverse, hablar y completar hasta las tareas más sencillas se hace cada vez más difícil. Utiliza aceites esenciales como complemento de la terapia convencional con la aprobación de tu médico.

INCIENSO BAJO LA LENGUA
El aceite esencial de incienso tiene un efecto positivo sobre la mente y el cuerpo. Calma la mente, favorece la respiración relajada y regular, y detiene la ansiedad. También ayuda a estimular la función muscular, sobre todo respecto a los músculos pequeños y delicados. Pon una gota de aceite esencial de incienso bajo la lengua todos los días como tónico para el apoyo del bienestar general.

DISPERSA INCIENSO Y MIRRA
Los aceites esenciales de incienso y mirra favorecen el equilibrio mental y disminuyen la ansiedad y la agitación que acompañan frecuentemente a la enfermedad de Parkinson. La fragancia es cálida, especiada y reconfortante. Dispersa cantidades iguales de aceites esenciales de incienso y mirra en la zona donde el paciente pase la mayor parte del tiempo.

Pérdida del cabello

La pérdida del cabello acompaña frecuentemente al estrés, los cambios hormonales, las enfermedades y los embarazos; asimismo, ciertos medicamentos y procedimientos cosméticos pueden ser responsables del problema. En algunos casos, como en el patrón de calvicie de los hombres, la pérdida del cabello es genética e inevitable; en otros, los remedios naturales pueden ayudar a que los folículos pilosos reanuden su producción normal.

ROCIADO DE LAUREL
Para 24 tratamientos
El aceite esencial de laurel se ha utilizado desde hace tiempo en los tónicos capilares, sobre todo por su aroma dulce y especiado. Debido a que es un antiséptico fuerte que tiene propiedades astringentes, es útil para contrarrestar la pérdida de cabello.

120 ml de agua   24 gotas de aceite esencial de laurel

1. Pon el agua y el aceite esencial de laurel en una botella de cristal de color oscuro con rociador y agita bien para mezclarlos.
2. Rocía la mezcla sobre el cabello mojado o seco para estimular el crecimiento del cabello, concentrándote en el cuero cabelludo.
3. Aplica este tratamiento dos veces al día. Agita la botella antes de cada aplicación.

TRATAMIENTO AL ACEITE CALIENTE DE MELISA

Para 1 tratamiento

El aceite esencial de melisa calma el estrés y elimina las bacterias. Puede tener un papel en un programa natural de reparación del cabello siempre y cuando la causa no sea ni hormonal ni genética.

2 cucharadas de aceite portador   6 gotas de aceite esencial de melisa

1. Pon el aceite portador y el aceite esencial de melisa en un tarro de cristal y agita bien para mezclarlos.
2. Coloca el tarro dentro de un tarro de mayor tamaño ya lleno de agua hirviendo. Pasados cinco minutos, saca el tarro pequeño y comprueba que la mezcla esté caliente, pero no demasiado.
3. Vierte la mezcla sobre el cabello y da masajes para que penetre en el cuero cabelludo.
4. Aplica este tratamiento una vez cada tres días hasta que se restaure el crecimiento capilar.

Pérdida de peso

La obesidad complica la vida de muchas maneras. Los aceites esenciales pueden utilizarse para apoyar una saludable pérdida de peso y favorecer el bienestar total durante los cambios físicos y emocionales que la acompañan.

DISPERSA HINOJO

El aceite esencial de hinojo no solo huele estupendamente, sino que también estimula las sensaciones de plenitud cuando se dispersa. Dispersa aceite esencial de hinojo o utilízalo en un colgante de aromaterapia. También puedes poner una o dos gotas en el baño o en una toallita colocada en el suelo de la ducha. Empléalo con tanta frecuencia como quieras para evitar el deseo compulsivo de comida que pueden sacarte de tu camino.

Picaduras

Las picaduras de insectos provocan picor, dolor leve y enrojecimiento; algunas se acompañan de hinchazón en el lugar de la picadura. Trátalas en cuanto sea posible para reducir la irritación y asegúrate de que te abstienes de rascarte, pues ello puede llevar a una infección a la vez que provoca que el veneno que produce el picor se extienda desde el lugar de la picadura.

TRATAMIENTO NETO DE ÁRBOL DEL TÉ

El aceite esencial de árbol del té detiene el picor y la quemazón asociados con las picaduras de insectos. Su propiedad antibacteriana ayuda a asegurar que no se produzca ninguna infección posterior. Utiliza este tratamiento de aceite esencial en adultos y niños mayores de doce años. Diluye aceite esencial de árbol del té en una cantidad igual de aceite portador para emplearlo en niños pequeños o en gente que tenga la piel sensible. Unta las picaduras de insectos con un poco de aceite esencial de árbol del té. Aplica este tratamiento cada una o dos horas según sea necesario.

MEZCLA DE LAVANDA Y MENTA FUERTE

Para 48 tratamientos

Los aceites esenciales de lavanda y menta fuerte detienen el dolor y la sensación punzante asociada con las dolorosas picaduras de insectos, incluso picaduras de hormiga. Utiliza esta mezcla neta en adultos y niños mayores de doce años. Para usarla en niños pequeños o en gente que tiene la piel delicada, diluye la mezcla con una cantidad igual de aceite portador.

24 gotas de aceite esencial de lavanda

24 gotas de aceite esencial de menta fuerte

1. Pon los aceites esenciales de lavanda y menta fuerte en una botella de cristal de color oscuro con reductor de orificios y agita bien para mezclarlos.
2. Con la yema de los dedos, pon una gota sobre cada picadura.

3. Aplica este tratamiento cada una o dos horas, según sea necesario hasta que remitan el picor o el dolor.

Picaduras de abeja

Las picaduras de abeja provocan hinchazón, dolor y picor. Si has sufrido una picadura de abeja no muy importante, o incluso unos pocos picotazos a la vez, estos remedios te traerán un alivio rápido. Busca atención médica en cuanto sea posible en caso de que te haya picado un enjambre y si eres alérgico a las picaduras de abeja o sospechas que puedas serlo.

COMPRESA DE LAVANDA Y CAMOMILA

Para 1 tratamiento

Los aceites esenciales de lavanda y camomila son antihistamínicos naturales que funcionan también como agentes antiinflamatorios. En este tratamiento puede utilizarse aceite esencial de camomila romana en lugar del aceite esencial de camomila alemana.

400 ml de agua fría

2 gotas de aceite esencial de lavanda

2 gotas de aceite esencial de camomila alemana

1 gota de aceite portador

1. Pon el agua con una gota de aceite esencial de lavanda y una gota de aceite esencial de camomila alemana en un cuenco mediano de cristal.
2. Con las yemas de los dedos, pon una gota de aceite esencial de lavanda directamente sobre la picadura, seguida por una gota de aceite esencial de camomila alemana y después por el aceite portador.
3. Sumerge una toalla en el agua, escúrrela y pon la compresa sobre la zona afectada. Deja la compresa puesta hasta que se caliente a la temperatura corporal.
4. Aplica este tratamiento una vez por hora, hasta cuatro horas, según lo necesites.

ALIVIO DE ALBAHACA Y MENTA FUERTE

Para 1 tratamiento

La albahaca y la menta fuerte se aúnan en este remedio para aliviar el dolor y el picor que acompañan a las picaduras de abeja.

1 gota de aceite esencial de albahaca   2 gotas de aceite portador
1 gota de aceite esencial de menta
   fuerte

1. Pon la zona afectada bajo el agua corriente durante un minuto, y luego sécala a palmaditas.
2. Con las yemas de los dedos, pon el aceite esencial de albahaca, seguido por el aceite esencial de menta fuerte y luego por el aceite portador.
3. Aplica este tratamiento una vez por hora, hasta doce horas, según lo necesites.

Picaduras de araña

A menudo, las picaduras de araña pican, se hinchan y duelen ligeramente. Evita rascarte durante el tratamiento, ya que eso puede provocar que se reparta el veneno y que aumente tu malestar. Busca tratamiento de emergencia si te ha picado una araña venenosa, como la araña reclusa parda o la viuda negra.

TRATAMIENTO NETO DE LAVANDA

El aceite esencial de lavanda ayuda a desintoxicar a la vez que contribuye a detener el dolor y la picazón asociados con las picaduras de araña. Con las yemas de los dedos, pon una gota de aceite esencial de lavanda sobre la picadura tan rápido como sea posible después del hecho. Aplica este tratamiento cada una o dos horas hasta que remitan el dolor y la picazón.

TRATAMIENTO NETO DE ALBAHACA

El aceite esencial de albahaca tiene un efecto entumecedor que detiene el dolor y la picazón, y que ayuda también a mitigar la inflamación. Con las yemas de los dedos, pon una gota de aceite esencial de albahaca sobre la picadura tan rápido como sea posible después del hecho. Aplica este tratamiento cada una o dos horas hasta que remitan el dolor y la picazón.

Picaduras de avispa

Los aceites esenciales son una estupenda forma natural de tratar las picaduras de avispa o de repelerlas para evitar que ocurran. Con los aceites esenciales puedes evitar los repelentes comerciales de avispas que están cargados de sustancias químicas tóxicas que pueden dañaros a ti, a tus hijos, a tus mascotas y al medioambiente.

REPELENTE DE AVISPAS

Para 24 tratamientos

Con frecuencia parece que las avispas llegan en cuanto uno se sienta para hacer una merienda campestre. El aceite esencial de tomillo emite vapores que las alejan.

120 ml de agua   24 gotas de aceite esencial de tomillo

1. Pon el agua y el aceite esencial de tomillo en una botella de cristal de color oscuro con tapón rociador y agita bien para mezclarlos.
2. Rocíate a ti, a tus ropas y a cualquier cosa no comestible que parezca interesar a las avispas.
3. Aplica este tratamiento según se necesite.

BÁLSAMO DE ALBAHACA Y ÁRBOL DEL TÉ PARA PICADURAS DE AVISPA

Para 1 tratamiento

Con frecuencia, las picaduras de avispa son profundas y dolorosas. Aunque el aguijón de la avispa no se queda clavado en la piel, a diferencia del de las abejas, a veces rasga la carne. Utiliza este bálsamo para detener el dolor mientras evitas las infecciones.

1 gota de aceite esencial de albahaca   1 gota de aceite esencial de árbol
                                             del té

1. Pon los aceites esenciales de albahaca y árbol del té en un cuenco pequeño de cristal y agita para mezclarlos.
2. Con las yemas de los dedos, pon la mezcla sobre el lugar de la picadura.
3. Aplica este tratamiento una vez por hora hasta que remita el dolor.

Picaduras de garrapata

A diferencia de los demás insectos, las garrapatas se agarran firmemente a la piel, donde se alimentan de sangre durante un gran período de tiempo. La mayoría de las garrapatas no transmiten enfermedades, y como mucho experimentarás enrojecimiento e irritación después de una picadura. Controla tu salud después de una picadura de garrapata, ya que si te transmiten alguna enfermedad, esta puede tardar varias semanas en manifestarse. Si crees que has contraído una enfermedad por una picadura de garrapata, ponte en contacto inmediatamente con tu médico, ya que es posible que se desarrollen complicaciones que pueden poner en riesgo tu vida.

TRATAMIENTO NETO DE NIAULÍ

El aceite esencial de niaulí detiene la punzada y el picor que pueden acompañar a una picadura de garrapata, a la vez que evitan la infección y la inflamación. Con las yemas de los dedos, pon una gota de aceite esencial de niaulí sobre la zona afectada después de haber quitado la garrapata. Aplica este tratamiento según se necesite hasta que remita la irritación.

TRATAMIENTO NETO DE ÁRBOL DEL TÉ

El aceite esencial de árbol del té detiene el picor y la hinchazón que pueden acompañar a una picadura de garrapata, a la vez que evita la infección y la inflamación. Con las yemas de los dedos, pon una gota de aceite esencial de árbol del té sobre la zona afectada después de haber quitado la garrapata. Aplica este tratamiento según se necesite hasta que remita la irritación.

Pie de atleta

Picor, quemazón y piel escamosa, amarilla o engrosada son los síntomas principales del pie de atleta. Se provoca por el ácaro minador de la tiña, y esta infección cutánea es altamente contagiosa. Afortunadamente, responde muy bien al tratamiento con aceites esenciales. Las infecciones bacterianas profundas se presentan a veces en casos graves de pie de atleta. Busca asistencia médica si tus síntomas empeoran o no responden a los remedios naturales

TRATAMIENTO ANTIFÚNGICO DE ÁRBOL DEL TÉ

Para 10 tratamientos

El aceite esencial de árbol del té es un potente agente antifúngico y se utiliza frecuentemente para combatir el pie de atleta. Para un alivio más rápido, utiliza este remedio en cuanto notes que empiezan a desarrollarse los síntomas.

15 ml de aceite portador

30 gotas de aceite esencial de árbol del té

1. Pon el aceite portador y el aceite esencial de árbol del té en una botella de cristal de color oscuro y agita bien para mezclarlos.
2. Con una bolita de algodón, pon dos o tres gotas de la mezcla sobre la zona afectada.
3. Aplica este tratamiento dos veces al día hasta que remitan los síntomas. Puedes acelerar el proceso de curación si dejas los pies expuestos al aire libre lo más frecuentemente que puedas.

· ·

El aceite esencial de árbol del té elimina muchos virus, hongos y bacterias por contacto. Hay numerosos estudios que han demostrado que el aceite esencial de árbol del té es eficaz contra un amplio abanico de virus, hongos y bacterias comunes, incluso el hongo que provoca el pie de atleta. Puedes utilizar este remedio con confianza para esta y muchas otras dolencias comunes.

· ·

BÁLSAMO CALMANTE DE CALÉNDULA Y ÁRBOL DEL TÉ

Para 10 tratamientos

Utiliza este remedio para curar las dolorosas grietas en la piel a la vez que combates el pie de atleta. El aceite esencial de árbol del té es el mejor remedio natural para combatir el hongo que lo provoca; sin embargo, puede sustituirse por aceite esencial de lavanda, limón o mirra en un apuro. El aceite portador de caléndula de este tratamiento calma y acelera la curación, y no debe reemplazarse por otro aceite portador alternativo.

15 ml de aceite esencial de caléndula,   30 gotas de aceite esencial de árbol
   con 20 o 30 gotas más   del té

1. Pon 15 ml de aceite de caléndula y el aceite esencial de árbol del té en una botella de cristal de color oscuro y agita bien para mezclarlos.
2. Con una bolita de algodón, pon dos o tres gotas de la mezcla sobre la zona afectada.
3. Con las yemas de los dedos, ve vertiendo el reto de las gotas de aceite de caléndula encima del tratamiento.
4. Aplica este tratamiento dos o tres veces al día hasta que remitan los síntomas.

Piel envejecida

Con la piel envejecida llega una pérdida de elasticidad, además de cambios en el color y la textura de la piel. Con frecuencia aumenta la sensibilidad, así como la sequedad. Mantener la piel hidratada, evitar excesos en la exposición al sol e ingerir una dieta sana hacen mucho para mantener la piel con su mejor aspecto cuando uno envejece. Consulta con un dermatólogo si hay señales presentes de cáncer de piel, como lunares multicolores o de mayor diámetro que un lápiz.

TERAPIA DE CIPRÉS BAJO LOS OJOS

Para 1 tratamiento

La fuerte cualidad astringente del aceite esencial de ciprés lo hace ideal para reducir las bolsas y los círculos oscuros que tienden a aparecer bajo los ojos.

2 gotas de aceite portador de coco   2 gotas de aceite esencial de ciprés
   (otras posibilidades: incienso,
   geranio, mirra y sándalo)

1. En un cuenco pequeño, o en la palma de la mano, pon el aceite portador de coco y el aceite esencial de ciprés.
2. Tras limpiar bien la zona bajo los ojos, utiliza una bola de algodón o las yemas de los dedos para poner suavemente la mezcla.
3. Aplica este tratamiento una vez al día a la hora de ir a dormir hasta que los síntomas remitan.

SUERO DE JAZMÍN Y GERANIO

Para 30-40 tratamientos

Los aceites esenciales de jazmín y geranio equilibran la piel y aumentan la suavidad, a la vez que disminuyen la apariencia de las arrugas. Este suero puede guardarse hasta un año.

30 g de aceite portador de argán

30 gotas de aceite esencial de geranio

30 gotas de aceite esencial de jazmín

1. Pon el aceite portador de argán con los aceites esenciales de jazmín y geranio en una botella de cristal de color oscuro dotada de un reductor de orificio y agita para mezclarlos.
2. Con un disco de algodón o las yemas de los dedos, pon la mezcla en la zona facial, el cuello y el escote. Utiliza solo la cantidad suficiente de la mezcla de manera que la piel la absorba.
3. Aplica el tratamiento una vez al día al ir a dormir. Entre uso y uso, guarda la botella en un lugar oscuro y fresco.

Piel grasa

La piel produce grasa para protegerse de los elementos exteriores que pueden provocar sequedad. Cuando se produce demasiada grasa, la piel tiene aspecto brillante y se siente incómodamente pesada. Aunque la piel grasa es principalmente una molestia cosmética, pueden presentarse complicaciones como el acné.

TÓNICO FACIAL DE HINOJO

Para 24 tratamientos

El hinojo es una incorporación excelente a un tónico facial, ya que sus propiedades antisépticas lo convierten en una buena herramienta para detener las pequeñas infecciones que acompañan a menudo a una piel excesivamente grasa.

30 ml de gel de hamamelis

8 gotas de aceite esencial de hinojo

1. Pon el gel de hamamelis y el aceite esencial de hinojo en una botella de cristal de color oscuro y agita bien para mezclarlos.
2. Con una almohadilla o disco de algodón, pon unas pocas gotas de la mezcla sobre la cara y demás zonas grasas.
3. Aplica este tratamiento un máximo de dos veces al día. Agita la botella antes de cada aplicación.

TÓNICO EQUILIBRADOR DE CÍTRICOS

Para 24 tratamientos

Los aceites esenciales de pomelo y limón son astringentes fuertes que ayudan a equilibrar la piel y eliminan la grasa excesiva. Si esta receta te seca la piel demasiado, reemplaza el vodka por gel de hamamelis o agua. No utilices este tratamiento en los niños.

30 ml de vodka   5 gotas de aceite esencial de limón
7 gotas de aceite esencial de pomelo

1. Pon el vodka con los aceites esenciales de pomelo y limón en una botella de cristal de color oscuro y agita bien para mezclarlos.
2. Con una almohadilla o disco de algodón, pon unas pocas gotas de la mezcla sobre la cara y demás zonas grasas.
3. Aplica este tratamiento un máximo de dos veces al día. Agita la botella antes de cada aplicación.

Piel seca

Descamación, picazón, enrojecimiento y un aspecto áspero y ceniciento acompañan a la piel seca. Con frecuencia, la exposición a condiciones medioambientales duras provoca o complica la piel seca, de modo que asegúrate de reducir esa exposición si es posible. Estos hidratantes naturales calman y sanan; el incremento de la ingesta de líquidos también puede aportar alivio.

MEZCLA EQUILIBRANTE DE PALMAROSA

Para 1 tratamiento

El aceite esencial de palmarosa hidrata y equilibra la piel a la vez que estimula la producción de células epiteliales. Es estupendo para tratar la dermatitis, y también es un arma excelente en la batalla contra la piel seca de los codos, las rodillas, las manos y los pies.

3 gotas de aceite esencial de   3 gotas de aceite portador
palmarosa

1. Con las yemas de los dedos, pon el aceite esencial de palmarosa sobre la zona afectada, seguido por el aceite portador.
2. Aplica el tratamiento dos o tres veces al día hasta que la piel seca ya no sea un problema.

ACEITE PARA BAÑO DE LAVANDA Y PACHULÍ

Para 1 tratamiento

Los aceites esenciales de lavanda y pachulí calman la piel inflamada y favorecen la curación y la salud general de la piel. Puedes disfrutar de ellos en un baño o extenderlos sobre zonas grandes de piel seca y áspera para suavizarla en cualquier momento.

2 cucharadas de aceite portador   4 gotas de aceite esencial de pachulí
4 gotas de aceite esencial de lavanda

1. Pon el aceite portador con los aceites esenciales de lavanda y pachulí en un cuenco pequeño de cristal y agitar para mezclarlos.
2. Prepara un baño caliente y vierte la mezcla mientras corre el agua.
3. Sumérgete durante al menos quince minutos. Ten cuidado al salir de la bañera porque puede estar resbaladiza.
4. Aplica este tratamiento una vez al día hasta que remitan los síntomas.

Piojos

Una infestación de piojos puede extenderse rápidamente. Los síntomas son picazón y pequeñas picaduras rojas; las liendres, o huevos de piojo, pueden verse aferradas al pelo, mientras que los piojos adultos y las ninfas pueden ser difíciles de localizar. Si alguien de tu familia tiene piojos, trata a todos los miembros. Busca ayuda profesional si los aceites esenciales no dan resultado.

CHAMPÚ DE GERANIO

Añade aceite esencial de geranio o de geranio rosa a un champú natural para eliminar eficazmente los piojos adultos y las ninfas; tendrás que eliminar las liendres separadamente con un peine de dientes finos (lendrera) para evitar que eclosionen. Pon 120 ml de champú natural con cuarenta gotas de aceite esencial de geranio o geranio rosa en una botella de cristal o en un cuenco pequeño de cristal y remueve para mezclarlos. Pon el champú sobre toda la cabeza y frota vigorosamente. Deja el champú puesto durante diez minutos, con cuidado de que la espuma no caiga en los ojos. Enjuaga y sigue con un acondicionador. Elimina las liendres con la lendrera.

TRATAMIENTO NETO DE ÁRBOL DEL TÉ

El aceite esencial de árbol del té elimina los piojos adultos y las ninfas. Comprueba si hay liendres y quítalas con una lendrera. Pon sobre el cuero cabelludo tanto aceite esencial como se necesite y déjalo puesto durante cuarenta minutos; luego lava el pelo con champú y acondiciónalo. Revisa durante unos días si hay piojos y aplica este tratamiento hasta que hayan sido erradicados.

Piorrea

La piorrea está precedida frecuentemente por la gingivitis y puede tener muchos síntomas, como la hinchazón, el color rojo intenso o morado, el dolor, las hemorragias, el mal aliento y el retroceso de las encías. Colaboran en ella el tabaco, no cepillarse los dientes ni utilizar hilo dental y una dieta inadecuada. Si la piorrea no responde a la mejora de la higiene y al tratamiento, consulta con el dentista.

SUCCIÓN DE ACEITE CON CLAVO

Para 1 tratamiento

La succión de aceite ayuda a eliminar las bacterias, y añadir aceite esencial de clavo al aceite portador puede ayudar a que la piorrea retroceda. Para evitar que lo ingieran accidentalmente, no utilices este remedio en niños menores de doce años.

1 cucharada de aceite portador de coco, oliva o girasol

1 gota de aceite esencial de clavo

1. Pon el aceite portador de coco y el aceite esencial de clavo en un vaso pequeño de cristal y agita para mezclarlos.

2. Enjuágate con la mezcla haciéndola pasar por las encías y por la cara interna de las mejillas; luego utiliza la succión para hacer pasar el aceite por los huecos entre los dientes. Sigue haciendo esto durante el tiempo que puedas: lo ideal es que este tratamiento dure entre diez y quince minutos.

3. Aplica este tratamiento una vez al día, incluso después de que la piorrea se haya eliminado, para que ayude a prevenir la reaparición de la enfermedad.

TRATAMIENTO NETO DE MIRRA

Tratarla a diario con aceite esencial de clavo es una de las formas mejores de detener la piorrea, pero la mirra tiene potentes propiedades antibacterianas que también pueden ser de ayuda. Como parte de un régimen total, utiliza una torunda de algodón para poner aceite esencial de mirra en las encías, al menos una vez al día, hasta que hayan sanado.

Pólipos nasales

Los pólipos nasales son tumores en forma de lágrima que crecen normalmente en la nariz o en las fosas nasales, acompañando frecuentemente al asma o las alergias. Generalmente, los pólipos nasales pequeños pasan inadvertidos, pero los más grandes pueden bloquear el drenaje nasal. A veces se necesita intervención quirúrgica, de manera que consulta con tu médico si parece que los tratamientos naturales no funcionan.

TRATAMIENTO NETO DE INCIENSO

El aceite esencial de incienso es único por su capacidad de detener las bacterias a la vez que ayuda a mantener una piel sana. Debido a que este tratamiento va directo a la nariz, debes estar absolutamente seguro de que no eres sensible al aceite esencial de incienso antes de utilizarlo. Con una torunda de algodón, pon una o dos gotas de aceite esencial de incienso sobre el pólipo. Aplica este tratamiento dos veces al día hasta que haya sido eliminado.

TRATAMIENTO DE ÁRBOL DEL TÉ

El aceite esencial de árbol del té detiene la actividad bacteriana a la vez que ayuda a que los tejidos inflamados se encojan y sanen. Debido a que este tratamiento va directo a la nariz, debes estar absolutamente seguro de que no eres sensible al aceite esencial de incienso antes de utilizarlo. Con una torunda de algodón, pon una o dos gotas de aceite esencial de incienso sobre el pólipo. Aplica este tratamiento dos veces al día hasta que haya sido eliminado.

Posparto

Durante las seis semanas posteriores al parto, tu cuerpo se está curando y adaptando a no estar embarazada. Pueden darse dolencias, dolores de posparto y hemorragias en pequeña cantidad, junto con un cansancio extremo. Si empiezas a sentirte deprimida o si tienes ganas de hacerte daño o hacérselo a tu bebé, busca tratamiento. La depresión posparto necesita una intervención inmediata.

BAÑO DE JAZMÍN Y ROSA

Para 1 tratamiento

Los aceites esenciales de jazmín y rosa favorecen el equilibrio mental, ayudan a aliviar el estrés emocional y calman los nervios crispados, a la vez que aumentan el brillo de la piel y ayudan a curar los tejidos sobrecargados.

1 cucharada de aceite portador   10 gotas de aceite esencial de rosa
10 gotas de aceite esencial de jazmín

1. Pon el aceite portador con los aceites esenciales de jazmín y rosa en un cuenco pequeño de cristal y agita para mezclarlos.
2. Prepara un baño caliente y vierte la mezcla mientras corre el agua.
3. Sumérgete durante al menos quince minutos. Ten cuidado al salir de la bañera porque puede estar resbaladiza.
4. Aplica este tratamiento una o dos veces al día entre dos y seis semanas después del parto.

AEROSOL PARA CUIDADO DEL PERINEO

Para 24 tratamientos

Los aceites esenciales de incienso, helicriso y lavanda ayudan a que el tejido dolorido o dañado del perineo sane más rápido, a la vez que proporciona alivio al dolor de manera natural.

120 ml de agua

24 gotas de aceite esencial de incienso

24 gotas de aceite esencial de helicriso

24 gotas de aceite esencial de lavanda

1. Pon el agua junto con los aceites esenciales de incienso, helicriso y lavanda y agita bien para mezclarlos.
2. Rocía generosamente la zona.
3. Aplica este tratamiento según se necesite hasta la curación. Agita la botella antes de cada aplicación.

Primera dentición

Cuando surgen los dientes primarios en un bebé, la hinchazón, el enrojecimiento, la picazón y el dolor están presentes con mucha frecuencia. Los bebés que están en la primera dentición lloran a menudo, a veces inconsolablemente. Los aceites esenciales calman el dolor y alivian el estrés que se produce en esa etapa.

UNGÜENTO DE CLAVO

Para 24 tratamientos

El aceite esencial de clavo es un potente analgésico que detiene el dolor de la primera dentición. Tiene que diluirse muchísimo para poder utilizarlo en los bebés.

2 cucharadas de aceite portador de oliva

2 gotas de aceite esencial de clavo

1. Pon el aceite portador de oliva y el aceite esencial de clavo en un cuenco pequeño de cristal y agita para mezclarlos.
2. Comprueba con una pizca de la mezcla en tus propias encías para asegurarte de que puedes sentir el clavo, pero que la mezcla no es demasiado acre; ajusta y corrige con más aceite esencial de clavo o añadiendo más aceite portador de oliva si se necesita.
3. Con las yemas de los dedos, aplica la mezcla con moderación a las encías del bebé.
4. Aplica este tratamiento cada una o dos horas según se necesite.

UNGÜENTO DE POMELO

Para 1 tratamiento

El aceite esencial de pomelo es un analgésico eficaz, más suave que el aceite esencial de clavo. Dispersa algo de aceite esencial de lavanda en casa para fomentar la calma y como suplemento a los remedios para la primera dentición.

3 gotas de aceite portador de oliva   1 gota de aceite esencial de pomelo

1. Pon el aceite portador y el aceite esencial de pomelo en un cuenco pequeño de cristal y agita para mezclarlos.
2. Con las yemas de los dedos, pon la mezcla muy moderadamente en las encías del bebé.
3. Aplica este tratamiento cada una o dos horas, según se necesite.

Prostatitis

La prostatitis, a la que a veces se califica simplemente como una infección de la glándula prostática, frecuentemente no es nada más que inflamación. Puede afectar a hombres de cualquier edad, y a veces está relacionada con las infecciones del tracto urinario. Micciones frecuentes, necesidad urgente de orinar y dolor generalizado por la región pélvica son síntomas de la prostatitis. Si están presentes síntomas más graves como ardor, fiebre, escalofríos, náuseas y vómitos, busca atención médica. Si se dejan sin tratar, los casos graves de prostatitis pueden ser fatídicos.

BAÑO DE ENEBRO Y BERGAMOTA

Para 1 tratamiento

Los aceites esenciales de enebro, lavanda y bergamota ayudan a detener el malestar de la prostatitis y alivian la inflamación.

1 cucharada de aceite portador   2 gotas de aceite esencial de
6 gotas de aceite esencial de enebro   bergamota
4 gotas de aceite esencial de lavanda

1. Pon el aceite portador con los aceites esenciales de enebro, lavanda y bergamota en un cuenco pequeño de cristal y agita para mezclarlos.

2. Prepara un baño caliente y vierte la mezcla mientras corre el agua.

3. Sumérgete durante al menos quince minutos. Ten cuidado al salir de la bañera porque puede estar resbaladiza.

4. Aplica este tratamiento un máximo de tres veces al día.

ACEITE SANADOR DE PINO PARA MASAJES

Para 1 tratamiento

El aceite esencial de pino tiene una intensa cualidad calorífica y es un antiséptico eficaz. No dejes que este remedio entre en contacto con tejidos membranosos sensibles.

1 cucharadita de aceite portador   6 gotas de aceite esencial de pino

1. Pon el aceite portador y el aceite esencial de pino en un cuenco pequeño de cristal y agita para mezclarlos.

2. Con las yemas de los dedos, pon la mezcla sobre la zona externa a la próstata y da masajes para que penetre en la piel. Ponerse la mezcla sobre la parte baja de la espalda también puede ser útil.

3. Aplica este tratamiento un máximo de tres veces al día.

Psoriasis

La psoriasis se caracteriza normalmente por parches levantados de piel color rojo vivo cubiertos con escamas sueltas de color blanco o plateado, generalmente en los codos, las rodillas o la espalda. Las hemorragias, las costras y los picores fuertes son comunes, y en algunos casos aparecen uñas agujereadas o descoloridas. Busca atención médica en cuanto notes signos de psoriasis, ya que el tratamiento temprano puede evitar que el problema empeore. Además, busca tratamiento si notas más manchas rojizas, dolor, hinchazón o enrojecimiento de lo normal, o la formación de pus. Utiliza los aceites esenciales como terapia complementaria con el consentimiento de tu médico.

TRATAMIENTO NETO DE SEMILLAS DE ZANAHORIA

El aceite esencial de semillas de zanahoria desintoxica la piel, añade elasticidad y estimula el nuevo crecimiento sano del tejido dañado. Al mismo tiempo, calma el dolor que la psoriasis puede provocar. Pon una pequeña cantidad de aceite esencial de semillas de zanahoria sobre las zonas afectadas, sea utilizando las yemas de los dedos o una almohadilla o disco de algodón. Aplica este tratamiento al menos dos veces al día.

BAÑO DE ENEBRO

Para 1 tratamiento

El aceite esencial de enebro es un fuerte antiséptico y astringente que ayuda a calmar el dolor y el malestar de la psoriasis a la vez que acelera la curación.

1 cucharada de aceite portador   7 gotas de aceite esencial de enebro

1. Pon el aceite portador y el aceite esencial de enebro en un cuenco pequeño de cristal y agita para mezclarlos.
2. Prepara un baño caliente y vierte la mezcla mientras corre el agua.
3. Sumérgete durante al menos quince minutos. Ten cuidado al salir de la bañera porque puede estar resbaladiza.
4. Aplica este tratamiento un máximo de tres veces al día hasta que los síntomas remitan.

Psoriasis del cuero cabelludo

La psoriasis del cuero cabelludo produce áreas levantadas de piel rojiza y escamosa que a veces afecta solo al cuero cabelludo, la frente, la zona de detrás de las orejas y la parte trasera del cuello. Por lo general, va de suave a moderada, y tiende a responder bien al tratamiento con aceites esenciales. En casos graves que presenten lesiones con costras e infecciones, podrías tener que ver a tu médico para que te dé un remedio más fuerte.

TRATAMIENTO CON ACEITE CALIENTE DE SEMILLA DE ZANAHORIA

Para 1 tratamiento

El aceite esencial de semillas de zanahoria acelera la curación, rejuvenece y estimula la piel mientras lucha contra la psoriasis y otras enfermedades dolorosas y que provocan picazón.

| 1 cucharada de aceite portador | 10 gotas de aceite esencial de semillas de zanahoria |

1. Pon el aceite portador y el aceite esencial de semillas de zanahoria en una botella de cristal de color oscuro y agita bien para mezclarlos.
2. Coloca la botella en un recipiente más grande donde tengas unos dos o tres centímetros de agua caliente y déjala allí cinco minutos para que la mezcla de aceites se caliente.
3. Vierte toda la mezcla sobre el cabello humedecido y da masajes suaves para que penetre en la piel.
4. Deja puesto el tratamiento durante al menos treinta minutos; luego lávate con champú, pon acondicionador y péinate el cabello como de costumbre.
5. Aplica este tratamiento un máximo de tres veces al día hasta que los síntomas remitan.

ROCIADO DE ENEBRO PARA EL CUERO CABELLUDO

Para 24 tratamientos

El aceite esencial de enebro ayuda a detener el dolor y el picor asociado con la psoriasis del cuero cabelludo, a la vez que acelera la curación.

| 120 ml de agua | 24 gotas de aceite esencial de enebro |

1. Pon el agua y el aceite esencial de enebro en una botella de cristal de color oscuro dotada con un tapón rociador y agita bien para mezclarlos.
2. Rocía la mezcla sobre la zona afectada después de lavarte la cabeza. Deja que el cabello se seque y péinate como siempre.
3. Aplica este tratamiento dos veces al día hasta que remitan los síntomas.

Pulgas

Las pulgas entran en la casa con las mascotas, o pueden hacer el viaje en los calcetines, los zapatos y las perneras del pantalón. Tratar a tus mascotas y a tu hogar con aceites esenciales naturales es una buena alternativa a las soluciones químicas.

POLVOS DE CITRONELA PARA ALFOMBRAS

Para 1 tratamiento

A las pulgas les encanta esconderse en las alfombras y las moquetas. Ahuyéntalas a la vez que haces más fácil la limpieza con este polvo para alfombras natural y de olor fresco. Los aceites esenciales de citronela y hierba de limón repelen las pulgas, y el bórax actúa como pesticida libre de sustancias químicas.

1 taza de bórax	10 gotas de aceite esencial de hierba
20 gotas de aceite esencial de citronela	de limón

1. Pon el bórax en un cuenco mediano de cristal con los aceites esenciales de citronela y hierba de limón y remueve para mezclarlos.
2. Pasa la mezcla a un recipiente de tapa perforada.
3. Espolvorea el polvo generosamente sobre la alfombra.
4. Deja que el tratamiento esté puesto durante una hora y luego pasa el aspirador.
5. Aplica el tratamiento una vez al día según se necesite.

MASCOTAS LIBRES DE PULGAS

El aceite esencial de lavanda es un repelente natural de pulgas que puede utilizarse en lugar de los tratamientos tóxicos que venden en las tiendas. Como beneficio añadido, la lavanda elimina los hongos y las bacterias que provocan que algunas mascotas emitan un olor desagradable. Pon aceite esencial de lavanda directamente a tu perro o gato echándote de una a tres gotas en la mano y frotándoselas por el pelo. Aplica este tratamiento a diario durante la temporada de pulgas.

Quemaduras

Las quemaduras menores pueden ocurrirle a cualquiera y son fáciles de tratar con aceites esenciales. Los síntomas de una quemadura de primer grado son dolor y enrojecimiento en el lugar de la herida, mientras que las quemaduras de segundo grado lesionan capas más profundas de la piel y pueden ir acompañadas de ampollas. Las de tercer grado lesionan todas las capas de la piel y del tejido subyacente, y las de cuarto grado afectan a estructuras más profundas, como ligamentos, músculos, tendones, vasos sanguíneos, nervios y huesos. Si sospechas que se trata de una quemadura de tercer o cuarto grado, busca tratamiento médico de urgencia inmediatamente. Utiliza los aceites esenciales solo en quemaduras de primer grado; no los emplees en las de segundo, tercer o cuarto grados.

TRATAMIENTO NETO DE LAVANDA

Al aceite esencial de lavanda se lo llama a veces «el equipo de primeros auxilios en una botella», y su capacidad para ayudar a sanar las quemaduras y de reducir o incluso evitar las cicatrices es muy conocida. Cuando se aplica inmediatamente después de sufrir una quemadura menor, elimina el calor y la sensación punzante. Pon la cantidad suficiente de aceite esencial para cubrir la herida. Aplica este tratamiento cada cuatro o seis horas, hasta veinticuatro horas.

• •

El aceite esencial de lavanda cura rápidamente las quemaduras, con frecuencia sin dejar cicatrices. Este importante descubrimiento se realizó a principios del siglo XX, cuando el químico francés René-Maurice Gattefossé se quemó la mano en su laboratorio. La sumergió en el contenedor de líquido que estaba más cerca, que por casualidad era de aceite esencial de lavanda. Para su asombro, el dolor remitió rápidamente y no quedó cicatriz alguna.

• •

EVITA LAS CICATRICES CON HELICRISO

Cuando una quemadura empiece a sanar, debería ponerse aceite esencial de helicriso para estimular la sanación posterior. Este aceite esencial es único por su capacidad de acelerar la regeneración de los tejidos, lo que es una razón para que se lo utilice a menudo para reducir las cicatrices o incluso evitarlas. Pon de una a tres gotas de aceite esencial de helicriso sobre la zona quemada de una a tres veces al día durante una semana.

Quemaduras solares

Las quemaduras solares se producen cuando los rayos ultravioleta del sol penetran en la piel, lo que provoca dolor y enrojecimiento. Aunque es mejor prevenirlas limitando la exposición al sol, son un problema corriente que puede ser difícil de evitar. Busca tratamiento médico si se presentan hinchazón y dolor grave o fiebre. En algunos casos, después de quemaduras graves se sufren infecciones de la piel que necesitan intervención médica.

ROCIADO REFRESCANTE DE MENTA FUERTE

Para 24 tratamientos

El aceite esencial de menta fuerte ayuda a refrescar las quemaduras solares a la vez que actúan como un analgésico suave. Este rociado no debe utilizarse sobre piel que tenga ampollas.

120 ml de agua

10 gotas de aceite esencial de menta fuerte

1. Pon el agua y el aceite esencial de menta fuerte en una botella de cristal de color oscuro dotada con un tapón rociador y agita bien para mezclarlos.
2. Rocía la mezcla sobre la zona afectada y deja que se seque al aire antes de ponerte la ropa.
3. Aplica este tratamiento como se necesite hasta que desaparezca la quemadura. Agita bien la botella antes de cada aplicación.

AEROSOL CALMANTE DE LAVANDA Y ÁRBOL DEL TÉ

Para 24 tratamientos

Los aceites esenciales de lavanda y árbol del té ayudan a detener el dolor de la quemadura a la vez que tratan la piel en riesgo de daños. Utiliza este tratamiento lo más rápido posible después de una quemadura solar para conseguir los mejores resultados.

120 ml de agua
30 gotas de aceite esencial de lavanda

20 gotas de aceite esencial de árbol del té

1. Pon el agua con los aceites esenciales de lavanda y árbol del té en una botella de cristal de color oscuro dotada de un tapón rociador y agita bien para mezclarlos.
2. Rocía la mezcla sobre la zona afectada y deja que se seque al aire antes de ponerte la ropa.

3. Aplica este tratamiento según se necesite hasta que desaparezca la quemadura solar. Agita la botella antes de cada aplicación.

Queratosis pilaris

A la queratosis pilaris se la conoce a menudo simplemente como «piel de gallina» y es una enfermedad de la piel caracterizada por protuberancias en la piel, normalmente en la zona trasera de la parte superior de los brazos y los muslos. En muchos casos la picazón y la piel seca acompañan a las protuberancias, que por lo general son un problema cosmético más que médico. Busca atención profesional si se presenta enrojecimiento grave, inflamación o infección.

BAÑO DE GERANIO Y CÍTRICOS

Para 1 tratamiento

Una buena hidratación es fundamental para reducir el aspecto de la queratosis pilaris. Hidrata la piel antes de utilizar cualquier clase de exfoliante, ya que ello ayudará a eliminar los tapones de sebo de los poros y los folículos pilosos. El aceite esencial de geranio aborda la inflamación y mejora el tono de la piel, y los aceites esenciales de limón y tangerina ayudan a suavizarla antes de la exfoliación. Utiliza aceites esenciales de bergamota, lima o naranja para reemplazar a los de limón o tangerina si lo deseas.

1 cucharada de aceite portador
6 gotas de aceite esencial de geranio
6 gotas de aceite esencial de limón
6 gotas de aceite esencial de tangerina

1. Pon el aceite portador con los aceites esenciales de geranio, limón y tangerina en un cuenco pequeño de cristal y agita bien para mezclarlos.
2. Prepara un baño caliente y vierte la mezcla mientras corre el agua.
3. Sumérgete durante al menos quince minutos.
4. Utiliza una esponja vegetal o alguna fibra natural para exfoliar la piel después del baño.
5. Dúchate para eliminar la piel muerta. Ten cuidado al permanecer de pie en la bañera porque puede estar resbaladiza.
6. Aplícate este tratamiento una vez al día hasta que remitan los síntomas, o continúa el tratamiento como medida preventiva.

EXFOLIANTE DE MANDARINA Y TAGETE
Para 1 tratamiento

El aceite esencial de mandarina ayuda a hidratar y calmar la piel durante el proceso de la exfoliación. El aceite esencial de tagete tiene fuertes propiedades antimicrobianas que lo hacen ideal para incluirlo en este exfoliante. Si no tienes ninguno a mano, utiliza aceite esencial de árbol del té en su lugar. Evita la exposición al sol durante al menos doce horas después de este tratamiento, ya que los aceites esenciales de tagete y mandarina provocan fotosensibilidad.

2 cucharadas de aceite portador

4 gotas de aceite esencial de mandarina

2 gotas de aceite esencial de tagete

½ taza de azúcar granulado

1. Pon el aceite portador con los aceites esenciales de mandarina y tagete en un cuenco pequeño de cristal y agita para mezclarlos.
2. Añade el azúcar y remueve para mezclarlos.
3. Prepara un baño caliente y sumérgete en él durante al menos quince minutos.
4. Con las yemas de los dedos o con una toallita, pon el exfoliante sobre la zona afectada y da masajes con presión de media a firme en movimientos circulares; enjuágate luego. Ten cuidado al salir de la bañera, porque puede estar resbaladiza.
5. Aplica este tratamiento cada tres o cuatro días hasta que haya remitido la queratosis pilaris.

Quistes

Los quistes son estructuras cerradas de la piel semejantes a bolsas o cápsulas. Pueden estar llenos de líquido, de material gaseoso o de materia semisólida, y pueden encontrarse en cualquier lugar del cuerpo. Los quistes pueden ser casi microscópicos, aunque algunos de ellos pueden hacerse muy grandes. La mayoría son benignos y se originan por bloqueos; otros están causados por enfermedades graves, como el cáncer. Consulta con tu médico si un quiste empeora en lugar de responder al tratamiento.

TRATAMIENTO NETO DE INCIENSO

El aceite esencial de incienso es un antiséptico fuerte que también ayuda a sanar las pieles dañadas. Es más eficaz cuando se lo aplica neto, aunque también puede diluirse con una cantidad igual de aceite portador antes de utilizarlo. Lava el quiste con agua y jabón, y luego seca la piel a palmaditas. Aplica una o dos gotas de aceite esencial de incienso y deja que penetre en la piel.

Aplica este tratamiento hasta tres veces al día, hasta que el quiste mejore y disminuya.

POMADA DE POMELO Y TOMILLO

Para 1 tratamiento

El aceite esencial de pomelo ayuda a eliminar toxinas y a reducir la oleosidad de la piel, y el de tomillo es un antiséptico fuerte que actúa también como estimulante de la circulación sanguínea.

1 gota de aceite esencial de pomelo   2 gotas de aceite portador (optativo)

1 gota de aceite esencial de tomillo

1. Con las yemas de los dedos, pon el aceite esencial de pomelo sobre el quiste, seguido por el aceite esencial de tomillo y luego por el aceite portador (si se utiliza).
2. Aplica este tratamiento cuatro veces al día hasta que remitan los síntomas.

Rabietas

Las rabietas no son un mal comportamiento por parte de los niños. En lugar de eso, esos arrebatos son manifestaciones espontáneas y accidentales de frustración y de rabia que ocurren habitualmente cuando el niño está demasiado cansado. Aunque lo mejor es prevenir o eliminar lo que las desencadena, los aceites esenciales pueden ayudar a calmar a una criatura estresada. Si muerde o da golpes o patadas a ti o a los demás durante las rabietas, eso se le podría achacar a un problema psicológico subyacente. Busca ayuda profesional si tu hijo expresa frecuentemente una furia descontrolada.

DISPERSA YLANG-YLANG

El aceite esencial de ylang-ylang ayuda a la mente a tratar con las emociones alborotadoras y reemplaza los sentimientos de estrés, frustración y rabia con una calma relajada. Dispersa aceite esencial de ylang-ylang en la habitación donde el niño tenga la rabieta. Si no dispones de un difusor, haz un rociador sencillo mezclando 120 ml de agua con veinticuatro gotas de aceite esencial de ylang-ylang. Utilízalo en casa según se necesite, en el automóvil y donde sea que tú y tu pequeño paséis tiempo.

OSITO DE PELUCHE DE ROSA

Para 1 tratamiento

El aceite esencial de rosa aplaca el miedo, relaja la tensión nerviosa, alivia el estrés y ayuda a la mente a superar las emociones alteradas.

1 osito o animal de peluche favorito — 2 gotas de aceite esencial de rosa

1. Ponle unos toques de aceite esencial al osito de peluche y dáselo al niño.
2. Aplica este tratamiento según sea necesario para fomentar un hogar tranquilo y armonioso.

Radioterapia

La radioterapia puede provocar varios efectos secundarios, que van desde las náuseas y el cansancio, hasta la pérdida del cabello y los problemas en la piel. Los aceites esenciales no tienen el propósito de reemplazar a la radioterapia; más bien son herramientas que aportan bienestar y reducen el estrés que puede hacer que los efectos secundarios sean peores.

DISPERSA INCIENSO

El aceite esencial de incienso tiene un fuerte efecto positivo sobre la mente, ya que ayuda a aliviar la ansiedad y a mantener a raya la depresión. Puede contribuir a que dejes de concentrarte en el miedo y pongas más atención a las cosas buenas de la vida. Dispersa aceite esencial de incienso en la zona donde pases más tiempo y llévalo contigo en un colgante de aromaterapia. También puedes poner dos o tres gotas en la bañera, donde, como beneficio añadido, te ayuda a mantener flexible la piel dañada.

ACEITE HIDRATANTE DE GERANIO Y ROSA

Para 8 tratamientos

Los aceites esenciales de geranio y rosa nutren la piel y favorecen un aumento de la elasticidad, a la vez que sus fragancias calman y elevan la mente. Este tratamiento no va a impedir que la radiación o la quimioterapia cambien tu piel, pero pueden ayudarte a tratar con los cambios que ocurran.

120 ml de aceite portador

16 gotas de aceite esencial de geranio

16 gotas de aceite esencial de rosa

1. Pon el aceite portador con los aceites esenciales de geranio y rosa en una botella de cristal de color oscuro y agita bien para mezclarlos.
2. Con las yemas de los dedos, ponte una cucharada de la mezcla por el cuerpo después del baño o la ducha, y da masajes para que penetre en la piel.
3. Aplica este tratamiento una vez al día según se necesite.

Reflujo ácido

El reflujo ácido se da cuando el ácido estomacal se desplaza del estómago al esófago. Esto ocurre cuando un anillo de músculo, conocido como esfínter esofágico inferior (cardias), falla a la hora de cerrarse completamente o se abre demasiado a menudo. Si el reflujo ácido se sufre más de dos veces por semana, podrías tener la enfermedad del reflujo gastroesofágico; visita a tu médico si ese es el caso, ya que síntomas graves podrían indicar la presencia de una hernia de hiato.

MASAJE ABDOMINAL

Para entre 5 y 10 tratamientos

Este remedio relaja los músculos a la vez que atenúa el malestar. Si padeces de reflujos ácidos frecuentes, puedes preparar una tanda grande hasta dos semanas antes. Los epilépticos y las embarazadas deben evitar este tratamiento.

2 cucharaditas de aceite portador

4 gotas de aceite esencial de eucalipto

4 gotas de aceite esencial de hinojo

2 gotas de aceite esencial de menta fuerte

1. Pon el aceite portador con los aceites esenciales de eucalipto, hinojo y menta en una botella de cristal de color oscuro y agita bien para mezclarlos.
2. Con las yemas de los dedos, frota varias gotas de la mezcla sobre la zona abdominal superior cuando ataque el reflujo ácido.
3. Aplica el tratamiento como se necesite. Entre uso y uso, guarda la botella en un lugar fresco y oscuro.

Reflujo gastroesofágico

El reflujo gastroesofágico se caracteriza por acidez permanente, dolor de garganta, náuseas, regurgitación de alimentos, dolor de pecho y tos crónica. Responde bien a los remedios naturales, cuando se combina con la eliminación de los desencadenantes, como los alimentos grasos o especiados. Si los síntomas persisten o empeoran, consulta con tu médico, ya que puede llevar a enfermedades gastrointestinales más graves.

DIGIERE CON INCIENSO

El aceite esencial de incienso es un agente digestivo con prestigio que ayuda a aliviar y calmar el cuerpo y la mente. Date un masaje con unas cuantas gotas de aceite esencial de incienso sobre la garganta y la parte alta del pecho cuando tengas un incidente de reflujo gastroesofágico. Siéntate derecho, o échate sobre el costado izquierdo, para mantener en su sitio al ácido gástrico mientras el aceite esencial de incienso se pone manos a la obra.

Repelente de insectos

Los mosquitos, los jejenes, los ácaros rojos y demás insectos a veces portan enfermedades, y sus picaduras son dolorosas y molestas. Estos repelentes naturales de insectos son alternativas excelentes a los aerosoles y cremas cargados de sustancias químicas que se venden comercialmente.

AEROSOL DE CITRONELA

Para 24 tratamientos

La citronela repele a la mayoría de los insectos; es un repelente de insectos tan eficaz que se utiliza en varios productos disponibles comercialmente.

120 ml de agua

24 gotas de aceite esencial de citronela

1. Pon el agua y el aceite esencial de citronela en una botella de cristal de color oscuro con tapa para aerosoles y agita para mezclarlos.
2. Rocía sobre la piel expuesta al aire y sobre la ropa antes de salir al exterior.
3. Aplica este tratamiento según se necesite, evitando la zona de los ojos. Agita la botella antes de cada aplicación.

AEROSOL DE GERANIO Y PACHULÍ

Para 24 tratamientos

El aceite esencial de geranio contiene geraniol, que utilizan muchos fabricantes en la producción de repelentes naturales de insectos. El aceite esencial de pachulí tiene una larga tradición histórica como repelente eficaz de insectos, y presta una fragancia agradable a esta deliciosa mezcla.

120 ml de agua

24 gotas de aceite esencial de geranio

24 gotas de aceite esencial de pachulí

1. Pon el agua con los aceites esenciales de geranio y pachulí en una botella de cristal de color oscuro con tapón para aerosoles y agita bien para mezclarlos.
2. Rocía la mezcla sobre la piel expuesta al aire y la ropa antes de salir al exterior.
3. Aplica este tratamiento como se necesite, evitando la zona de los ojos. Agita la botella antes de cada aplicación.

Resfriados

Abundante mucosidad, estornudos, congestión y tos son algunos de los síntomas más comunes del resfriado. Lo más frecuente es que vayan precedidos por dolor de garganta. El resfriado común lo provoca un virus para el que no hay cura, y a menudo se acompaña de cansancio, dolor de cabeza y un poco de fiebre, aunque podrían no presentarse todos esos síntomas. Los síntomas del resfriado responden por lo general muy bien al tratamiento con aceites esenciales.

TRATAMIENTO DE VAPOR DE ALCANFOR

Para 1 tratamiento

El aroma fuerte y penetrante del alcanfor ayuda a aclarar los pulmones, suaviza la tos y favorece la relajación. Este tratamiento de vapor ayuda a distribuirlo directamente a los pulmones. También puede dispersarse en la habitación donde pases la mayor parte del tiempo.

3 tazas de agua caliente   2 gotas de aceite esencial de alcanfor

1. Pon el agua caliente y el aceite esencial de alcanfor en un cuenco poco profundo o una palangana.
2. Siéntate cómodamente, cúbrete la cabeza con una toalla sobre el cuenco y respira profundamente durante tres o cuatro minutos; sal a respirar aire fresco según lo necesites.
3. Aplica el tratamiento una vez al día durante el tiempo que dure el resfriado.

LINIMENTO DE EUCALIPTO Y PINO

Para 5 tratamientos

El penetrante aroma y la acción despejante de los aceites esenciales de eucalipto y pino ayudan a eliminar la congestión del pecho mientras limpian las fosas nasales. Este linimento puede utilizarse también como aceite para baño. Ten cuidado al salir de la bañera, porque puede estar resbaladiza.

75 ml de aceite portador   10 gotas de aceite esencial de pino
10 gotas de aceite esencial de
  eucalipto

1. Pon el aceite portador con los aceites esenciales de eucalipto y pino en una botella de cristal de color oscuro y agita bien para mezclarlos.
2. Con las yemas de los dedos, aplica una cucharada de la mezcla sobre la zona del pecho y da masaje para que penetre en la piel. Cubre la mezcla con un paño suave para que ayude a la penetración y la mantenga en su sitio.
3. Aplica este tratamiento un máximo de tres veces al día, hasta que remitan los síntomas.

Rosácea

A la rosácea se la denomina a veces acné de adultos, debido a los granos que frecuentemente la acompañan. La rosácea puede provocar dolor y quemazón en la zona de los ojos, y a veces puede llevar a que la piel facial se ponga áspera y se engrose. Los aceites esenciales ayudan a aliviar los síntomas de la rosácea, sobre todo cuando se utilizan en combinación con otras terapias, como los tratamientos con láser y con luz.

TRATAMIENTO DE GERANIO NETO

El aceite esencial de geranio calma y cura la piel afectada y es particularmente útil para suavizar la piel engrosada. Ponte una pequeña cantidad en la cara después de lavarte, pero antes de hidratarte. Aplica este tratamiento una vez al día para ayudar a aliviar los síntomas. Puedes utilizar aceite esencial de geranio rosa si no tienes aceite esencial de geranio.

BÁLSAMO DE INCIENSO Y HELICRISO

Para 1 tratamiento

El aceite esencial de helicriso ayuda a calmar y a sanar la piel dañada, y el aceite esencial de incienso elimina las bacterias y ayuda en la curación.

3 gotas de aceite esencial de incienso   3 gotas de aceite esencial de helicriso

1. Pon los aceites esenciales de incienso y helicriso en un cuenco pequeño de cristal y agita para mezclarlos.
2. Con las yemas de los dedos, pon la mezcla sobre las zonas afectadas.
3. Aplica este tratamiento al menos una vez al día después de lavarte la cara y antes de hidratarla.

Sabañones

Los sabañones, también conocidos como *frieras*, aparecen tras la exposición a condiciones frías y húmedas. Se presentan por lo general como puntos pequeños, hinchados y que pican en los dedos de las manos y los pies, en las orejas y en la nariz.

TRATAMIENTO CALMANTE DE CAPAS DE ACEITE

Para 1 tratamiento

Los aceites esenciales de helicriso, lavanda y mirra ayudan a calmar el malestar que acompaña a los sabañones, a la vez que aceleran su curación y ayudan a evitar las infecciones.

1 gota de aceite esencial de lavanda	2 gotas de aceite portador (3 gotas si
1 gota de aceite esencial de mirra	tienes la piel sensible)
1 gota de aceite esencial de helicriso	

1. Con las yemas de los dedos, aplica el aceite esencial de lavanda sobre la zona afectada, seguido por el aceite esencial de mirra y después por el aceite esencial de helicriso.
2. Cubre los aceites esenciales con el aceite portador.
3. Aplica este tratamiento un máximo de cuatro veces al día, hasta que se curen los sabañones.

ACEITE DE BAÑO CALMANTE DE GERANIO ROSA

Para 5 tratamientos

Los baños calientes estimulan la circulación sanguínea, mientras que los aceites esenciales de pimienta negra, lavanda y geranio rosa favorecen la curación y evitan las infecciones.

75 ml de aceite portador de caléndula	6 gotas de aceite esencial de lavanda
6 gotas de aceite esencial de pimienta negra	6 gotas de aceite esencial de geranio rosa

1. Pon el aceite portador de caléndula con los aceites esenciales de pimienta negra, lavanda y geranio rosa en una botella de cristal de color oscuro y agita bien para mezclarlos.
2. Prepara un baño caliente y pon una cucharada de la mezcla en el agua cuando corra.
3. Sumérgete durante al menos quince minutos. Ten cuidado al salir de la bañera porque puede estar resbaladiza.
4. Aplica este tratamiento una vez al día hasta que se curen los sabañones. Para un alivio añadido, utiliza las yemas de los dedos para poner unas cuantas gotas

de esta mezcla directamente sobre los sabañones después de salir de la bañera, si lo deseas. Entre uso y uso, guarda la botella en un lugar oscuro y fresco.

Salud mental

Todo el mundo tiene sus altos y sus bajos; de hecho, se calcula que el 22 % de los estadounidenses están afectados por problemas de salud mental. Plantéate utilizar aceites esenciales para reafirmar tu bienestar mental, tanto si tomas medicamentos con receta como si no.

DISPERSA PALISANDRO

El aceite esencial de palisandro equilibra tanto el cuerpo como la mente, eleva el ánimo, ayuda con los dolores de cabeza y estimula el sistema inmunitario. Dispersa de tres a cinco gotas de aceite esencial de palisandro en la zona donde pases más tiempo y pon una o dos gotas en un colgante de aromaterapia para sacar partido de sus beneficios a lo largo del día. El aceite esencial de palisandro también es de ayuda para una meditación eficaz.

TRATAMIENTO EQUILIBRADOR DE ROMERO Y SALVIA

Para 1 tratamiento

Los aceites esenciales de romero y salvia se aúnan para calmar los nervios, aliviar los sentimientos de depresión y mejorar la función mental en general. Esta mezcla es espectacular para dispersarla cuando se trabaja; agudiza la concentración y favorece una actitud positiva. Mezcla tres gotas de aceite esencial de romero con tres gotas de aceite esencial de salvia en un cuenco pequeño de cristal y dispersa la mezcla. También puedes añadir una o dos gotas de la mezcla a la bañera o a una toallita colocada en el suelo de la ducha.

• •

Permanece calmado y alerta con romero. En un estudio llevado a cabo en la Facultad de Medicina de la Universidad de Miami, los participantes descubrieron que eran capaces de completar cálculos matemáticos rápidamente y con acierto cuando utilizaban aceite esencial de romero. Se ha demostrado que aumenta la relajación y la lucidez, a la vez que alivia la ansiedad.

• •

Sarna

La sarna la provocan pequeños ácaros que se meten en la piel minándola y provocan un picor extremo. Si se deja sin tratar pueden desarrollarse infecciones y llagas abiertas. Como la sarna es altamente contagiosa, debería tratarse a todos los miembros de la familia en cuanto se descubra la infestación. Por lo general, el picor continúa de dos a cuatro semanas después de haber concluido el tratamiento. Si los síntomas recurren o empeoran, ponte en contacto con tu médico, ya que podrías necesitar un tratamiento más fuerte para erradicar los ácaros.

UNGÜENTO DE MENTA FUERTE

Para 1 tratamiento

El aceite esencial de menta fuerte elimina los ácaros de la sarna a la vez que alivia el picor y la quemazón que acompañan a los parásitos. Este tratamiento podría ser demasiado fuerte para quienes tengan la piel sensible, en cuyo caso puede utilizarse en su lugar el tratamiento con aceite esencial de árbol del té y lavanda.

1 cucharadita de aceite portador

20 gotas de aceite esencial de menta fuerte

1. Pon el aceite portador y el aceite esencial de menta fuerte en un cuenco pequeño de cristal y agita para mezclarlos.
2. Con las yemas de los dedos, aplica la mezcla sobre la zona afectada.
3. Aplica este tratamiento de una a tres veces al día durante tres días.

ROCIADO DE ÁRBOL DEL TÉ Y LAVANDA

Para 16 tratamientos

Normalmente, el aceite esencial de árbol del té elimina los ácaros de la sarna en dos o tres días, y el aceite esencial de lavanda ayuda a acelerar la curación.

1 cucharadita de aceite esencial de árbol del té

1 cucharadita de aceite esencial de lavanda

1. Pon los aceites esenciales de lavanda y árbol del té en una botella de cristal de color oscuro dotada de un tapón rociador y agita bien para mezclarlos.
2. Rocía la mezcla sobre el área afectada.
3. Aplica este tratamiento dos o tres veces al día de dos a tres días.

Sarpullido del pañal

El sarpullido del pañal hace que los bebés lo pasen mal. Los casos leves simplemente presentan enrojecimiento y picor, y responden muy rápidamente al tratamiento y la mejora de la higiene. Los casos más complicados pueden ser muy dolorosos e implican la aparición de ampollas. Si sospechas que puede estar desarrollándose una infección, consulta con el pediatra.

BÁLSAMO CALMANTE DE MIRRA

Para 15 tratamientos

El aceite esencial de mirra contiene elementos antifúngicos y antibacterianos, y también tiene un efecto calmante en la piel dolorida.

5 cucharadas de aceite portador de coco

1 gota de aceite esencial de mirra

1. Pon el aceite portador de coco y el aceite esencial de mirra en un tarro de cristal de boca ancha con tapa y agita para mezclarlos.
2. Con las yemas de los dedos, pon una cucharada del bálsamo sobre el trasero limpio y seco del bebé después de un cambio de pañales.
3. Aplica este tratamiento después de cada cambio de pañales hasta que remitan los síntomas. Si se desea, puede emplearse como medida preventiva.

BÁLSAMO CALMANTE DE LAVANDA Y CAMOMILA PARA BEBÉS

Para 30 tratamientos

Los aceites esenciales de lavanda y camomila calman y curan la piel delicada, a la vez que el aceite portador de coco crea una barrera contra más irritaciones. El aceite de jojoba puede utilizarse como aceite portador si el de coco no está disponible.

10 cucharadas de aceite portador de coco

1 gota de aceite esencial de lavanda

1 gota de aceite esencial de camomila romana

1. Pon el aceite portador de coco con los aceites esenciales de lavanda y camomila romana en un tarro de cristal de boca ancha con tapa y agita para mezclarlos.

2. Con las yemas de los dedos, pon una cucharadita del bálsamo sobre el trasero limpio y seco del bebé después de un cambio de pañales.

3. Aplica este tratamiento después de cada cambio de pañales hasta que remitan los síntomas. Si se desea, puede emplearse como medida preventiva.

Sarpullido por el calor

El sarpullido por el calor, llamado también erupción, afecta normalmente a las zonas del cuerpo que están cubiertas por la ropa. Este sarpullido se manifiesta en forma de granitos muy pequeños, y aunque típicamente afecta a los bebés, también puede afectar a los niños y los adultos, sobre todo en climas cálidos y húmedos. Vigila cualquier hinchazón, pus, marcas rojas y ganglios linfáticos inflamados, junto con fiebre de pocas décimas o más alta; si se presenta alguno de estos síntomas, puede tratarse de una infección y se necesita atención médica.

BAÑO CALMANTE PARA LA PIEL DE EUCALIPTO Y LAVANDA

Para 1 tratamiento

El eucalipto, la lavanda y el bicarbonato sódico se aúnan en este tratamiento de baño calmante, que alivia el picor feroz y la inflamación que acompañan al sarpullido por el calor.

1 taza de bicarbonato sódico

4 gotas de aceite esencial de eucalipto

4 gotas de aceite esencial de lavanda

1. Pon el bicarbonato sódico con los aceites esenciales de eucalipto y lavanda en un cuenco mediano de cristal y agita para mezclarlos.

2. Prepara un baño caliente y vierte la mezcla mientras corre el agua.

3. Sumérgete durante al menos quince minutos. Ten cuidado al salir de la bañera porque puede estar resbaladiza.

4. Aplica este tratamiento una vez al día según se necesite.

ROCIADA REFRESCANTE DE CAMOMILA Y MENTA FUERTE

Para 24 tratamientos

Los aceites esenciales de camomila y menta fuerte calman la picazón y la inflamación del sarpullido por el calor; guarda este líquido para rociar en el frigorífico entre aplicaciones para que tenga un poder incluso más refrescante.

120 ml de agua

8 gotas de aceite esencial de camomila alemana o camomila romana

2 gotas de aceite esencial de menta fuerte

1. Pon el agua con los aceites esenciales de camomila alemana y de menta fuerte en una botella de cristal de color oscuro con tapón rociador y agita bien para mezclarlos.
2. Rocía la mezcla sobre la zona afectada.
3. Aplica este tratamiento cada dos o tres horas según se necesite.

Síndrome de estrés tibial anterior

El estrés tibial anterior se caracteriza por unas espinillas dolorosas y punzantes. Se provoca por la sobreutilización, por músculos tumefactos o irritados, e incluso por diminutas fracturas por estrés en los huesos de la parte inferior de la pierna, y a menudo se cura por sí mismo. El descanso, levantar las piernas, el hielo y los aceites esenciales pueden ayudar. Si los síntomas no empiezan a remitir después de tres días, habla con tu médico; podrías tener fracturas graves por estrés que necesiten cirugía.

MASAJE DE HELICRISO Y HIERBA DE LIMÓN

Para 1 tratamiento

Los aceites esenciales de helicriso, hierba de limón y mirra penetran para ayudar a que el tejido lesionado sane antes que dejándolo sin tratar. Y también alivian el dolor de alguna manera. Para un alivio aún mayor, utiliza una compresa caliente que te cubra las espinillas después de aplicarte este tratamiento.

1 cucharada de aceite portador
10 gotas de aceite esencial de
   helicriso

10 gotas de aceite esencial de hierba
   de limón
10 gotas de aceite esencial de mirra

1. Pon el aceite portador con los aceites esenciales de helicriso, hierba de limón y mirra en un cuenco pequeño de cristal y agita para mezclarlos.
2. Con las yemas de los dedos, aplica la mezcla sobre las espinillas y da un masaje para que penetre en la piel, con presión media y pasadas uniformes.
3. Aplica este tratamiento un máximo de seis veces al día hasta que remitan los síntomas.

MENTA FUERTE CON HIELO

Para 1 tratamiento

El aceite esencial de menta fuerte penetra en los tejidos y ayuda a detener el dolor temporalmente. Colocar un paquete con hielo encima intensifica la sensación de alivio a la vez que calma la inflamación.

10 gotas de aceite esencial de menta

1 paquete de hielo

1. Con las yemas de los dedos, aplica el aceite esencial de menta fuerte directamente sobre las espinillas y luego cúbrelas con una toalla.
2. Coloca el paquete de hielo encima de la toalla y déjalo puesto un mínimo de diez minutos, pero no más de veinte.
3. Aplica este tratamiento una vez por hora hasta que remita el dolor. Si están afectadas las dos piernas, alterna el tratamiento en cada una de ellas.

Síndrome de fatiga crónica

El síndrome de fatiga crónica provoca sensaciones intensas de cansancio que evitan que uno lleve a cabo las actividades normales de cada día. Otros síntomas son los olvidos, la dificultad para concentrarse y las pérdidas de memoria. Dolor, problemas en los nódulos linfáticos, fiebre y dolores de cabeza persistentes acompañan a algunos casos. Consulta con tu médico si los síntomas no remiten con el tratamiento o si se manifiestan mareos frecuentes o una depresión grave.

DISPERSA ALBAHACA, INCIENSO Y MENTA FUERTE

Los aceites esenciales de albahaca, incienso y menta fuerte son muy conocidos por su capacidad de dar energía al cuerpo y a la mente; también pueden ayudar con los dolores de cabeza cuando se los dispersa. Elige cualquiera de estos aceites esenciales que te atraiga y dispérsalo en la zona donde pases la mayor parte del tiempo. También puedes conseguir alivio llevando un colgante de aromaterapia que contenga cualquiera de ellos. Alterna entre varios aceites esenciales para un alivio añadido y presta mucha atención a cuál te va mejor.

· ·

Mejora la concentración con aceite esencial de menta fuerte. En los pasados años noventa, investigadores de la Universidad de Cincinatti descubrieron que el aroma de la menta fuerte ayudaba a los participantes en un estudio a mejorar su concentración. Tanto si estás trabajando en un proyecto importante como si simplemente esperas poder pasar bien el día, la menta fuerte puede ayudarte.

· ·

ACEITE DE TOMILLO PARA MASAJE

Para 10 tratamientos

El aceite esencial de tomillo es un antídoto excelente contra el dolor muscular y también es una gran ayuda para la memoria y la concentración. Debido a que combate la depresión y elimina la sensación de agotamiento, es una elección excelente para aquellos que padecen el síndrome de fatiga crónica. Añádele a esta mezcla hasta diez gotas de aceite esencial de lavanda para un masaje aún más relajante.

60 ml de aceite portador   20 gotas de aceite esencial de tomillo

1. Pon el aceite portador y el aceite esencial de tomillo en una botella de cristal de color oscuro y agita bien para mezclarlos.
2. Con las yemas de los dedos, pon la mezcla sobre la zona afectada después del baño o la ducha, y da masajes para que penetre en la piel.
3. Aplica este tratamiento de una a tres veces al día según se necesite. Entre uso y uso, guarda la botella en un lugar oscuro y fresco.

Síndrome de piernas inquietas

El síndrome de piernas inquietas se acompaña de una fuerte necesidad de moverse al intentar quedarse dormido. Las sensaciones molestas o dolorosas son comunes, y aunque generalmente solo se dan en las piernas, pueden afectar a cualquier parte del cuerpo. Los síntomas del síndrome tienden a empezar unos quince minutos después de relajarse y pueden producirse movimientos periódicos de las extremidades después de quedarse dormido. Los aceites esenciales, en combinación con el ejercicio regular, pueden bastar en los casos menores. Consulta con tu médico si estos tratamientos no funcionan, ya que el síndrome de piernas inquietas a veces puede ser síntoma de una enfermedad subyacente, como la anemia o la diabetes.

UNGÜENTO DE CAMOMILA

Para 1 tratamiento

La camomila favorece la relajación y ayuda a tranquilizar la preocupación y la agitación emocional que acompañan frecuentemente al síndrome de piernas inquietas.

1 cucharada de aceite portador

12 gotas de aceite esencial de camomila romana

1. Pon el aceite portador y el aceite esencial de camomila romana en un cuenco pequeño de cristal y agita para mezclarlos.
2. Con las yemas de los dedos, ponte la mezcla sobre las piernas y da un masaje para que penetre en la piel.
3. Aplica este tratamiento como se necesite.

MASAJE DE INCIENSO Y LAVANDA

Para 1 tratamiento

Los aceites esenciales de incienso y lavanda aumentan el bienestar general, calman la tensión y ayudan a detener la angustia mental.

1 cucharada de aceite portador

5 gotas de aceite esencial de incienso

10 gotas de aceite esencial de lavanda

1. Pon el aceite portador con los aceites esenciales de lavanda e incienso en un cuenco pequeño de cristal y agita para mezclarlos.
2. Con las yemas de los dedos, ponte la mezcla sobre las piernas y da masajes vigorosamente para que penetre en la piel.
3. Aplica este tratamiento una vez al día antes de ir a dormir y concéntrate en la fragancia cuando vayas quedándote dormido.

Síndrome premenstrual

El síndrome premenstrual se caracteriza por síntomas como cambios de humor, tristeza, irritabilidad, hinchazón, indigestión, calambres, antojo de carbohidratos, problemas para dormir, dolor de cabeza y dolores en los senos. La gravedad de los síntomas y la eficacia del tratamiento con aceites esenciales varía de una mujer a otra. Si el dolor y otros síntomas son graves, consulta a tu médico para un análisis, ya que podría ser indicador de una enfermedad subyacente.

MEJORA EL HUMOR CON SALVIA ESCLAREA

Se sabe que el aceite esencial de salvia esclarea levanta el ánimo. Este tratamiento puede aplicarse de varias formas. Dispersa aceite esencial de salvia esclarea en la zona donde pases más tiempo, colócalo en un colgante de aromaterapia o pon dos o tres gotas en la bañera o en una toallita colocada en el suelo de la ducha. Aplica este tratamiento según se necesite para mantenerte de un humor estable.

BAÑO DE HIERBA DE LIMÓN
Para 1 tratamiento

El aceite esencial de hierba de limón ayuda a detener la hinchazón asociada con el síndrome premenstrual; al mismo tiempo ayuda a detener los dolores musculares asociados con los calambres. Como beneficio añadido, revitaliza la mente y ayuda a aliviar el estrés.

1 cucharada de aceite portador	8 gotas de aceite esencial de hierba de limón

1. Pon el aceite portador y el aceite esencial de hierba de limón en un cuenco pequeño de cristal y agita para mezclarlos.
2. Prepara un baño caliente y vierte la mezcla mientras corre el agua.

3. Sumérgete durante al menos quince minutos. Ten cuidado al salir de la bañera porque puede estar resbaladiza.
4. Aplica este tratamiento una vez al día según se necesite.

BAÑO DE SALVIA ESCLAREA

Para 1 tratamiento

El aceite esencial de salvia esclarea está entre los tónicos del útero disponibles más eficaces; ayuda a calmar las reglas dolorosas, a la vez que aborda la agitación emocional y estimula las sensaciones de calma y de bienestar general. Si sospechas que la sensibilidad dolorosa de los pechos, la irritabilidad y el aumento de peso pueden ser debidos a un embarazo, no utilices este remedio, ya que la salvia esclarea estimula la menstruación.

1 cucharada de aceite portador   10 gotas de aceite esencial de salvia
                                         esclarea

1. Pon el aceite portador y el aceite esencial de salvia esclarea en un cuenco pequeño de cristal y agita para mezclarlos.
2. Prepara un baño caliente y vierte la mezcla mientras corre el agua.
3. Sumérgete durante al menos quince minutos. Ten cuidado al salir de la bañera porque puede estar resbaladiza.
4. Aplica este tratamiento una vez al día según se necesite.

BAÑO DE INCIENSO Y MELISA

Para 1 tratamiento

El aceite esencial de incienso es un tónico eficaz para el útero que ayuda a calmar las reglas pesadas, mientras que el aceite esencial de melisa tiene propiedades antiespasmódicas que ayudan a poner fin a los calambres. Este tratamiento tiene una fragancia agradable que tranquiliza la tensión nerviosa y alivia el mal humor; y ya que el aceite esencial de melisa es un sedante bastante potente, es mejor utilizar este tratamiento por la tarde.

1 cucharada de aceite portador   8 gotas de aceite esencial de melisa
8 gotas de aceite esencial de incienso

1. Pon el aceite portador con los aceites esenciales de incienso y melisa en un cuenco pequeño de cristal y agita para mezclarlos.
2. Prepara un baño caliente y vierte la mezcla mientras corre el agua.
3. Sumérgete durante al menos quince minutos. Ten cuidado al salir de la bañera porque puede estar resbaladiza.
4. Aplica este tratamiento una vez al día según se necesite.

Sinusitis

La sinusitis es una inflamación o una infección de la membrana mucosa que recubre las fosas nasales y los conductos nasales interiores. La provocan bacterias, hongos o virus, y se caracteriza por síntomas como tener bloqueados los conductos nasales, dolor de cabeza, fiebre, dolor de dientes, sentido del gusto o del olfato reducidos, mal aliento y tos que produce mucosidad. Los aceites esenciales pueden ayudar a calmar los síntomas, que deberían desaparecer en diez o catorce días. Consulta con tu médico si tu estado empeora en lugar de mejorar.

BAÑO DE CAJEPUT

Para 1 tratamiento

El aceite esencial de cajeput es un antiséptico fuerte que ayuda a combatir la sinusitis, sobre todo cuando se inhala en vapores.

1 cucharada de aceite portador   6 gotas de aceite esencial de cajeput

1. Pon el aceite portador con el aceite esencial de cajeput en un cuenco pequeño de cristal y agita para mezclarlos.
2. Prepara un baño caliente y vierte la mezcla mientras corre el agua.
3. Sumérgete al menos quince minutos. Ten cuidado al salir de la bañera porque puede estar resbaladiza.
4. Aplica este tratamiento una vez al día hasta que remitan los síntomas.

MEZCLA DE CUATRO ACEITES PARA ALIVIAR LA SINUSITIS

Para 1 tratamiento

Los aceites esenciales de menta, romero, eucalipto y tomillo alivian la presión y la inflamación de las fosas nasales a la vez que abren las vías respiratorias.

3 tazas de agua muy caliente	1 gota de aceite esencial de eucalipto
2 gotas de aceite esencial de menta	1 gota de aceite esencial de tomillo
2 gotas de aceite esencial de romero	

1. Pon el agua caliente a los aceites esenciales de menta, romero, eucalipto y tomillo en un cuenco mediano de cristal y agita para mezclarlos.
2. Siéntate cómodamente, cubre con una toalla la cabeza sobre el cuenco y respira profundamente durante cinco minutos; sal a respirar aire fresco si es preciso.
3. Aplica este tratamiento según se necesite hasta que remitan los síntomas.

Sistema inmunitario

Un sistema inmunitario fuerte es inestimable, se alza listo para entrar en acción en caso de que ataque una enfermedad. Una dieta saludable, practicar ejercicio, un buen dormir, una buena higiene y el control del estrés ayudan a asegurar que tu sistema inmunitario esté preparado para la tarea de luchar contra la enfermedad.

MEZCLA ANTIBACTERIANA Y ANTIVÍRICA PARA DISPERSAR

Los aceites esenciales de lavanda, árbol del té y tomillo son famosos por su capacidad de mantener a raya las enfermedades. Como mínimo, probablemente aminoran los síntomas y acorta su duración. En una botella de cristal de color oscuro, que sea lo bastante grande para guardar la cantidad de mezcla para dispersión que quieras preparar, mezcla cantidades iguales de aceites esenciales de lavanda, árbol del té y tomillo, y agita bien para mezclarlos. Entre uso y uso, guarda la botella en un lugar oscuro y fresco. Dispersa esta mezcla durante la estación de los resfriados y las gripes, o cuando alguien en tu casa empiece a no sentirse bien.

BAÑO TONIFICANTE DE PIMIENTA NEGRA Y BERGAMOTA

Para 1 tratamiento

El aceite esencial de pimienta negra es un tónico general excelente que apoya la función del bazo y del colon, al tiempo que pone a trabajar sus cualidades antisépticas para mantener a raya resfriados, gripes y hasta enfermedades mentales y emocionales. La bergamota también mantiene los gérmenes a raya, a la vez que eleva el ánimo.

1 cucharada de aceite portador	6 gotas de aceite esencial de
6 gotas de aceite esencial de	bergamota
pimienta negra	

1. Pon el aceite portador con los aceites esenciales de pimienta negra y de berga-mota en un cuenco pequeño de cristal y agita para mezclarlos.
2. Prepara un baño caliente y vierte la mezcla mientras corre el agua.
3. Sumérgete durante al menos quince minutos. Ten cuidado al salir de la bañera porque puede estar resbaladiza.
4. Disfruta de este baño en cualquier momento en que la enfermedad esté ron-dando o cuando tengas ganas de invertir unos momentos en tu salud.

TDA/TDAH

El trastorno de déficit de atención (TDA) y el trastorno de déficit de atención con hiperactividad (TDAH) son problemas comunes que afectan a los niños, a los adolescentes y a algunos adultos. Se caracteriza por la dificultad para concen-trarse, por el comportamiento impulsivo y por otros síntomas. Estos problemas responden bien a los remedios naturales y a la modificación de la conducta. Visi-ta al médico si empeoran o no responden al tratamiento natural.

MEJORA LA CONCENTRACIÓN CON LAVANDA

El aceite esencial de lavanda es un remedio excelente para los niños y los adultos que padecen de TDA o de TDAH, ya que aborda la ansiedad, ayuda a evitar colap-sos y contribuye a mejorar el enfoque y la atención. También es ideal para quien tenga tendencia a agobiarse en las multitudes o en las situaciones estresantes. Pon una gota de aceite esencial de lavanda en la planta de cada pie ante una situa-ción estresante. Aplica el tratamiento según se necesite. Aquí se utiliza el aceite esencial neto, pero puede mezclarse con una cantidad igual de aceite portador antes de la aplicación.

RELÁJATE CON LAVANDA Y CAMOMILA ROMANA

El aceite esencial de camomila romana es un antídoto maravilloso de la hiperac-tividad, sobre todo en los niños. Si estás en un aprieto y solo tienes uno de estos aceites, puedes utilizar el de camomila romana por sí solo para conseguir resul-tados parecidos. Asimismo, una cantidad igual de aceites esenciales de lavanda y camomila romana puede dispersarse donde el niño pase la mayor parte del tiempo.

2 gotas de aceite portador

1 gota de aceite esencial de lavanda

1 gota de aceite esencial de camomila romana

1. Pon el aceite portador con los aceites esenciales de lavanda y camomila romana en un cuenco pequeño de cristal y agita para mezclarlos.
2. Con las yemas de los dedos, aplica la mezcla a la cara interna de las muñecas o tras las orejas.
3. Aplica este tratamiento una vez al día según se necesite.

Tendinitis

Los tendones son tejidos gruesos y fuertes que ligan los músculos a los huesos. Cuando se inflaman, el resultado es la tendinitis, un estado sensible o doloroso acompañado a menudo por rigidez y ligera hinchazón. El descanso, la terapia frío-calor y los aceites esenciales son normalmente suficientes para calmar el dolor. Llama a tu médico si no hay mejoría en diez días. Además, busca tratamiento de emergencia si está presente un dolor agudo con hinchazón y un ámbito de movimiento reducido; podrías tener un tendón roto, en cuyo caso puede ser necesaria una intervención quirúrgica.

COMPRESA DE MEJORANA

El aceite esencial de mejorana penetra profundamente en el tejido inflamado y dolorido, detiene el dolor y favorece la relajación. Utilizar una compresa caliente puesta encima de los aceites esenciales hace que estos penetren más profundamente en los tejidos.

1 cucharadita de aceite portador

6 gotas de aceite esencial de mejorana

400 ml de agua muy caliente

1. Con las yemas de los dedos, pon el aceite portador sobre la zona afectada, seguido del aceite esencial de mejorana.
2. Pon el agua muy caliente en un cuenco mediano de cristal.

3. Mete una toalla en el agua, escúrrela y pon la compresa sobre la zona afectada. Pon una capa de plástico de envolver sobre la compresa para evitar que los vapores del aceite esencial se evaporen. Déjala puesta hasta que se enfríe a la temperatura del cuerpo.
4. Aplica este tratamiento según se necesite.

MASAJE REFRESCANTE DE EUCALIPTO Y MENTA FUERTE

Para 1 tratamiento

Los aceites esenciales de eucalipto y menta fuerte detienen el dolor a la vez que favorecen la relajación. La sensación refrescante que proporciona este remedio es muy agradable y su aroma es estimulante.

1 cucharadita de aceite portador

4 gotas de aceite esencial de eucalipto

4 gotas de aceite esencial de menta fuerte

1. Pon el aceite portador con los aceites esenciales de eucalipto y menta fuerte en un cuenco pequeño de cristal y agita para mezclarlos.
2. Con las yemas de los dedos, pon la mezcla sobre la zona afectada y da masajes para que penetre en la piel.
3. Aplica este tratamiento cada dos o tres horas según se necesite, y pon aceite portador entre los tratamientos para evitar que se seque la piel.

Testosterona baja

Los hombres que padecen de testosterona baja se sienten frecuentemente cansados, deprimidos y débiles; además, la carencia de libido y la disfunción eréctil acompañan a menudo a este problema. Si no notas ninguna mejoría después de tres semanas de tratamientos con aceites esenciales, consulta con tu médico.

AROMATERAPIA DE JAZMÍN

El aceite esencial de jazmín alivia y calma a la vez que actúa como un potente afrodisíaco. Dispersa el aceite en tu dormitorio y en las zonas donde tiendes a pasar más tiempo, lleva puesto un colgante de aromaterapia del que puedes inhalar a lo largo del día o crea un aceite sencillo de masaje con una cucharada de aceite portador y cuatro gotas de aceite esencial de jazmín.

ACEITE PARA MASAJE DE YLANG-YLANG

Para 8 tratamientos

El aceite esencial de ylang-ylang ha sido reverenciado desde hace tiempo por su eficacia como afrodisíaco, y estimula las sensaciones de euforia pacífica y de relajación satisfecha. El aceite esencial de pimienta negra también es afrodisíaco, estimula la circulación sanguínea a la vez que tonifica y suaviza los músculos, incluso los involucrados en el proceso eréctil. Puedes utilizar también una cucharada de esta mezcla en un baño caliente.

120 ml de aceite portador

20 gotas de aceite esencial de ylang-ylang

20 gotas de aceite esencial de pimienta negra

1. Pon el aceite portador con los aceites esenciales de ylang-ylang y pimienta negra en una botella de cristal de color oscuro y agita bien para mezclarlos.
2. Con las yemas de los dedos, pon una cucharada de la mezcla sobre los brazos, las piernas, la espalda, el pecho y el abdomen, y da masajes para que penetre en la piel.
3. Aplica este tratamiento una vez al día a la hora de dormir según se necesite. Entre uso y uso, guarda la botella en un lugar oscuro y fresco.

Tinnitus (acúfenos)

El tinnitus, acúfenos o pitidos en el oído, puede ser un síntoma de una enfermedad subyacente, o puede estar provocado por algo tan sencillo como la acumulación de cera en el oído. Con frecuencia, el tinnitus desaparece por sí mismo en pocos días. Si tus síntomas duran más de dos semanas, o si tienes fiebre o supuración del oído, consulta con tu médico. También deberías buscar tratamiento si el tinnitus se presenta justo después de una herida o lesión en la cabeza.

TRATAMIENTO NETO DE HELICRISO

El aceite esencial de helicriso detiene la inflamación y puede ayudar a aliviar los síntomas del tinnitus. Prepara dos bolas de algodón y pon una gota de aceite esencial de helicriso en cada una. Ponte una bola de algodón en cada oído y déjalas puestas hasta dos horas. Aplica este tratamiento según se necesite.

UNGÜENTO DE ALBAHACA E INCIENSO

Para 1 tratamiento

Los aceites esenciales de albahaca e incienso penetran en los oídos y ayudan a detener el malestar asociado con el tinnitus. Sus fragancias contribuyen a aliviar la ansiedad y el estrés, lo que a su vez puede ayudar a acelerar el alivio.

2 gotas de aceite esencial de
albahaca

2 gotas de aceite esencial de incienso

1. Ponte los aceites esenciales de albahaca e incienso en la palma de la mano.
2. Con las yemas de los dedos, ponte la mezcla detrás de las orejas y en la parte de la mandíbula que está directamente bajo ellas.
3. Aplica este tratamiento cada dos o tres horas hasta que remitan los pitidos.

Tiña

La tiña consiste en una infestación de hongos en la piel. Se caracteriza por parches circulares rojos con los bordes elevados, picazón grave y una tendencia a extenderse rápidamente. La tiña es muy contagiosa, pero responde muy bien al tratamiento. Si del sarpullido surgen ampollas o parece que está infectado, busca tratamiento médico; frecuentemente se prescriben antibióticos cuando fracasan los tratamientos caseros.

TRATAMIENTO DE ÁRBOL DEL TÉ NETO

El aceite esencial de árbol del té mitiga la picazón y el dolor que acompañan a la tiña y elimina eficazmente el hongo que la provoca. Con una torunda de algodón, ponte una pequeña cantidad del aceite esencial sobre la zona afectada. Aplica este tratamiento dos veces al día hasta que desaparezca la tiña.

TRATAMIENTO DE TRES ACEITES

Para 10 tratamientos

Este remedio, que encara la tiña de manera más fragante y algo más suave que aplicar aceite de árbol del té neto, incorpora el aceite esencial de lavanda para calmar la inflamación y detener el picor; además, los aceites esenciales de árbol del té y de tomillo eliminan los hongos.

30 gotas de aceite portador

30 gotas de aceite esencial de
   lavanda

30 gotas de aceite esencial de árbol
   del té

30 gotas de aceite esencial de tomillo

1. Pon el aceite portador con los aceites esenciales de lavanda, árbol del té y tomillo en una botella de cristal de color oscuro y agita bien para mezclarlos.
2. Con una torunda de algodón, ponte una pequeña cantidad de la mezcla sobre cada una de las zonas afectadas.
3. Aplica este tratamiento dos veces al día hasta que desaparezca la tiña.

Tos

A veces la tos es seca e irrita, aunque a menudo se acompaña de mucosidad. Toser es un método de eliminar sustancias extrañas o mucosidad de las vías respiratorias altas y de los pulmones, y la mayoría de las toses disminuyen en tres o cuatro días. Consulta con tu médico si se presenta una tos crónica, ya que puede ser un síntoma de una enfermedad subyacente grave.

DISPERSA LIMA

El aceite esencial de lima ayuda a estimular el sistema inmunitario y alivia la tos, la congestión de los senos nasales y la bronquitis. Tiene un aroma atractivo que refresca la mente y eleva los sentimientos de depresión menor que acompañan a las enfermedades. Dispersa aceite esencial de limón en la habitación donde pases más tiempo, o inhala su aroma directamente de la botella. También puedes disfrutarlo utilizándolo con un colgante de aromaterapia.

GÁRGARAS DE LAVANDA Y LIMÓN

Para 1 tratamiento

Los aceites esenciales de lavanda, limón y menta alivian el malestar que acompaña a la tos, despejan la congestión y reducen la mucosidad.

30 ml de agua tibia

2 gotas de aceite esencial de lavanda

2 gotas de aceite esencial de limón

2 gotas de aceite esencial de menta

1. Pon el agua con los aceites esenciales de lavanda, limón y menta en un vaso pequeño de cristal y remueve para mezclarlos.

2. Haz pasar entre los dientes pequeñas cantidades del tratamiento y haz gárgaras hasta que lo hayas utilizado todo. No te tragues las gárgaras.

3. Aplica este tratamiento hasta tres veces al día mientras dure tu enfermedad.

Trastorno afectivo estacional

El trastorno afectivo estacional empieza habitualmente conforme se acortan los días en otoño y en invierno, y termina según se alargan los días durante la primavera y el verano. Los sentimientos de tristeza, cansancio y depresión que acompañan con frecuencia a este trastorno están provocados por la disminución de la producción de serotonina. Los aceites esenciales y la terapia lumínica pueden mitigar el trastorno en la mayoría de los casos. Si no funcionan estos tratamientos, busca intervención médica.

SALES DE OLOR DE MELISA Y NARANJA

Para 1 tratamiento

Los aceites esenciales de melisa, naranja y menta fuerte elevan el ánimo y ayudan a restaurar el equilibrio en los oscuros y melancólicos días de invierno.

1 cucharada de sal marina

6 gotas de aceite esencial de melisa

6 gotas de aceite esencial de naranja

6 gotas de aceite esencial de menta fuerte

1. Pon la sal marina y los aceites esenciales de melisa, naranja y menta en una botella de cristal de color oscuro y agita bien para mezclarlos.

2. Inhala la mezcla cuanto te sientas con el ánimo bajo o déjala sin tapar cerca de ti.

3. Aplica este tratamiento según se necesite. Recarga la mezcla periódicamente añadiéndole más aceites esenciales de melisa, naranja y menta fuerte.

ACEITE DE YLANG-YLANG PARA BAÑO

Para 1 tratamiento

El aceite esencial de ylang-ylang figura entre los mejores antidepresivos naturales disponibles, alivia las preocupaciones y la ansiedad a la vez que deja tras de sí una sensación pacífica y eufórica. Utiliza tanto ylang-ylang como quieras y prueba terapias diferentes que lleven ese aceite esencial. Es maravilloso para dispersarlo en casa o para llevárselo con uno en un colgante de aromaterapia.

1 cucharada de aceite portador	6 gotas de aceite esencial de ylang-ylang

1. Pon el aceite portador y el aceite esencial de ylang-ylang en un cuenco pequeño de cristal y agita para mezclarlos.
2. Prepara un baño caliente y vierte la mezcla mientras corre el agua.
3. Sumérgete durante al menos quince minutos. Ten cuidado al salir de la bañera porque podría estar resbaladiza.
4. Aplica este tratamiento una vez al día según se necesite.

Tumefacción

La tumefacción o hinchazón se caracteriza por un aumento del tamaño de alguna parte del cuerpo; en algunos casos, también puede cambiar espectacularmente la forma de la parte afectada. La hinchazón suele acompañar normalmente a otras enfermedades; aun así, los aceites esenciales pueden ayudar a detener el malestar. Busca atención médica si no estás seguro de qué puede provocar la hinchazón o si esta se acompaña de dolor extremado. Además, deberías buscar tratamiento de emergencia si después de alguna herida o lesión del tipo que sea aparece una hinchazón grave, ya que podría estar presente alguna fractura subyacente.

MASAJE DE HINOJO Y CIPRÉS

Para 1 tratamiento

Los aceites esenciales de hinojo el ciprés ayudan a calmar la inflamación a la vez que actúan como diuréticos para extraer el exceso de líquido del tejido tumefacto.

1 cucharada de aceite portador	10 gotas de aceite esencial de ciprés
15 gotas de aceite esencial de hinojo	

1. Pon el aceite portador con los aceites esenciales de hinojo y ciprés en un cuenco pequeño de cristal y agita para mezclarlos.

2. Con las yemas de los dedos, ponte la mezcla sobre la zona afectada y da masajes para que penetre en la piel, en dirección al corazón.
3. Aplica este tratamiento cada dos o tres horas según se necesite.

UNGÜENTO DE POMELO Y HIERBA DE LIMÓN

Para 1 tratamiento

Los aceites esenciales de pomelo y hierba de limón actúan como diuréticos como ayuda para aliviar la hinchazón, y el aceite de semillas de uva fortalece el tejido para evitar daños.

1 cucharada de aceite portador de semillas de uva

6 gotas de aceite esencial de pomelo

4 gotas de aceite esencial de hierba de limón

1. Pon el aceite portador de semillas de uva con los aceites esenciales de pomelo y hierba de limón en un cuenco pequeño de cristal y agita para mezclarlos.
2. Con las yemas de los dedos, ponte la mezcla sobre la zona afectada y da masajes para que penetre en la piel, en dirección al corazón.
3. Aplica este tratamiento cada dos o tres horas según se necesite.

Urticaria

La urticaria consiste en bultos hinchados en la piel, y aparece espontáneamente. Aunque por lo general pican, estos bultos a veces pinchan o arden. Las zonas elevadas varían de tamaño; algunas son del diámetro de un lápiz y otras son tan grandes como platos de mesa. También pueden juntarse en los bordes y formar una zona mucho más grande, llamada placa. La urticaria responde bien por lo general a los aceites esenciales, pero debes buscar tratamiento de urgencia si se acompaña de vómitos o de falta de aliento, o si los remedios caseros no consiguen aliviarla.

TRATAMIENTO DE ALBAHACA NETA

El aceite esencial de albahaca es un analgésico eficaz que detiene el dolor y la picazón asociados con la urticaria, lo que reduce el riesgo de rascarse y de que empeore el problema. Con una bola de algodón, pon una pequeña cantidad de aceite esencial de albahaca en cada una de las zonas afectadas, permitiendo que penetre. Aplica este tratamiento cada tres o cuatro horas según se necesite.

TRATAMIENTO DE MIRRA NETA

El aceite esencial de mirra tiene propiedades antiinflamatorias y astringentes que lo convierten en una herramienta ideal para aliviar la picazón grave y abordar la hinchazón que acompaña a la urticaria. Con una bola de algodón, o con las yemas de los dedos, pon una pequeña cantidad de aceite esencial de mirra sobre cada zona afectada, dejando que penetre. Aplica este tratamiento cada tres o cuatro horas según se necesite.

Varicela

La varicela es una enfermedad vírica altamente contagiosa que se caracteriza por señales de llagas prominentes y pruritos de erupciones rojas. Las ampollas se abren con el tiempo y supuran antes de que se formen las costras. Es importantísimo que el paciente esté lo más cómodo posible a fin de evitar que se rasque, lo que podría llevar a infecciones y a que se formen cicatrices.

UNGÜENTO DE LAVANDA Y ÁRBOL DEL TÉ

Para 5 tratamientos

El aceite esencial de lavanda calma la piel y alivia la picazón, y el aceite esencial de árbol del té evita que se infecte la varicela. La loción de calamina ayuda a que el tratamiento se adhiera a los granos y toma el lugar de aceite portador. Si tienes más de un niño enfermo de varicela, multiplica esta receta.

30 g de loción de calamina	3 gotas de aceite esencial de árbol
3 gotas de aceite esencial de lavanda	del té

1. Pon la loción de calamina con los aceites esenciales de lavanda y árbol del té en una botella de cristal de color oscuro y agita bien para mezclarlos.
2. Unta un poco del ungüento en los granos según se necesite y deja que se seque antes de ponerte la ropa.
3. Aplica este tratamiento según se necesite a lo largo del día para que alivie y evite el rascado.

BAÑO CALMANTE DE LAVANDA Y AVENA

Para 1 tratamiento

La avena es famosa por su capacidad de ayudar a detener la picazón provocada por la varicela, la urticaria y problemas semejantes. El aceite esencial de lavanda calma el picor también, a la vez que ayuda a la piel a curarse. Para hacer que los baños siguientes sean más fáciles de preparar, cocina por adelantado una cantidad adicional de avena.

2 tazas de avena cocida   4 gotas de aceite esencial de lavanda

1. Coloca la avena en una bolsa de tela.
2. Prepara un baño caliente y añade el aceite esencial de lavanda mientras corre el agua.
3. Incorpora la bolsa de avena en el agua.
4. Sumérgete durante al menos quince minutos. Ten cuidado al salir de la bañera porque puede estar resbaladiza.
5. Aplica este tratamiento según se necesite para el alivio.

Varices

Las venas varicosas y en araña pueden verse a través de la piel, por lo general como vasos sanguíneos azulados o amoratados que parecen estar hinchados. Dolores, cansancio, palpitación y hormigueos son síntomas comunes. Llevar puesta una media compresora de apoyo, levantar las piernas y tratar las varices con aceites esenciales puede aportar alivio, como los cambios en el estilo de vida. Aunque es probable que estos tratamientos no hagan que desaparezcan las varices, sí alivian los síntomas. Normalmente, la intervención médica no es necesaria, aunque existen tratamientos eficaces para eliminar completamente las varices.

MASAJE DE CIPRÉS Y LAVANDA

Para 1 tratamiento

Los aceites esenciales de ciprés y lavanda se mezclan para aliviar la inflamación y el dolor que acompañan a las varices.

1 cucharada de aceite portador   4 gotas de aceite esencial de lavanda
4 gotas de aceite esencial de ciprés

1. Pon el aceite portador con los aceites esenciales de ciprés y lavanda en un cuenco pequeño de cristal y agita para mezclarlos.
2. Con la yema de los dedos, pon la mezcla sobre las zonas afectadas y da un masaje para que penetre en la piel en dirección al corazón.
3. Aplica el tratamiento hasta cuatro veces al día según se necesite.

MASAJE DE GERANIO Y CIPRÉS

Para 1 tratamiento

Los aceites esenciales de geranio y ciprés se mezclan para aliviar el malestar y la inflamación asociados a las varices, a la vez que estimulan una circulación sanguínea sana. Recuerda poner las piernas en alto frecuentemente como ayuda para evitar la hinchazón. Esta mezcla es fantástica también en baños.

1 cucharada de aceite portador   3 gotas de aceite esencial de ciprés
8 gotas de aceite esencial de geranio

1. Pon el aceite portador con los aceites esenciales de geranio y ciprés en un cuenco pequeño de cristal y agita para mezclarlos.
2. Con las yemas de los dedos, pon la mezcla sobre la zona afectada y da un masaje para que penetre en la piel, en dirección al corazón.
3. Aplica este tratamiento hasta cuatro veces al día según se necesite.

Vasos capilares rotos

Los vasos capilares rotos o hinchados pueden darse en cualquier parte del cuerpo, pero se los ve frecuentemente en la nariz y las mejillas. Los capilares son vasos sanguíneos diminutos que aportan oxígeno y nutrientes a la piel y demás órganos, a la vez que eliminan los productos de desecho. Cuando se hinchan o se rompen parecen hilillos de color rosa o rojo que están bajo la superficie de la piel. Si los remedios naturales no te traen el nivel de mejoría que deseas, piensa en acudir a un dermatólogo.

POMADA DE HELICRISO

Para entre 12 y 24 tratamientos

Los aceites esenciales de helicriso, lavanda y ciprés ayudan a estrechar los vasos sanguíneos y a reducir el aspecto de los capilares rotos o hinchados. Para conseguir mejores resultados, empieza este tratamiento en cuanto notes un problema.

20 gotas de aceite esencial de helicriso	16 gotas de aceite esencial de lavanda
	12 gotas de aceite esencial de ciprés

1. Pon los aceites esenciales de helicriso, lavanda y ciprés en una botella de cristal de color oscuro con reductor de orificios y agita bien para mezclarlos.
2. Con las yemas de los dedos, aplica de dos a cuatro gotas de la mezcla sobre la zona afectada frotando ligeramente. Si vas a ponerte cosméticos, espera hasta que se hayan absorbido los aceites esenciales.
3. Aplica este tratamiento dos veces al día hasta que se disipen los capilares rotos.

COMPRESA FACIAL CALMANTE

Para 1 tratamiento

Los aceites esenciales de geranio y hierba de limón calman la piel y le otorgan un aspecto sano y resplandeciente, a la vez que los aceites esenciales de ciprés, helicriso y lavanda ayudan a estrechar los vasos sanguíneos.

8 gotas de aceite portador de argán	1 gota de aceite esencial de geranio
3 gotas de aceite esencial de helicriso	1 gota de aceite esencial de hierba de
2 gotas de aceite esencial de lavanda	limón
1 gota de aceite esencial de ciprés	400 ml de agua fría

1. Pon el aceite portador de argán con los aceites esenciales de helicriso, lavanda, ciprés, geranio y hierba de limón en un cuenco pequeño de cristal y agita para mezclarlos.
2. Con las yemas de los dedos, aplícate todo el tratamiento en la cara recién lavada.
3. Pon el agua en un cuenco mediano de cristal.
4. Sumerge una toalla en el agua, escúrrela y pon la compresa sobre la zona afectada. Déjala puesta durante quince minutos, o hasta que se caliente a temperatura corporal.
5. Enjuágate la cara con agua fresca antes de aplicar productos cosméticos
6. Aplica este tratamiento una vez al día.

Vello encarnado

Un vello encarnado (que crece hacia dentro) no es un problema grave, pero puede ser embarazoso y molesto. Se forma cuando se enrosca en sí mismo y crece hacia dentro de la piel en lugar de hacia fuera como haría normalmente. Los vellos encarnados se tratan fácilmente en casa y la intervención médica es raramente necesaria.

REDUCE EL RIESGO CON ÁRBOL DEL TÉ

El aceite esencial de árbol del té evita que se desarrollen infecciones y puede reducir el número de vellos encarnados que aparezcan en una zona determinada. Penetra la superficie de la piel, lo que ayuda a mantener fuera las bacterias, como las de la cuchilla de tu afeitadora. Pon de diez gotas a 30 ml de aceite esencial de árbol del té en tu loción corporal de costumbre, mézclalo todo bien y ponte la mezcla antes de afeitarte. También se pueden añadir tres o cuatro gotas de aceite esencial de árbol del té a tu gel o crema afeitadora antes de aplicártelos.

EXFOLIANTE DE AZÚCAR, LAVANDA Y CAMOMILA

Para 1 tratamiento

Trata los vellos encarnados que ya tengas con exfoliación. Este proceso elimina la piel seca y muerta de encima, liberando los vellos atrapados y favoreciendo que crezcan en la dirección correcta. Los aceites esenciales de lavanda y camomila romana de este tratamiento ayudan a reducir la inflamación, y el aceite esencial de árbol del té aborda la infección. Este exfoliante de azúcar es muy bueno también para exfoliar e hidratar la piel áspera y seca. El tratamiento funciona bien tanto con la camomila romana como con la alemana.

1 cucharada de aceite portador
3 gotas de aceite esencial de lavanda
3 gotas de aceite esencial de camomila romana

3 gotas de aceite esencial de árbol del té
¼ de taza de azúcar granulado

1. Pon el aceite portador con los aceites esenciales de lavanda, camomila romana y árbol del té en un cuenco pequeño de cristal y agita para mezclarlos.
2. Pon el azúcar con los aceites y remueve para mezclarlo todo.
3. Con las yemas de los dedos, o con una toallita, pon el exfoliante de azúcar sobre la piel húmeda y restriega con movimientos circulares de poca presión.

4. Enjuaga la piel y sécala a palmadas.

5. Aplica este tratamiento una vez en días alternos hasta que remitan los síntomas, o continúa el tratamiento cada dos días como medida preventiva.

Verrugas

Las verrugas son zonas de la piel abultadas, rugosas o endurecidas que crecen más aprisa que la piel de alrededor. La mayoría de las verrugas son inofensivas, pero el virus que las provoca es muy contagioso. Ponte al habla con tu médico si tienes verrugas genitales, si no estás seguro de que algo que crece en la piel sea una verruga o si están presentes síntomas de infección como dolor, pus, fiebre, enrojecimiento o hinchazón.

ELIMINADOR DE VERRUGAS DE ÁRBOL DEL TÉ

El aceite esencial de árbol del té es uno de los remedios naturales disponibles más eficaces para eliminar verrugas. Con la punta de los dedos, pon una gota de aceite esencial de árbol del té sobre la superficie de la verruga y deja que se seque. Aplica este tratamiento un máximo de tres veces al día hasta que desaparezca la verruga.

ELIMINADOR DE VERRUGAS DE CIPRÉS, LAVANDA Y LIMÓN

Para 24 tratamientos

Los aceites esenciales de ciprés, lavanda y limón ayudan a secar las verrugas y a detener el virus que las provoca. Esta mezcla está destinada a personas de más de doce años de edad. Para los niños más pequeños, diluye la mezcla con aceite portador en cantidades iguales.

8 gotas de aceite esencial de ciprés   8 gotas de aceite esencial de limón
8 gotas de aceite esencial de lavanda

1. Pon los aceites esenciales de ciprés, lavanda y limón en una botella de cristal de color oscuro y agita bien para mezclarlos.
2. Con las yemas de los dedos, pon una gota de la mezcla sobre la verruga.
3. Aplica este tratamiento dos veces al día hasta que desaparezca la verruga.

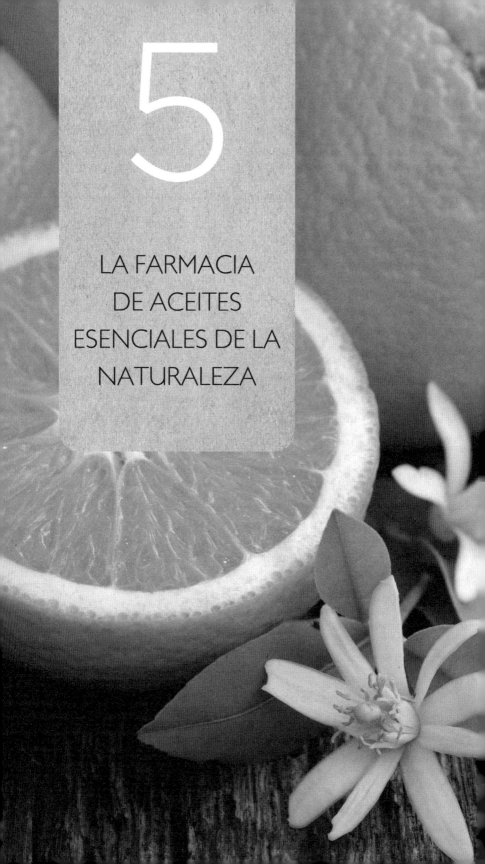

5

LA FARMACIA DE ACEITES ESENCIALES DE LA NATURALEZA

Aunque los aceites esenciales se utilizan en pequeñas cantidades y habitualmente se diluyen antes de usarlos, están altamente concentrados y son muy potentes.

D a unos toques de aceite esencial de lavanda sobre una quemadura pequeña y observa que tu piel vuelve a la normalidad en solo unos pocos días. Utiliza una gota del mismo aceite esencial en tu almohada para un sueño reparador, y ya que estamos, frota unas cuantas gotas en el pelo de tu mascota para ayudar a mantener lejos a las pulgas de manera natural. Estos no son más que unos pocos de los usos de uno de los aceites esenciales más populares, y este es solo uno de los muchos aceites esenciales con uso medicinal que tienes disponibles en la abundante farmacia de la naturaleza.

Los setenta y cinco aceites esenciales que describimos en esta sección están entre los más populares y versátiles disponibles. La mayoría son sorprendentemente económicos, dada su capacidad de abordar un rango muy amplio de enfermedades. Algunos aceites esenciales, como el de rosa y el de neroli, son más costosos. Podría serte de ayuda elegir unos pocos de los más versátiles para ir acostumbrándote a ellos, y luego ampliar tu colección conforme vaya creciendo tu confianza.

Aunque los aceites esenciales se utilizan en pequeñas cantidades y habitualmente se diluyen antes de usarlos, están altamente concentrados y son muy potentes. Lo mismo que no utilizarías más cantidad de un medicamento de la que se te haya prescrito, no utilices más que la cantidad recomendada de un aceite esencial.

Abedul *Betula alba*

El aceite esencial de abedul tiene una encantadora fragancia balsámica que puede hacerte recordar a la gaulteria. Del mismo modo que se aprecian los brotes, la savia, las ramas pequeñas y las hojitas del árbol, este aceite esencial es muy estimado por su utilidad en preparaciones para el cuidado del cabello y de la piel. Se compone casi enteramente de salicilato de metilo, un fuerte analgésico, y es un aceite esencial excelente para utilizarlo en la gestión del dolor. Al aceite esencial de abedul se lo etiqueta a veces como abedul dulce, abedul plateado o abedul blanco europeo.

MÉTODOS DE APLICACIÓN

- Utilízalo en el baño o la ducha para la absorción y los beneficios aromaterapéuticos.
- Dispérsalo para los beneficios de aromaterapia.
- Masajéalo, diluido, para las enfermedades físicas y el cuidado de la piel.
- Utilízalo en compresas para la artritis, los dolores musculares y el reúma.

COMBINA CON

Benjuí	Jazmín	Naranja	Romero
Bergamota	Limón	Pomelo	Sándalo

USOS MEDICINALES

Analgésico	Dermatitis	Hipertensión	Reúma
Antiséptico	Desinfectante	Neuralgias	Salud circulatoria
Artritis	Diurético	Piedras en el riñón	Tendinitis
Astringente	Dolores musculares	Psoriasis	Tiña
Calambres	Eczema	Repelente de	Úlceras
Celulitis	Edema	insectos	
Ciática	Fiebre	Retención de	
Codo de tenista	Gota	líquidos	

PRECAUCIONES

El aceite esencial de abedul puede ser irritante para las pieles sensibles y siempre debería diluirse al 25 %, o menos. Quienes padecen de epilepsia o toman anticoagulantes deben evitarlo. Además, el abedul contiene un alto nivel de salicilato de metilo y no deben emplearlo quienes sean alérgicos a la aspirina. Las mujeres embarazadas deben evitar el aceite esencial de abedul.

- No lo utilices si eres alérgico a la aspirina.
- No lo utilices si estás embarazada.
- No lo utilices si padeces de epilepsia.
- No lo utilices si tomas anticoagulantes.
- Puede provocar irritación en la piel.

Agujas de abeto *Abies balsamea, A. alba*

Si pasear por un bosque de coníferas en un día cálido te estimula los sentidos, es seguro que disfrutarás con el aceite esencial de agujas de abeto. A mucha gente le recuerda su fragancia a un pino de Navidad recién cortado: boscosa, dulce, balsámica y un poco terrosa. Este útil aceite esencial es ideal para aportar una animada fragancia al aire de espacios interiores, a la vez que elimina los gérmenes. Se valora por su capacidad de aliviar el dolor y la rigidez de los músculos, la artritis, el reúma y otras dolencias corporales.

MÉTODOS DE APLICACIÓN

- Utilízalo en el baño o la ducha para la absorción y los beneficios aromaterapéuticos.
- Dispérsalo para los beneficios de la aromaterapia.
- Masajéalo, diluido, para las dolencias físicas.
- Utilízalo con compresas para el dolor y la rigidez musculares.

COMBINA CON

Benjuí	Limón	Naranja	Romero
Lavanda	Mejorana	Pino	

USOS MEDICINALES

Analgésico	Bronquitis	Gripe	Tos
Antimicrobiano	Dolor y rigidez de	Infecciones nasales	
Antiséptico	los músculos	Resfriados	
Artritis	Expectorante	Reúma	

PRECAUCIONES

El aceite esencial de agujas de abeto puede irritar las pieles sensibles; lleva a cabo un test de parche antes de utilizarlo.

- Puede provocar irritación de la piel.

Albahaca *Ocimum basilicum*

La albahaca es un básico en la cocina de muchas culturas; crece como planta perenne en climas cálidos y la cultivan los jardineros como una planta anual favorita en climas más fríos. Con su fragancia dulce, picante y refrescante, el aceite esencial de albahaca estimula la mente y el cuerpo; sus propiedades antibacterianas y antivíricas lo convierten en un remedio al que acudir para tratar enfermedades como la gripe o el resfriado común.

MÉTODOS DE APLICACIÓN

- Utilízalo en el baño o la ducha para la absorción y los beneficios de aromaterapia.
- Dispérsalo para la lucidez mental y las migrañas.
- Masajéalo, diluido, para los resfriados, la gripe y los dolores.
- Utilízalo en una bola de algodón para el dolor de oídos.
- Utilízalo con compresa para los dolores.

COMBINA CON

Alcanfor	Geranio rosa	Manuka (ár-	Pomelo
Bergamota	Hierba de limón	bol del té)	Romero
Cedro	Hinojo	Mejorana	Salvia esclarea
Citronela	Hisopo	Menta fuerte	Tangerina
Clavo	Jengibre	Menta suave	Verbena limón
Comino	Lavanda	Naranja	
Eucalipto limón	Limón	Neroli	
Geranio	Mandarina	Pimienta negra	

USOS MEDICINALES

Antibacteriano	Antivírico	Bronquitis	Colesterol alto
Antiséptico	Artritis	Cansancio	Diabetes

Dolor de cabeza	Gota	Lucidez mental	Salud circulatoria
Dolor de oídos	Gripe	Malestar estomacal	Tensión
Dolor y rigidez	Infección de oídos	Picaduras de	Tos
muscular	Infección nasal	insectos	Úlceras gástricas
Estimulante	Infecciones res-	Resfriados	
Flatulencia	piratorias	Reúma	

PRECAUCIONES

El aceite esencial de albahaca puede ser un irritante cutáneo para personas sensibles. Lleva a cabo un test de parche antes de utilizarlo. Quienes padecen de epilepsia y de cáncer deben evitarlo. Debido a que puede estimular el flujo menstrual, las mujeres embarazadas también deben evitarlo.

- No lo utilices si estás embarazada.
- No lo utilices si padeces de cáncer.
- No lo utilices si padeces de epilepsia.
- No lo utilices mientras estés dando el pecho.
- Puede provocar irritación cutánea.
- No es seguro para niños menores de seis años.
- No es seguro para uso interno.

Alcanfor   *Cinnamomum camphora*

La primera vez que pongas una botella de aceite esencial de alcanfor bajo tu nariz, inmediatamente reconocerás su perfume medicinal, ya que el alcanfor es uno de los ingredientes activos de los ungüentos para vapores producidos comercialmente. Debido a que este aceite esencial es muy potente, debe utilizarse con muchísimo cuidado.

MÉTODOS DE APLICACIÓN

- Utilízalo en el baño o la ducha para la absorción y los beneficios aromaterapéuticos.
- Dispérsalo para los beneficios de la aromaterapia y las enfermedades respiratorias.
- Masajéalo, diluido, para las enfermedades físicas.
- Utilízalo con compresas para el dolor y la rigidez musculares.

COMBINA CON

Albahaca	Eucalipto	Melisa	Pimienta de
Bergamota	Incienso	Naranja	Jamaica
Cajeput	Jengibre	Nuez moscada	Romero
Camomila alemana	Lavanda	Orégano	
Camomila romana	Limón		

USOS MEDICINALES

Acné	Cuidado de la piel	Gripe	Resfriados
Analgésico	Diurético	Insecticida	Reúma
Antiinflamatorio	Dolor y rigidez	Nerviosismo	Tos
Antiséptico	muscular	Parásitos in-	
Antivírico	Esguinces y tor-	testinales	
Bactericida	ceduras	Repelente de	
Bronquitis	Expectorante	insectos	

PRECAUCIONES

El uso excesivo del aceite esencial de alcanfor puede provocar vómitos y convulsiones. Quienes padecen de asma o de epilepsia deben evitarlo. No mezcles aceite esencial de alcanfor con remedios homeopáticos. Las mujeres embarazadas deben evitarlo.

- No lo utilices con remedios homeopáticos.
- No lo utilices si estás embarazada.
- No lo utilices si padeces de asma.
- No lo utilices si padeces de epilepsia.
- Puede provocar convulsiones.
- No es seguro para niños menores de seis años.
- No es seguro para uso interno.

Anís *Pimpinella anisum*

Debido a su aroma dulce y semejante al regaliz, el anís es un básico culinario en la India y Turquía. Se utiliza también ampliamente en refrescos y licores. Esta preciosa planta anual crece hasta una altura máxima de sesenta centímetros, y es apreciada por sus hojas delicadas y ligeras y sus pequeñas flores blancas. El aceite esencial de anís se extrae de las pequeñísimas semillas que producen las flores.

MÉTODOS DE APLICACIÓN

- Utilízalo en el baño o la ducha para la absorción y los beneficios de aromaterapia.
- Dispérsalo para el asma, los problemas relacionados con el frío, las náuseas y los vómitos.
- Inhálalo directamente para las migrañas y el vértigo.

COMBINA CON

Cardamomo	Comino	Mandarina
Cedro	Eneldo	Naranja amarga
Cilantro	Hinojo	Palisandro

USOS MEDICINALES

Ansiedad	Cólicos	Indigestión	Reúma
Antiséptico	Diurético	Migrañas	Tos
Calambres	Dolores y rigidez	Náuseas	Tos ferina
Calambres menstruales	musculares	Nerviosismo	Vértigo
	Expectorante	Resaca	

PRECAUCIONES

El aceite esencial de anís no debe confundirse con el anís estrellado. El aceite esencial de anís es sólido a temperatura baja, calienta con las manos la botella antes de utilizarlo para aumentar la fluidez. Quienes padecen de alguna enfermedad hepática o de cáncer deben evitarlo. El aceite esencial de anís es fototóxico. Durante un período de entre doce y veinticuatro horas, no expongas a la luz solar las zonas donde se haya aplicado. Las mujeres embarazadas deben evitarlo.

- Evita la exposición al sol entre doce y veinticuatro horas tras su aplicación.
- No lo utilices si estás embarazada.
- No lo utilices si padeces de cáncer.
- No lo utilices si padeces de alguna enfermedad hepática.
- No lo utilices mientras estés en período de lactancia.

- Puede provocar irritación cutánea.
- No es seguro para niños menores de seis años.
- No es seguro para uso interno.

Árbol del té *Melaleuca alternifolia*

El del árbol del té es uno de los aceites esenciales disponibles más útiles, ya que trata con rapidez y eficacia una amplia gama de enfermedades. Este aceite esencial, conocido también como melaleuca, es útil para preparar limpiadores caseros, para limpiar heridas y para eliminar infecciones por hongos.

MÉTODOS DE APLICACIÓN

- Utilízalo en el baño o la ducha para la absorción y los beneficios aromaterapéuticos.
- Dispérsalo para los beneficios de la aromaterapia.
- Masajéalo, diluido, para las dolencias físicas.
- Utilízalo neto para las infecciones por hongos y para las heridas.
- Utilízalo con compresas para el dolor y la rigidez musculares.

COMBINA CON

Albahaca	Eucalipto	Mejorana	Ravensara (cryptocarya)
Bergamota	Eucalipto limón	Menta fuerte	
Cálamo	Geranio	Mirra	Romero
Camomila alemana	Helicriso	Niaulí	Salvia esclarea
Camomila romana	Hierba de limón	Nuez moscada	Tomillo
Ciprés	Lavanda	Orégano	Ylang-ylang
Clavo	Limón	Pimienta negra	
Enebro	Manuka	Pino	

USOS MEDICINALES

Abscesos	Antiinflamatorio	Cabello graso	Estimulante inmunitario
Acné	Antimicrobiano	Candidiasis	
Analgésico	Antiséptico	Caspa	Expectorante
Antibacteriano	Antivírico	Costra láctea	Forúnculos
Anticongestivo	Artritis	Desinfectante	Fungicida
Antifúngico	Bronquitis	Escaras	Gripe

Heridas	Papilomas cutáneos	Quemadu-	Sarpullidos
Hongos genitales	Parásitos in-	ras solares	Tiña
Infecciones nasales	testinales	Repelente de	Tos
Insecticida	Pie de atleta	insectos	Tos ferina
Laringitis	Piel grasa	Resfriados	Verrugas
Mordiscos de	Quemaduras	Salud dental	
animales		Sarpullido del pañal	

PRECAUCIONES

No utilices internamente el aceite esencial de árbol del té. Puede irritar las pieles sensibles; lleva a cabo un test de parche antes de utilizarlo.

- Puede provocar irritación en la piel.
- No es seguro para uso interno.

Benjuí *Styrax benzoin*

El aroma cálido y dulce del aceite esencial de benjuí, que tiene fuertes notas de vainilla, lo convierten en un básico para la industria de los perfumes; también es muy empleado en la preparación de sahumerios. Este aceite esencial se extrae de la savia resinosa de los árboles de benjuí, que son originarios de Java, Sumatra y Tailandia.

MÉTODOS DE APLICACIÓN

- Utilízalo en el baño o la ducha para la absorción y los beneficios de la aroma-terapia.
- Dispérsalo para la depresión, los trastornos emocionales y el nerviosismo.
- Masajéalo, diluido, para las enfermedades físicas.

COMBINA CON

Abedul	Cedro	Lavanda	Neroli
Agujas de abeto	Cilantro	Limón	*Petitgrain* (naran-
Bergamota	Ciprés	Menta fuerte	jo amargo)
Camomila alemana	Clavo	Menta suave	Pícea
Camomila romana	Enebro	Mirra	Rosa
Canela	Incienso	Naranja	Sándalo

USOS MEDICINALES

Acné	Desodorante	Equilibrio emo-	Sabañones
Antiinflamatorio	Diabetes	cional	Salud circulatoria
Antiséptico	Diurético	Estrés	Sarpullidos
Artritis	Dolor y rigidez	Expectorante	Sedante
Bronquitis	musculares	Nerviosismo	Tejido cicatricial
Calmante	Eczema	Relajación	Tos
Depresión		Resfriados	

PRECAUCIONES

El aceite esencial de benjuí tiene profundos efectos relajantes y no debe utilizarse antes de ponerse al volante, de operar maquinaria o de cualquier otra tarea que requiera concentración.

- Puede funcionar como sedante.
- No es seguro para niños menores de seis años.

Bergamota *Citrus bergamia*

La bergamota obtiene su nombre de la ciudad italiana de Bérgamo, donde fue cultivada originalmente para su utilización en el tratamiento de fiebres y de enfermedades digestivas. Este fruto cítrico delicioso crece en árboles que llegan a una altura máxima de unos cinco metros, y el aceite esencial se extrae de la piel del fruto. Tiene un aroma fresco y agridulce que lo convierte en el favorito de casi todos los que lo prueban y lo utilizan muchísimo los fabricantes de fragancias.

MÉTODOS DE APLICACIÓN

- Utilízalo en el baño o la ducha para la absorción y los beneficios de la aromaterapia.
- Dispérsalo para sus beneficios emocionales y mentales.
- Inhálalo directamente para sus beneficios emocionales y mentales.
- Masajéalo, diluido, para las enfermedades físicas.

MEZCLA CON

Abedul	Alcanfor	Bálsamo de limón	Cajeput
Albahaca	Árbol del té	Benjuí	Canela

Camomila alemana	Incienso	Niaulí	Salvia esclarea
Camomila romana	Jazmín	Nuez moscada	Sándalo
Cardamomo	Jengibre	Orégano	Semillas de za-
Cedro	Laurel	Pachulí	nahoria
Cilantro	Lavanda	Palisandro	Tagete (cla-
Ciprés	Lavándula	Palmarosa	vel chino)
Citronela	Mandarina	*Petitgrain* (naran-	Tomillo
Clavo	Manuka	jo amargo)	Toronjil
Enebro	Mejorana	Pimienta negra	Vetiver
Geranio	Melisa	Pino	Ylang-ylang
Geranio rosa	Mirra	Pomelo	
Helicriso	Mirra	Romero	
Hinojo	Neroli	Rosa	

USOS MEDICINALES

Abscesos	Depresión	Forúnculos	Psoriasis
Acné	Eczema	Función sana	Sarna
Analgésico	Enfermedades	del hígado	Sedante
Ansiedad	respiratorias	Halitosis	Síndrome pre-
Antibacteriano	Estrés	Herpes labial	menstrual
Antibiótico	Expectorante	Infecciones	Trastorno afecti-
Antiséptico	Falta de apetito	Picazón	vo estacional
Cistitis	Fiebre	Piel grasa	Varicela

PRECAUCIONES

El aceite esencial de bergamota es fototóxico, de manera que evita entre doce y veinticuatro horas después exponer a la luz solar las zonas donde lo hayas aplicado.

- Evita la exposición a la luz del sol de doce a veinticuatro horas después de su aplicación.
- No es seguro para niños menores de seis años.

Cajeput *Melaleuca leucadendra*

Si disfrutas con el aceite esencial del árbol del té, prueba el de cajeput, un pariente cercano de la *Melaleuca alternifolia*. El aceite esencial de cajeput, con su marcado aroma a alcanfor ligeramente afrutado, es fresco e inspirador; y es algo que conviene tener a mano para tratar los resfriados y la gripe. El aceite esencial de cajeput, conocido también como árbol del té blanco y cajuput, puede eliminar el aletargamiento y favorecer el equilibrio mental general a la vez que alivia muchas enfermedades.

MÉTODOS DE APLICACIÓN

- Utilízalo en el baño o la ducha para la absorción y los beneficios aromaterapéuticos.
- Dispérsalo para la estimulación mental y las enfermedades respiratorias.
- Masajéalo, diluido, para las enfermedades físicas.
- Utilízalo con compresas para el dolor y la rigidez musculares.

COMBINA CON

Alcanfor	Clavo	Geranio rosa	Tomillo
Bergamota	Geranio	Lavanda	

USOS MEDICINALES

Acné	Dolor de cabeza	Gripe	Pulgas
Analgésico	Dolor de dientes	Insecticida	Repelente de
Anticongestivo	Dolor de oídos	Laringitis	insectos
Antiséptico	Enfermedades	Parásitos in-	Resfriados
Apoyo a la mens-	digestivas	testinales	Reúma
truación	Expectorante	Piojos	Vómitos
Bronquitis	Gota	Psoriasis	

PRECAUCIONES

El aceite esencial de cajeput puede irritar las pieles sensibles; lleva a cabo un test de parche antes de utilizarlo.

- Puede provocar irritación cutánea.
- No es seguro para niños menores de seis años.

Benefíciate de un remedio antiguo. Es posible que el aceite esencial de cajeput sea uno de los que no hayas oído hablar mucho, pero se ha utilizado durante miles de años, tanto para la medicina como para los cosméticos. Los remedios tradicionales que usan cajeput son tratamientos para el cólera, el reúma y los problemas estomacales; fue y es un insecticida natural eficaz. Este aceite esencial es pariente próximo del árbol del té y ha sido sometido a numerosos estudios que han demostrado su eficacia.

Cálamo *Acorus calamus var. angustatus*

Si puedes recordar algún paseo por un bosque dulcemente aromático te será fácil evocar una fragancia muy similar a la del aceite esencial de cálamo. Se extrae de las raíces de una humilde planta de los humedales y es un aceite excelente para dispersarlo cuando experimentes un malestar emocional.

MÉTODOS DE APLICACIÓN

- Utilízalo en el baño o la ducha para la absorción y los beneficios aromaterapéuticos.
- Dispérsalo para los beneficios emocionales y mentales.
- Masajéalo, diluido, para las enfermedades físicas.

COMBINA CON

Árbol del té	Cedro	Pachulí	Salvia esclarea
Canela	Lavanda	Romero	Ylang-ylang

USOS MEDICINALES

Ansiedad	Dolor y rigidez	Memoria
Calmante	musculares	Pánico
Dolor de cabeza	Lucidez	Tensión

PRECAUCIONES

No utilices el aceite esencial de cálamo neto, ni internamente, ya que el resultado podrían ser convulsiones y alucinaciones. Emplea una tasa baja de disolución en los masajes y mezclas para baño. Las mujeres embarazadas deben evitar el aceite esencial de cálamo.

- No lo utilices si estás embarazada. Puede provocar convulsiones.
- No es seguro para niños menores de seis años.
- No es seguro para uso interno.
- No es seguro para uso neto.

Camomila alemana
Matricaria chamomilla, M. Recutita

La camomila se ha utilizado desde la Antigüedad y está entre las plantas más populares del mundo. Se usa para tratar una gran variedad de dolencias, y quizá sea más conocida por su capacidad para aliviar y calmar los nervios crispados: incluso una simple taza de infusión preparada con la hierba puede ayudar. El aceite esencial de camomila alemana es pariente muy cercano del aceite esencial de camomila romana, y en la mayoría de los casos es posible utilizarlos indistintamente.

MÉTODOS DE APLICACIÓN

- Utilízalo en el baño o la ducha para la absorción y los beneficios aromaterapéuticos.
- Dispérsalo para los beneficios de la aromaterapia.
- Masajéalo, diluido, para las dolencias físicas.
- Utilízalo neto sobre las heridas.
- Utilízalo con compresas para el dolor y la rigidez musculares.

COMBINA CON

Alcanfor	Ciprés	Geranio rosa	Limón
Árbol del té	Clavo	Helicriso	Manuka
Benjuí	Comino	Incienso	Mejorana
Bergamota	Eucalipto	Jazmín	Melisa
Casia	Geranio	Lavanda	Mirra

Neroli	Palmarosa	Rosa	Ylang-ylang
Orégano	Pomelo	Salvia esclarea	
Pachulí	Romero	Tangerina	

USOS MEDICINALES

Abscesos	Dolor de cabeza	Llagas	Sedante
Acné	Dolor de oídos	Migrañas	Síndrome pre-
Analgésico	Eczema	Náuseas	menstrual
Ansiedad	Esguinces y tor-	Paperas	Síntomas de me-
Antiinflamatorio	ceduras	Psoriasis	nopausia
Artritis	Estrés	Quemaduras	Varicela
Bactericida	Gingivitis	Resfriados	
Cistitis	Heridas	Salud dental	
Cólicos	Insomnio	Sarampión	

PRECAUCIONES

El aceite esencial de camomila alemana tiene un efecto profundamente relajante y no debe utilizarse antes de ponerse al volante, de trabajar con maquinaria o de llevar a cabo otras tareas que requieran concentración. Debido a que puede estimular el flujo menstrual, las mujeres embarazadas deben evitarlo.

- No lo utilices si estás embarazada.
- Puede funcionar como sedante.

Camomila romana *Anthemis nobilis*

Si te has relajado alguna vez bebiendo una infusión de camomila, conoces su aroma y su efecto ligeramente sedante. El aceite esencial de camomila romana brinda una propiedad sedante más poderosa que el de camomila alemana y su fragancia es un poco más dulce. Si eliges solo unos pocos aceites esenciales que conviene tener a mano, te aconsejo que este sea uno de ellos. Su acción antiinflamatoria es impresionante, y su utilización para abordar molestias de la piel, dolores de cabeza y enfermedades relacionadas con el estrés es notable.

MÉTODOS DE APLICACIÓN

- Utilízalo en el baño o la ducha para la absorción y los beneficios aromaterapéuticos.
- Dispérsalo para los beneficios de la aromaterapia.
- Haz gárgaras, diluido, para la amigdalitis.
- Masajélo, diluido, para dolencias físicas.
- Utilízalo como colutorio para la salud dental.
- Utilízalo neto sobre las heridas.
- Utilízalo con compresas para el dolor y la rigidez musculares.

COMBINA CON

Alcanfor	Eucalipto	Manuka	Palmarosa
Árbol del té	Geranio	Melisa	Pomelo
Bergamota	Geranio rosa	Mirra	Rosa
Casia	Jazmín	Musgo de roble	Salvia esclarea
Ciprés	Lavanda	Neroli	Tangerina
Clavo	Limón	Orégano	Ylang-ylang
Comino	Mandarina	Pachulí	

USOS MEDICINALES

Abscesos	Artritis	Estrés	Psoriasis
Acné	Bactericida	Forúnculos	Quemaduras
Adicciones	Cistitis	Gingivitis	Quemadu-
Aftas y llagas	Cólicos	Heridas	ras solares
Amigdalitis	Dolor de cabeza	Insomnio	Resfriados
Analgésico	Dolor de oídos	Ira	Salud dental
Ansiedad	Eczema	Irritabilidad	Sarpullido del pañal
Antialergénico	Esguinces y tor-	Migrañas	Sedante
Antiinflamatorio	ceduras	Náuseas	Varicela

PRECAUCIONES

El aceite esencial de camomila romana tiene un efecto profundamente relajante y no debe utilizarse antes de ponerse al volante, de operar maquinaria o de llevar a cabo otras tareas que requieran concentración. Debido a que puede estimular el flujo menstrual, las mujeres embarazadas deben evitarlo.

- No lo utilices si estás embarazada.
- Puede actuar como sedante.

Canela *Cinnamomum zeylanicum, C. verum*

Cuando la mayor parte de la gente piensa en la canela, con frecuencia lo primero que le viene a la mente son visiones de alimentos deliciosamente horneados. Además de su valor en aplicaciones culinarias, la canela ofrece magníficos beneficios cuando se la utiliza en las medicinas naturales. El aceite esencial de canela tiene una fragancia picante y algo almizcleña que puede hacerte recordar al incienso más que a ninguna otra cosa.

MÉTODOS DE APLICACIÓN
- Utilízalo en el baño o la ducha para la absorción y los beneficios aromaterapéuticos.
- Dispérsalo para los beneficios de la aromaterapia y para las dolencias respiratorias.
- Masajéalo, diluido, para dolencias físicas.

COMBINA CON

Benjuí	Eneldo	Mejorana	Romero
Bergamota	Incienso	Menta fuerte	Rosa
Cálamo	Jengibre	Naranja	Semillas de za-
Cardamomo	Lavanda	Nuez moscada	nahoria
Cilantro	Lavándula	Pachulí	Tangerina
Clavo	Limón	Petitgrain	Tomillo
Elemí	Mandarina	Pomelo	Ylang-ylang

USOS MEDICINALES

Afrodisíaco	Apoyo a la mens-	Desinfectante	Insecticida
Analgésico	truación	Diarrea	Parásitos in-
Antibacteriano	Artritis	Fiebre	testinales
Antibiótico	Bronquitis	Infecciones res-	Resfriados
Antiséptico	Depresión	piratorias	Reúma

PRECAUCIONES

Asegúrate bien de que eliges aceite esencial de canela extraído de las hojas, más que de la corteza del árbol de canela. El aceite esencial de corteza de canela tiene poco uso en aromaterapia y es una fuerte toxina dérmica; el aceite esencial de hojas de canela debe utilizarse con cuidado. Debido a que puede estimular el flujo menstrual, las mujeres embarazadas deben evitarlo. Los pacientes de hemofilia, cáncer de próstata y enfermedad renal o hepática también deben evitarlo, así como quienes tomen anticoagulantes. Puede ser irritante para las pieles sensibles; lleva a cabo un test de parche antes de utilizarlo. El aceite esencial de canela irrita las membranas mucosas.

- Evita el contacto con las membranas mucosas.
- No lo utilices si estás embarazada.
- No lo utilices si padeces de hemofilia.
- No lo utilices si tienes alguna enfermedad renal.
- No lo utilices si tienes alguna enfermedad hepática.
- No lo utilices si tienes cáncer de próstata.
- Puede provocar irritación en la piel.
- No es seguro para niños menores de seis años.
- No es seguro para uso interno.

Cardamomo   *Elettaria cardamomum*

Si padeces frecuentemente de náuseas o de indigestiones, piensa en incorporar el aceite esencial de cardamomo a tu botica natural. Este aceite es muy útil, y también es un remedio excelente para la tos, el edema, la halitosis y varias otras dolencias comunes.

MÉTODOS DE APLICACIÓN

- Utilízalo en el baño o la ducha para la absorción y los beneficios aromaterapéuticos.
- Dispérsalo para los beneficios de la aromaterapia.
- Masajéalo, diluido, para las dolencias físicas.
- Utilízalo con compresas para el dolor y la rigidez musculares.

COMBINA CON

Albahaca	Comino	Mandarina	Pomelo
Anís	Hierba de limón	Naranja	Salvia esclarea
Bergamota	Hinojo	Neroli	Sándalo
Canela	Jazmín	Pachulí	Vetiver
Cedro	Jengibre	Palmarosa	Ylang-ylang
Cilantro	Laurel	*Petitgrain*	
Clavo	Limón	Pimienta negra	

USOS MEDICINALES

Acidez de es- tómago	Diurético	Flatulencia	Nerviosismo
	Dolor de cabeza	Halitosis	Resfriados
Antibacteriano	Edema	Laxante	Tos
Antiséptico	Estrés	Lucidez mental	Vómitos
Ciática	Expectorante	Náuseas	

PRECAUCIONES

El aceite esencial de cardamomo se considera generalmente seguro.

· ·

Dile adiós al mal aliento con aceite esencial de cardamo-mo. El aceite esencial de cardamomo tiene una historia larga y transcendental: se menciona en los antiguos textos ayurvédicos como ayuda medicinal para la piel y la digestión. En tiempos posteriores, 310 a de C., el aceite de cardamomo era un símbolo de prosperidad y de realeza junto con otros aceites esenciales cuando se utilizaba en perfumes y ungüentos. Hoy no se encuentran en muchos perfumes, pero ha dado la vuelta como antimicrobiano para tratar infecciones del cuero cabelludo y enfermedades de la piel, y para mantener la higiene bucal eliminando los gérmenes que provocan el mal aliento y las aftas bucales.

· ·

Casia   *Cinnamomum cassia*

Si te gustan los platos con curri, las bebidas gaseosas o ciertos alimentos y dulces horneados, es probable que ya hayas probado la casia. Este exótico aceite esencial, que tiene una fragancia cálida y picante, proviene de las hojas, las ramas y la corteza del árbol de casia, un pequeño siempreverde (de hoja perenne) nativo de China. Disfruta de su inspiradora fragancia y de sus muchos beneficios para la salud dispersándolo en la zona donde pases más tiempo.

MÉTODOS DE APLICACIÓN

- Dispérsalo para los beneficios de la aromaterapia y para los resfriados, molestias digestivas, fiebres y gripe.
- Masajéalo, diluido, para los dolores de la artritis y el reúma.

COMBINA CON

Camomila alemana	Comino	Jengibre	Romero
Camomila romana	Geranio	Nuez moscada	
Cilantro	Incienso	Pimienta negra	

USOS MEDICINALES

Antimicrobiano	Cólicos	Flatulencia	Reúma
Apoyo a la menstruación	Depresión	Gripe	Salud circulatoria
	Diarrea	Náuseas	
Artritis	Fiebre	Resfriados	

PRECAUCIONES

El aceite esencial de casia puede irritar las pieles sensibles; lleva a cabo un test de parche antes de utilizarlo. Emplea una tasa baja de disolución en los masajes y mezclas para baños. El aceite esencial de casia irrita las membranas mucosas.

- Evita el contacto con las membranas mucosas.
- No lo utilices si estás embarazada.
- Puede provocar irritación de la piel.
- No es seguro para niños menores de seis años.
- No es seguro para uso interno.

Cedro *Juniperus virginiana*

Si abres un baúl de cedro o afilas un lápiz, podrás disfrutar de un aroma parecido al del aceite esencial de cedro. Las variedades cultivadas del cedro están entre las primeras que se utilizaron por sus aceites esenciales; los primeros egipcios usaban el aceite en cosméticos, como repelente de insectos y como agente para el embalsamamiento. Debido a sus muchas aplicaciones médicas y prácticas, la popularidad del aceite esencial de cedro no ha declinado nunca.

MÉTODOS DE APLICACIÓN

- Utilízalo en el baño o la ducha para la absorción y los beneficios aromaterapéuticos.
- Dispérsalo para los beneficios de la aromaterapia y para la artritis, las dolencias respiratorias y el reúma.
- Masajéalo, diluido, para las dolencias físicas.
- Utilízalo con compresas para el dolor y la rigidez musculares.

COMBINA CON

Albahaca	Enebro	Lavanda	Pino
Anís	Eucalipto	Limón	Romero
Benjuí	Eucalipto limón	Mejorana	Rosa
Bergamota	Geranio rosa	Neroli	Salvia esclarea
Cálamo	Hierba de limón	Orégano	Sándalo
Canela	Incienso	Pachulí	Semillas de za-
Cardamomo	Jazmín	Palmarosa	nahoria
Ciprés	Jengibre	*Petitgrain*	Valeriana
Citronela	Laurel	Pícea	Vetiver

USOS MEDICINALES

Ansiedad	Caspa	Nerviosismo	Repelente de
Antiséptico	Enfermedades	Picazón	insectos
Artritis	respiratorias	Piel grasa	Reúma
Bronquitis	Infección del trac-	Psoriasis	Sarpullidos
Calmante	to urinario		

PRECAUCIONES

El aceite esencial de cedro puede ser irritante para las pieles sensibles; lleva a cabo un test de parche antes de utilizarlo. Este aceite esencial irrita las membranas mucosas. Debido a que puede estimular el flujo menstrual, las mujeres embarazadas deben evitarlo.

- Evita el contacto con las membranas mucosas.
- No lo utilices si estás embarazada.
- Puede provocar sensibilización.
- Puede provocar irritación de la piel.
- No es seguro para niños menores de seis años.

Cilantro *Coriandrum sativum*

El famoso sabor del cilantro ha llegado a utilizarse incluso en licores como Benedictine y Chartreuse. Semillas de la planta, que los egipcios empleaban como afrodisíaco, se encontraron en la tumba del rey Tutankamón. El aroma del aceite esencial de cilantro es dulce, herbáceo y ligeramente picante, y, como muchos alimentos que lo contienen, es muy útil para calmar el sistema digestivo. Úsalo para la desintoxicación, el alivio de las migrañas, los espasmos musculares y muchas más cosas.

MÉTODOS DE APLICACIÓN

- Utilízalo en el baño o la ducha para la absorción y los beneficios aromaterapéuticos.
- Dispérsalo para los beneficios de la aromaterapia y para estimular el apetito.
- Masájealo, diluido, para las dolencias físicas.

COMBINA CON

Anís	Clavo	Laurel	*Petitgrain*
Benjuí	Comino	Limón	Pimienta de
Bergamota	Geranio	Naranja	Jamaica
Canela	Hierba de limón	Neroli	Pimienta negra
Cardamomo	Incienso	Nuez moscada	Pomelo
Casia	Jazmín	Pachulí	Ravensara (cryp-
Ciprés	Jengibre	Palmarosa	tocarya)

| Salvia esclarea | Sándalo | Vetiver | Ylang-ylang |

USOS MEDICINALES

Afrodisíaco	Calambres	Flatulencia	Reúma
Analgésico	Cólicos	Fungicida	
Antibacteriano	Dolor y rigidez	Indigestión	
Artritis	musculares	Migrañas	
Cansancio	Estrés	Náuseas	

PRECAUCIONES

El aceite esencial de cilantro puede irritar las pieles sensibles; lleva a cabo un test de parche antes de utilizarlo. El uso excesivo de este aceite esencial puede provocar estupor.

- Puede provocar irritación de la piel.
- Puede provocar estupor.

. . . .

Trata el síndrome del colon irritable de manera natural con cilantro. El aceite esencial de cilantro resulta eficaz contra la *E. coli*, bacteria que frecuentemente tiene un papel en el síndrome del colon irritable. En un estudio publicado en la revista *Complementary and Alternative Medicine*, el aceite esencial de cilantro mostró mayor eficacia que el antibiótico rifaximina para combatir la *E. coli*. Los aceites esenciales de menta fuerte y bálsamo de limón también resultaron eficaces, siendo el de menta fuerte más efectivo que el de bálsamo de limón.

. . . .

Ciprés *Cupressus sempervivens*

El aceite esencial de ciprés, árbol de hoja perenne y de refrescante aroma, por su capacidad para calmar el estrés, reducir la tensión y mitigar la ira y la irritabilidad, es una elección excelente para tu botica casera. Su capacidad de favorecer la sanación, mejorar la circulación y aliviar los síntomas del resfriado y de la gripe lo convierte en un remedio todavía más valioso.

MÉTODOS DE APLICACIÓN

- Utilízalo en el baño o la ducha para la absorción y los beneficios aromaterapéuticos.
- Dispérsalo para los beneficios de la aromaterapia.
- Masajéalo, diluido, para las dolencias físicas.
- Utilízalo con compresas para el dolor y la rigidez musculares.
- Utilízalo con un paquete de hielo para las hemorragias nasales.

COMBINA CON

Árbol del té	Eucalipto limón	Lavanda	Pimienta negra
Benjuí	Geranio	Manuka	Pino
Bergamota	Geranio rosa	Mejorana	Pomelo
Camomila romana	Helicriso	Mirra	Salvia esclarea
Cedro	Hierba de limón	Menta fuerte	Ylang-ylang
Cilantro	Hinojo	Nardo	
Enebro	Incienso	Orégano	
Eucalipto	Jengibre	*Petitgrain*	

USOS MEDICINALES

Antibacteriano	Calmante	Hemorroides	Sarpullido del pañal
Antiinflamatorio	Diurético	Insecticida	Sedante
Antiséptico	Enfisema	Ira	Síndrome pre-
Apoyo para la	Estrés	Irritabilidad	menstrual
menstruación	Expectorante	Olor de pies	Tos
Astringente (es-	Fiebre	Repelente de	Tos ferina
típtico)	Hemorragias	insectos	Varices
Bronquitis	nasales	Resfriados	

PRECAUCIONES

No lo utilices si estás embarazada.

Aclárate la mente y consigue consuelo del ciprés. Los cipreses se adoraron como símbolo de Beruth, la diosa Tierra, en la isla de Chipre; y en China se creía que incentivaban la contemplación debido a que las raíces del árbol se asemejan a una figura sentada. Basándose en esta intensa historia, se cree que el aceite esencial de ciprés aclara y calma la mente. Los cipreses están ligados para siempre por medio de la literatura y del arte con el duelo, la muerte y el descanso eterno. Por esta razón se sigue utilizando hoy madera de ciprés para los ataúdes, y estos árboles de hoja perenne están plantados en los cementerios de los Estados Unidos y de muchos otros países.

Citronela
Cymbopogon nardus, Andropogon nardus

El aceite esencial de citronela, que se ha hecho muy popular por su utilidad para repeler mosquitos y demás insectos molestos, se emplea en numerosas aplicaciones. Se extrae de las hierbas altas nativas de Java y Sri Lanka y tiene un dulce aroma ligeramente cítrico. Asegúrate de que compras aceite esencial de citronela en lugar de algo etiquetado como *aceite de citronela*. Este último tiene una base mineral o de parafina y habitualmente se destina a su uso como repelente de insectos en el exterior.

MÉTODOS DE APLICACIÓN
- Utilízalo en el baño o la ducha para la absorción y los beneficios aromaterapéuticos.
- Dispérsalo para los beneficios de la aromaterapia y como repelente de insectos.
- Masajéalo, diluido, para las dolencias físicas.
- Rocíalo sobre el cuerpo, la ropa y demás artículos, para repeler insectos.

COMBINA CON

Albahaca	Cedro	Geranio rosa	Lavándula
Bergamota	Geranio	Lavanda	Lima

| Limón | Orégano | Romero |
| Naranja | Pino | Sándalo |

USOS MEDICINALES

Ambientador	Cansancio	Insecticida	Pulgas
de interior	Dolor de cabeza	Olor de pies	Repelente de
Analgésico	Fiebre	Parásitos in-	insectos
Antibacteriano	Fungicida	testinales	Resfriados
Antiséptico	Gripe	Piel grasa	

PRECAUCIONES

El aceite esencial de citronela puede provocar alergias e irritar las membranas mucosas. Quienes padezcan de cáncer estrogenodependiente deben evitarlo. Debido a que puede estimular el flujo menstrual, las mujeres embarazadas también deben evitarlo.

- Evita el contacto con las membranas mucosas.
- No lo utilices si estás embarazada.
- No lo utilices si padeces de cáncer estrogenodependiente.
- Puede provocar alergias.
- No es seguro para los niños menores de seis años.

Clavo *Syzygium aromaticum, Eugenia caryophyllata*

El clavo, muy aromático y apreciado por su capacidad de infundir un sabor dulce y picante a los alimentos, se ha utilizado por sus cualidades medicinales a lo largo de la historia. Del mismo modo que los antiguos chinos, griegos y romanos emplearon clavo para endulzarse el aliento y aliviar los dolores de muelas, tú puedes aprovecharte de la propiedad que tiene este aceite esencial para calmar los males dentales. Su capacidad para mitigar el dolor, acelerar la curación y aliviar problemas respiratorios son solo unas pocas razones para hacer de él uno de los aceites especiales que conviene tener a mano para utilizarlo regularmente.

MÉTODOS DE APLICACIÓN

- Utilízalo en el baño o la ducha para la absorción y sus beneficios aromaterapéuticos.

- Dispérsalo para los beneficios de la aromaterapia.
- Masajéalo, diluido, para las dolencias físicas.
- Utilízalo con compresas para el dolor y la rigidez musculares.

COMBINA CON

Albahaca	Cilantro	Limón	Pimienta de
Árbol del té	Eucalipto limón	Mandarina	Jamaica
Benjuí	Geranio	Mirra	Pimienta negra
Bergamota	Geranio rosa	Naranja	Pomelo
Cajeput	Helicriso	Nardo	Rosa
Camomila alemana	Jazmín	Pachulí	Salvia esclarea
Camomila romana	Jengibre	Palmarosa	Sándalo
Canela	Laurel	*Petitgrain*	Tangerina
Cardamomo	Lavanda		Ylang-ylang

USOS MEDICINALES

Analgésico	Asma	Insecticida	Reúma
Antibacteriano	Bronquitis	Parásitos in-	Salud dental
Antifúngico	Diarrea	testinales	Sarna
Antiinflamatorio	Dolor de muelas	Piel envejecida	Vómitos
Antimicrobiano	Dolor y rigidez	Problemas de la piel	
Antiséptico	musculares	Repelente de	
Antivírico	Expectorante	insectos	

PRECAUCIONES

El aceite esencial de clavo puede irritar las pieles sensibles; lleva a cabo un test de parche antes de utilizarlo. Este aceite esencial irrita las membranas mucosas. Los pacientes de cáncer deben evitarlo. No lo utilices durante el embarazo.

- No lo utilices si estás embarazada.
- No lo utilices si padeces de cáncer.
- Puede provocar irritación de la piel.
- No es seguro para los niños menores de seis años.
- No es seguro para uso interno.

El aceite esencial de clavo es un insecticida poderoso. En un estudio de 2010 del que se informó en la revista médica *PLOS ONE*, se demostró que el aceite esencial de clavo es eficaz contra los ácaros de la sarna. Los aceites esenciales de nuez moscada e ylang-ylang se estudiaron durante ese mismo período de examen: el de nuez moscada mostró algo de eficacia contra los ácaros y el de ylang-ylang mostró muy poca.

Comino (Alcaravea) *Carum carvi*

El comino es una especia muy conocida con un sabor dulce e interesante que lo hace popular entre cocineros y panaderos de todo el mundo. El aceite esencial de comino tiene una fragancia enérgica, aunque dulce, que hace que sea un placer utilizarlo; y su capacidad de mejorar de manera eficaz una amplia gama de enfermedades lo convierte en una buena elección para incluirlo en el botiquín.

MÉTODOS DE APLICACIÓN

- Utilízalo en el baño o la ducha para la absorción y los beneficios aromaterapéuticos.
- Dispérsalo para los beneficios de la aromaterapia y enfermedades digestivas, respiratorias y urinarias.
- Masajéalo, diluido, para las enfermedades físicas.

COMBINA CON

Albahaca	Camomila romana	Cilantro	Jengibre
Anís	Cardamomo	Eneldo	Lavanda
Camomila alemana	Casia	Incienso	Naranja

USOS MEDICINALES

Anginas	Bronquitis	Diurético	Flatulencia
Antialergénico	Cabello graso	Dolor de garganta	Forúnculos
Antiséptico	Cólico	Enfermedades	Heridas
Asma	Desinfectante	urinarias	Indigestión

Infecciones	Parásitos in-	Síndrome pre-
Lactancia	testinales	menstrual
Nerviosismo	Piel grasa	Tos

PRECAUCIONES

El aceite esencial de comino puede irritar las pieles sensibles; lleva a cabo un test de parche antes de utilizarlo. Debido a que puede estimular el flujo menstrual, las mujeres embarazadas deben evitarlo.

- No lo utilices si estás embarazada.
- Puede provocar irritación de la piel.

Elemí *Canarium luzonicum*

Si disfrutas al utilizar aceites esenciales de incienso o mirra, es muy probable que aprecies el aceite esencial de elemí. Al igual que sus parientes próximos, se extrae de la resina del árbol y es útil para mejorar el tono y la textura de la piel, acelera la curación de las heridas y calma tanto los músculos como la mente.

MÉTODOS DE APLICACIÓN

- Utilízalo en el baño o la ducha para la absorción y los beneficios aromateropéuticos.
- Dispérsalo para los beneficios de la aromaterapia y las dolencias respiratorias.
- Masajéalo, diluido, para las dolencias físicas.
- Utilízalo neto para el dolor muscular, la cicatrización y la rigidez.

COMBINA CON

Canela	Incienso	Romero
Enebro	Lavanda	Salvia
Eneldo	Mirra	Verbena limón

USOS MEDICINALES

Analgésico	Dolor y rigidez	Expectorante	Nerviosismo
Antiséptico	musculares	Fungicida	Piel envejecida
Antivírico	Equilibrio emo-	Heridas	Relajación
Bronquitis	cional	Infecciones	Tos
Cicatrización	Estrés	de la piel	

PRECAUCIONES

El aceite esencial de elemí puede irritar las pieles sensibles; lleva a cabo un test de parche antes de utilizarlo.

- Puede provocar irritación de la piel.

Enebro *Juniperus communis*

Estas coníferas fragantes se han utilizado para finalidades espirituales y medicinales desde los tiempos antiguos, y siguen mostrándose útiles hoy. El aceite esencial de enebro es excelente para tratar el dolor muscular y muchas enfermedades de la piel, y su fragancia profundamente calmante ayuda a que se esfume el estrés.

MÉTODOS DE APLICACIÓN

- Utilízalo en el baño o la ducha para la absorción y los beneficios aromaterapéuticos.
- Dispérsalo para los beneficios de la aromaterapia.
- Masajéalo, diluido, para las dolencias físicas.
- Utilízalo con compresas para el dolor y la rigidez musculares.

COMBINA CON

Árbol del té	Geranio rosa	Menta fuerte	Pomelo
Benjuí	Helicriso	Mirra	Romero
Bergamota	Hinojo	Naranja	Salvia esclarea
Cedro	Jengibre	Nardo	Semillas de zanahoria
Ciprés	Laurel	Neroli	
Elemí	Lavanda	Palmarosa	Tangerina
Eucalipto	Limón	*Petitgrain*	
Eucalipto limón	Mandarina	Pimienta negra	
Geranio	Mejorana	Pino	

USOS MEDICINALES

Acné	Analgésico	Antimicrobiano	Apoyo para la menstruación
Adicciones	Ansiedad	Antiséptico	
Agotamiento	Antiinflamatorio		

Apoyo para la pér-dida de peso	Diurético	Heridas	Repelente de insectos
Artritis	Dolor y rigidez musculares	Meditación	Resacas
Calmante	Eczema	Nerviosismo	Reúma
Celulitis	Estrés	Prostatitis	Sedante
Cuidados de la piel	Gota	Psoriasis	

PRECAUCIONES

Los pacientes de enfermedades del riñón o del hígado deben evitar el aceite esencial de enebro. Debido a que puede estimular el flujo menstrual, las mujeres embarazadas deben lo.

• No lo utilices si estás embarazada.
• No lo utilices si tienes alguna enfermedad renal.
• No lo utilices si tienes alguna enfermedad hepática.
• No es seguro para niños menores de seis años.

. . . .

Acelera la curación de las heridas con enebro. Un interesante estudio del que se informó en el número de enero de 2013 del *Journal of Medicinal Food* se enfocó en la capacidad que tiene el aceite esencial de enebro de acelerar la curación de las heridas. Se mostró que tanto el *Juniperus virginiana* como el *Juniperus occidentalis* redujeron la inflamación y ayudaron a que las heridas se curasen más rápido.

. . . .

Eneldo *Anethum graveolens*

A la gente le encanta el eneldo por su aroma atrayente y su sabor limpio y refrescante. El aceite esencial de eneldo tiene algunas de esas mismas características, con un agradable trasfondo a tierra. Sus propiedades calmantes afectan al cuerpo y a la mente, lo que hace que sea un aceite excelente que conviene tener a mano.

MÉTODOS DE APLICACIÓN

- Utilízalo en el baño o la ducha para la absorción y los beneficios aromaterapéuticos.
- Dispérsalo para los beneficios de la aromaterapia.
- Masajéalo, diluido, para las dolencias físicas.
- Utilízalo con compresas para el dolor y la rigidez musculares.

COMBINA CON

Anís	Elemí	Menta fuerte	Pimienta negra
Canela	Hinojo	Menta suave	
Clavo	Lima	Naranja	
Comino	Limón	Nuez moscada	

USOS MEDICINALES

Bactericida	Desinfectante	Heridas	Lactancia
Calambres menstruales	Estreñimiento	Hipo	Nerviosismo
	Flatulencia	Indigestión	Sedante

PRECAUCIONES

No utilices aceite esencial de eneldo durante el embarazo. Este aceite esencial es fototóxico; evita exponer a la luz del sol las zonas donde se aplique entre doce y veinticuatro horas después de la aplicación.

- No lo utilices si estás embarazada.
- Evita la exposición al sol de doce a veinticuatro horas después de utilizarlo.

Eucalipto   *Eucalyptus globulus, E. radiata*

A mucha gente le parece irresistible el fresco y limpio aroma del aceite esencial de eucalipto, pero su edificante fragancia no es la única razón para tenerlo a mano. El aceite esencial de eucalipto es un ingrediente fundamental en los productos de limpieza del hogar no tóxicos, un remedio al que acudir para los resfriados y la gripe, un tratamiento maravilloso para los músculos doloridos y para muchos más usos.

MÉTODOS DE APLICACIÓN

- Utilízalo en el baño o la ducha para la absorción y los beneficios aromatera-péuticos.
- Dispérsalo para los beneficios de la aromaterapia.
- Masajéalo, diluido, para las dolencias físicas.
- Utilízalo con compresas para el dolor y la rigidez musculares.

COMBINA CON

Alcanfor	Enebro	Mejorana	Pino
Árbol del té	Eucalipto limón	Menta fuerte	Pomelo
Camomila alemana	Geranio	Menta suave	Romero
Camomila romana	Laurel	Naranja	Tomillo
Jengibre	Lavanda	Niaulí	
Cedro	Limón	Orégano	
Ciprés	Manuka	*Petitgrain*	

USOS MEDICINALES

Acné	Antivírico	Dolor y rigidez	Migrañas
Analgésico	Artritis	musculares	Parásitos in-
Antibacteriano	Bronquitis	Expectorante	testinales
Anticongestivo	Candidiasis	Fiebre	Resfriados
Antifúngico	Diurético	Gripe	Reúma
Antiséptico		Infecciones nasales	Tos

PRECAUCIONES

No utilices internamente el aceite esencial de eucalipto. No lo mezcles con reme-dios homeopáticos. Quienes padecen de un cáncer estrogenodependiente deben evitarlo.

- Evita utilizarlo con remedios homeopáticos.
- No lo utilices si estás embarazada.
- No es seguro utilizarlo si padeces de un cáncer estrogenodependiente.
- No es seguro para los niños menores de seis años.
- No es seguro para utilizarlo internamente.

Alivia los síntomas de la bronquitis con aceite esencial de eucalipto. Este potente aceite esencial contiene monoterpenoides, que son eficaces para tratar enfermedades respiratorias; de hecho, en un estudio publicado en la revista internacional *Arzneimittelforschung*, conocida ahora como *Drug Research*, a los pacientes de bronquitis que utilizaron aceite esencial de eucalipto les fue tan bien como a los participantes del estudio a los que se les dio antibióticos.

Eucalipto limón *Eucalyptus citriodora*

El eucalipto limón, como su pariente cercano el eucalipto, se muestra útil para un gran abanico de aplicaciones, que van desde eliminar el olor a humo de cigarrillos hasta la ayuda para aliviar los síntomas asociados con las enfermedades respiratorias. Es útil como repelente de insectos, calma el dolor de la artritis, mejora la circulación y para muchos más usos.

MÉTODOS DE APLICACIÓN

- Utilízalo en el baño o la ducha para la absorción y los beneficios aromaterapéuticos.
- Dispérsalo para los beneficios de la aromaterapia.
- Masajéalo, diluido, para las dolencias físicas.
- Utilízalo con compresas para el dolor y la rigidez musculares.

COMBINA CON

Albahaca	Eucalipto	Mejorana	Salvia
Árbol del té	Geranio	Menta fuerte	Salvia esclarea
Cedro	Geranio rosa	Naranja	Tomillo
Ciprés	Incienso	Pimienta negra	Vetiver
Clavo	Jengibre	Pino	Ylang-ylang
Enebro	Lavanda	Romero	

USOS MEDICINALES

Acné	Artritis	Infecciones nasales	Reúma
Antibacteriano	Calmante	Insecticida	Salud circulatoria
Antifúngico	Enfisema	Repelente de	Sarampión
Antiséptico	Expectorante	insectos	Tos
Antivírico	Gripe	Resfriados	Varicela

PRECAUCIONES

El aceite esencial de eucalipto limón se considera generalmente seguro.

· ·

Disfruta al exterior sin insectos con eucalipto limón. El aceite esencial de eucalipto limón es uno de los repelentes de mosquitos, jejenes y tábanos más eficaces. A muchas personas les preocupan los efectos que pueda tener en la salud el uso intensivo del DEET (dietil-meta-toluamida), pero como se considera un producto eficaz, parece no haber una alternativa convincente. En pruebas clínicas realizadas en Tanzania, se averiguó que el aceite esencial de eucalipto limón otorga una protección completa al repeler a los mosquitos de seis a ocho horas.

· ·

Geranio *Pelargonium odorantissimum*

A la gente le gustan los geranios por sus alegres flores y su deliciosa fragancia. El aceite esencial de geranio tiene un maravilloso aroma floral con un toque subyacente de menta. Se ha utilizado tradicionalmente para equilibrar las emociones y las hormonas, para estimular el sistema linfático y para ayudar a aliviar muchas enfermedades de la piel; y también es útil como repelente natural de insectos y como insecticida.

MÉTODOS DE APLICACIÓN

· Utilízalo en el baño o la ducha para la absorción y los beneficios aromaterapéuticos.
· Dispérsalo para los beneficios de la aromaterapia.

- Masajéalo, diluido, para las dolencias físicas.
- Utilízalo neto sobre la piel arrugada y las heridas.
- Utilízalo con compresas para el dolor y la rigidez musculares.

COMBINA CON

Albahaca	Eucalipto limón	Manuka	Pimienta de
Árbol del té	Geranio rosa	Melisa	Jamaica
Bergamota	Helicriso	Menta fuerte	Pimienta negra
Cajeput	Hierba de limón	Mirra	Pomelo
Camomila alemana	Hinojo	Naranja	Romero
Camomila romana	Hisopo	Nardo	Rosa
Casia	Incienso	Neroli	Salvia esclarea
Cilantro	Jazmín	Nuez moscada	Sándalo
Ciprés	Jengibre	Pachulí	Semillas de za-
Citronela	Laurel	Palisandro	nahoria
Clavo	Lavanda	Palmarosa	Tangerina
Enebro	Limón	*Petitgrain*	Vetiver
Eucalipto	Mandarina		Ylang-ylang

USOS MEDICINALES

Acné	Astringente (es-	Insecticida	Salud circulatoria
Amigdalitis	típtico)	Magulladuras	Sedante
Analgésico	Celulitis	Parásitos in-	Síndrome pre-
Anginas	Cuidados de la piel	testinales	menstrual
Ansiedad	Depresión	Piel envejecida	Tiña
Antibacteriano	Diurético	Piojos	Vasoconstrictor
Antiséptico	Estrés	Quemaduras	
Apoyo para la	Heridas	Repelente de	
menopausia	Herpes zóster	insectos	

PRECAUCIONES

El aceite esencial de geranio puede irritar las pieles sensibles; lleva a cabo un test de parche antes de utilizarlo. Tiene un efecto profundamente relajante y no debe utilizarse antes de ponerse al volante, de operar maquinaria o de hacer otras tareas que requieran concentración. Debido a que puede estimular el flujo menstrual, las mujeres embarazadas deben evitar el aceite esencial de geranio.

Aceites esenciales de la A a la Z

- No lo utilices si estás embarazada.
- Puede actuar como sedante.
- Puede provocar irritación de la piel.
- No es seguro para los niños menores de seis años.

Geranio rosa *Pelargonium graveolens*

Existen aproximadamente setecientas especies de geranio, pero solo una de ellas produce este aceite esencial deliciosamente perfumado. Es una estupenda alternativa al aceite esencial de geranio y tiene un aroma floral fresco y vigorizante, más que excesivamente dulce. Es útil para una gran variedad de dolencias y sin duda será una valiosa incorporación a tu colección de aceites esenciales.

MÉTODOS DE APLICACIÓN

- Utilízalo en el baño o la ducha para la absorción y los beneficios aromaterapéuticos.
- Dispérsalo para los beneficios de la aromaterapia.
- Masajéalo, diluido, para las dolencias físicas.
- Utilízalo con compresas para el dolor y la rigidez musculares.

COMBINA CON

Albahaca	Eucalipto limón	Menta fuerte	Romero
Bergamota	Geranio	Mirra	Rosa
Cajeput	Hinojo	Naranja	Salvia esclarea
Camomila alemana	Jazmín	Neroli	Sándalo
Camomila romana	Jengibre	Pachulí	Semilla de za-
Cedro	Laurel	Palisandro	nahoria
Ciprés	Lavanda	Palmarosa	Ylang-ylang
Citronela	Lima	Pimienta de	
Clavo	Limón	Jamaica	
Enebro	Mandarina	Pomelo	

USOS MEDICINALES

Ansiedad	Apoyo para la	Celulitis	Desintoxicación
Antiséptico	menstruación	Cuidados de la piel	Diurético
	Arrugas	Depresión	Eczema

Edema	Herpes zóster	Piojos	Síndrome pre-
Equilibrio hormonal	Magulladuras	Quemaduras	menstrual
Estrés	Parásitos in-	Repelente de	Tiña
Hemorroides	testinales	insectos	
Heridas	Piel envejecida		

PRECAUCIONES
No lo utilices si estás embarazada.

Helicriso *Helichrysum italicum*

A mucha gente le parece que la fragancia melosa del helicriso es empalagosamente dulce, pero este aceite se utiliza más para la curación física que para las aplicaciones aromaterapéuticas. Su cualidad regeneradora lo hace ideal para tratar un amplio espectro de heridas y de enfermedades de la piel, e incluso problemas más serios como las torceduras y los hematomas.

MÉTODOS DE APLICACIÓN
- Utilízalo en el baño o la ducha para la absorción y los beneficios aromaterapéuticos.
- Dispérsalo para los beneficios de la aromaterapia.
- Masajéalo, diluido, para las dolencias físicas.
- Utilízalo neto para la piel dañada y las estrías.
- Utilízalo con compresas para el dolor y la rigidez musculares.

COMBINA CON
Árbol del té	Enebro	Neroli	Tomillo
Bergamota	Geranio	Palmarosa	Vetiver
Camomila alemana	Lavanda	Pimienta negra	Ylang-ylang
Ciprés	Limón	Romero	
Clavo	Naranja	Salvia esclarea	

USOS MEDICINALES
Abscesos	Antibacteriano	Cicatrices	Eczema
Acné	Antiinflamatorio	Dermatitis	Esguinces y tor-
Antialergénico	Antimicrobiano	Diurético	ceduras

| Estrías | Expectorante | Magulladuras | Quemaduras |
| Heridas | Forúnculos | Piel envejecida | Sarpullidos |

PRECAUCIONES
El aceite esencial de helicriso se considera generalmente seguro.

Atenúa tus cicatrices y tus estrías con helicriso. El aceite esencial de helicriso tiene una larga historia que se extiende desde los tiempos antiguos, cuando se utilizaba para despejar la mente y desbloquear las posibilidades de desarrollar una existencia espiritual. Con los años, la utilización de este aceite esencial ha evolucionado hacia eliminar las cicatrices de naturaleza física, más que aliviar las de tipo espiritual. La Universidad de Nigeria llevó a cabo un estudio que mostró que frotar aceite esencial de helicriso sobre las estrías y las cicatrices, incluso las más antiguas, puede atenuarlas significativamente.

Hierba de limón
Cymbopogon flexuosus, C. citratus

La hierba de limón es un ingrediente muy popular en alimentos salados y a veces se pasa completamente por alto su uso medicinal. El aceite esencial de hierba de limón se extrae de una humilde hierba tropical y tiene una fragancia fresca y atrayente que revitaliza la mente y el cuerpo. Es útil en un número sorprendente de aplicaciones, que van desde repeler a las garrapatas, las pulgas y demás insectos, hasta ayudar a sanar ligamentos lesionados más rápidamente.

MÉTODOS DE APLICACIÓN
- Utilízalo en el baño o la ducha para la absorción y los beneficios aromaterapéuticos.
- Dispérsalo para los beneficios de la aromaterapia.
- Masajéalo, diluido, para las dolencias físicas.
- Utilízalo con compresas para el dolor y la rigidez musculares.

COMBINA CON

Albahaca	Ciprés	Mejorana	Romero
Árbol del té	Geranio	Naranja	Salvia esclarea
Bergamota	Hinojo	Pachulí	Tomillo
Cardamomo	Jengibre	Palmarosa	Vetiver
Cedro	Lavanda	Pimienta negra	Ylang-ylang
Cilantro	Limón	Pomelo	

USOS MEDICINALES

Analgésico	Desintoxicación	Hongos genitales	Salud circulatoria
Antiinflamatorio	Dolor de cabeza	Insecticida	Sarna
Antimicrobiano	Dolor y rigidez	Pie de atleta	Síndrome del des-
Antiséptico	musculares	Piojos	fase horario
Antivírico	Flatulencia	Pulgas	Tendinitis
Bactericida	Fungicida	Repelente de	Tos
Celulitis	Garrapatas	insectos	Varices
Codo de tenista	Gripe	Resfriados	

PRECAUCIONES

El aceite esencial de hierba de limón puede irritar las pieles sensibles; lleva a cabo un test de parche antes de utilizarlo. Los pacientes de cáncer estrogenodependiente deben evitarlo.

- No lo utilices si padeces cáncer estrogenodependiente.
- Puede provocar irritación en la piel.
- No es seguro para niños menores de seis años.

Lucha contra las infecciones con hierba de limón. Según un estudio publicado en el número de noviembre de 2012 del *Journal of Applied Microbiology*, el aceite esencial de hierba de limón muestra un alto nivel de actividad antimicrobiana. Este remedio natural es tan potente que es capaz de luchar contra los *Staphylococcus aureus*, que resisten a los antibióticos.

Hinojo *Foeniculum vulgare*

La popularidad del hinojo se remonta a los antiguos egipcios y romanos, que utilizaban medicinalmente la especia perfumada de regaliz para dolencias como dolores de oídos y mordeduras de serpiente, y espiritualmente para estimular la longevidad, el valor y la fortaleza. Hoy, el aceite esencial de hinojo es uno de los favoritos por su capacidad de disminuir el hambre, aliviar los problemas digestivos, estimular la producción de estrógenos y muchos usos más.

MÉTODOS DE APLICACIÓN

- Utilízalo en el baño o la ducha para la absorción y los beneficios aromaterapéuticos.
- Dispérsalo para los beneficios de la aromaterapia.
- Masajéalo, diluido, para las dolencias físicas.
- Utilízalo neto sobre las inflamaciones y para alivio del dolor.
- Utilízalo con compresas para el dolor y la rigidez musculares.

COMBINA CON

Albahaca	Geranio	Mejorana	Ravesara (cryp-
Anís	Geranio rosa	Melisa	tocarya)
Bergamota	Hierba de limón	Naranja	Romero
Cardamomo	Jengibre	Niaulí	Rosa
Ciprés	Lavanda	Pimienta negra	Sándalo
Enebro	Limón	Pino	Tangerina
Eneldo	Mandarina	Pomelo	Ylang-ylang

USOS MEDICINALES

Analgésico	Apoyo para la	Infecciones del	Producción de
Antibacteriano	menstruación	tracto urinario	estrógenos
Antifúngico	Apoyo para la pér-	Parásitos in-	Retención de
Antiinflamatorio	dida de peso	testinales	líquidos
Antimicrobiano	Diabetes	Partos	Síndrome pre-
Antiséptico	Diurético	Perimenopausia	menstrual
		Piedras en el riñón	

PRECAUCIONES

Los pacientes de epilepsia o de cáncer deben evitar el aceite esencial de hinojo. Debido a que puede estimular el flujo menstrual, las mujeres embarazadas también deben evitarlo.

- No lo utilices si estás embarazada.
- No lo utilices si padeces epilepsia.
- No lo utilices si padeces cáncer.
- No es seguro para niños menores de seis años.
- No es seguro para utilizarlo internamente.

Hisopo *Hyssopus officinalis*

El hisopo es una planta fragante que los antiguos romanos empleaban para la purificación; se menciona en la Biblia por su capacidad de mitigar las enfermedades del pecho y los efectos de la lepra. En el pasado se utilizó la planta para mantener lejos a los piojos, dar sabor a los licores y alimentar a las abejas; hoy, el aceite esencial de hisopo sigue ofreciendo soluciones a una gran variedad de dolencias físicas y de aflicciones emocionales.

MÉTODOS DE APLICACIÓN

- Utilízalo en el baño o la ducha para la absorción y los beneficios aromaterapéuticos.
- Dispérsalo para los beneficios de la aromaterapia.
- Masajéalo, diluido, para las dolencias físicas.
- Utilízalo con compresas para el dolor y la rigidez musculares.

COMBINA CON

Albahaca	Lavanda	Mirto	Romero
Geranio	Limón	Naranja	Salvia
Laurel	Mandarina	Pomelo	Salvia esclarea

USOS MEDICINALES

Agotamiento	Antiinflamatorio	Bronquitis	Eczema
Ansiedad	Antiséptico	Dermatitis	Equilibrio emocional
Antibacteriano	Antivírico	Diurético	

Expectorante	Heridas	Parásitos in-	Resfriados
Fiebre	Lucidez mental	testinales	Tos
Gripe	Magulladuras	Piojos	

PRECAUCIONES

Los pacientes de epilepsia deben evitar el aceite esencial de hisopo. No lo utilices internamente. Debido a que puede estimular el flujo menstrual, las mujeres embarazadas también deben evitarlo.

- No lo utilices si estás embarazada.
- No lo utilices si padeces epilepsia.
- No es seguro para niños menores de doce años.
- No es seguro para utilizarlo internamente.

Incienso *Boswellia carteri*

Los primitivos sumerios y egipcios usaron aceite esencial de incienso para sahumerios, dolencias estomacales, cuidados de la piel y cosméticos; hoy sigue siendo valorado por su utilidad. El aroma del incienso estimula el centro emocional del cerebro y relaja y calma la mente. Físicamente, fortalece el sistema inmunitario, contribuye al rejuvenecimiento de la piel y a acelerar la curación, y ayuda a recuperarse al sistema respiratorio dañado. Si buscas un aceite esencial con la capacidad de mejorar tanto la mente como el cuerpo, ten presente el incienso.

MÉTODOS DE APLICACIÓN

- Utilízalo en el baño o la ducha para la absorción y los beneficios aromaterapéuticos.
- Dispérsalo para los beneficios de la aromaterapia y para las dolencias respiratorias.
- Masajéalo, diluido, para las dolencias físicas.
- Utilízalo con compresas para el dolor y la rigidez musculares.

COMBINA CON

Alcanfor	Camomila alemana	Cedro	Comino
Benjuí	Casia	Cilantro	Elemí
Bergamota	Canela	Ciprés	Eucalipto limón

Geranio	Mandarina	Palmarosa	Rosa
Geranio rosa	Mirra	*Petitgrain*	Salvia esclarea
Jengibre	Naranja	Pimienta negra	Sándalo
Laurel	Nardo	Pino	Vetiver
Lavanda	Neroli	Pomelo	Ylang-ylang
Limón	Pachulí	Romero	

USOS MEDICINALES

Analgésico	Bronquitis	Estrías	Reúma
Ansiedad	Cansancio	Expectorante	Sarpullido del pañal
Antifúngico	Carbunco (ántrax)	Gripe	Sedante
Antiinflamatorio	Cicatrices	Heridas	Tos
Antiséptico	Diurético	Laringitis	
Apoyo para la menstruación	Equilibrio emocional	Pesadillas	
		Piel envejecida	
Asma	Escaras	Resfriados	

PRECAUCIONES

Debido a que puede estimular el flujo menstrual, las mujeres embarazadas deben evitar el aceite esencial de incienso.

- No lo utilices si estás embarazada.

Jazmín *Jasminum officinale*

El dulce aroma del jazmín es inconfundible... e inolvidable. El aceite esencial de jazmín es uno de los favoritos de muchos, tiene la capacidad de paliar la depresión, aliviar las enfermedades respiratorias, mitigar los problemas menstruales y llevar a cabo muchas otras funciones útiles. Aunque este es uno de los aceites esenciales disponibles más costosos, su utilidad supera su precio.

MÉTODOS DE APLICACIÓN

- Utilízalo en el baño o la ducha para la absorción y los beneficios aromaterapéuticos.
- Dispérsalo para los beneficios de la aromaterapia.
- Inhálalo directamente para las adicciones, la depresión y el estrés.

- Masajéalo, diluido, para las dolencias físicas.
- Utilízalo neto para la piel seca, los dolores y la rigidez musculares, las cicatrices y las estrías.
- Utilízalo con compresas para el dolor y la rigidez musculares.

COMBINA CON

Abedul	Geranio	Mirra	Sándalo
Bergamota	Geranio rosa	Naranja	Tagete
Camomila alemana	Jengibre	Neroli	Tangerina
Camomila romana	Lavándula	Pachulí	Vetiver
Cardamomo	Lima	Palisandro	Ylang-ylang
Cedro	Limón	*Petitgrain*	
Cilantro	Mandarina	Rosa	
Clavo	Menta suave	Salvia esclarea	

USOS MEDICINALES

Acné	Cansancio	Enfermedades	Lactancia
Adicciones	Cicatrización	respiratorias	Nerviosismo
Afrodisíaco	Cuidados de la piel	Estrés	Parto
Agotamiento	Depresión	Estrías	Relajación
Antibacteriano	Dolor y rigidez	Expectorante	Síndrome pre-
Apoyo para la	musculares	Hepatitis	menstrual
menstruación		Impotencia	Testosterona baja

· ·

Mejora la concentración mientras refrescas el aire del interior de manera natural. En un estudio japonés se averiguó que la concentración mental y la exactitud mejoraban cuando se dispersaba aceite esencial de jazmín en un entorno de oficina: los errores disminuyeron un 33 %. El aceite esencial de limón se mostró todavía más eficaz: en este caso hubo una reducción de los errores un 54 %. También ayudó el aceite esencial de lavanda, con una bajada de los errores de un 20 %.

· ·

PRECAUCIONES

Debido a que puede estimular el flujo menstrual, las mujeres embarazadas deben evitar el aceite esencial de jazmín.

- No lo utilices si estás embarazada.

Jengibre *Zingiber officinale*

El sabor dulce y picante del jengibre lo convierte en uno de los ingredientes favoritos de cocineros y panaderos en todas partes, y su utilización en la medicina herbaria es de amplio alcance. El aceite esencial de jengibre ofrece el poder concentrado del jengibre; alivia un amplio espectro de enfermedades digestivas, brinda alivio al dolor y ayuda a paliar los síntomas de resfriados y gripe.

MÉTODOS DE APLICACIÓN

- Utilízalo en el baño o la ducha para la absorción y los beneficios aromaterapéuticos.
- Dispérsalo para los beneficios de la aromaterapia.
- Masajéalo, diluido, para las dolencias físicas.
- Utilízalo con compresas para el dolor y la rigidez musculares.

COMBINA CON

Albahaca	Clavo	Incienso	Palmarosa
Alcanfor	Comino	Jazmín	Pimienta de
Bergamota	Enebro	Laurel	Jamaica
Canela	Eucalipto	Lima	Pimienta negra
Cardamomo	Eucalipto limón	Limón	Pomelo
Casia	Geranio	Mandarina	Rosa
Cedro	Geranio rosa	Naranja	Sándalo
Cilantro	Hierba de limón	Neroli	Vetiver
Ciprés	Hinojo	Pachulí	Ylang-ylang

USOS MEDICINALES

Afrodisíaco	Anticongestivo	Artritis	Diarrea
Analgésico	Antiinflamatorio	Calambres	Diurético
Antibacteriano	Antiséptico	Depresión	

Dolor y rigidez musculares	Gripe	Mareos por movimiento	Salud circulatoria
Expectorante	Laxante	Náuseas	Tos
Fiebre	Libido	Resfriados	Trastorno afectivo estacional
	Mareos matinales		

PRECAUCIONES

El aceite esencial de jengibre puede irritar las pieles sensibles; lleva a cabo un test de parche antes de utilizarlo. También es fototóxico; evita exponer a la luz solar las zonas donde lo hayas puesto de doce a veinticuatro horas después de aplicarlo. Debido a que puede estimular el flujo menstrual, las mujeres embarazadas deben evitarlo.

- Evita la exposición a la luz del sol de doce a veinticuatro horas después de utilizarlo.
- No lo utilices si estás embarazada.
- Puede provocar irritación de la piel.

Laurel *Laurus nobilis*

Es posible que uses hojas de laurel en tu cocina, como hace mucha gente por todo el mundo. Los árboles de laurel son siempreverdes robustos y sus hojas alargadas aromáticas emiten un aroma fresco, dulce y ligeramente picante. El aceite esencial de laurel tiene una fragancia similar, pero más fuerte, que lo convierte en favorito para utilizarlo en jabones, velas y otros artículos.

MÉTODOS DE APLICACIÓN

- Utilízalo en el baño o la ducha para la absorción y los beneficios de la aromaterapia.
- Dispérsalo para los beneficios emocionales, la fiebre, las infecciones y el dolor.
- Masajéalo, diluido, para el dolor.
- Utilízalo con compresas para el dolor.

COMBINA CON

Bergamota	Cilantro	Eucalipto	Incienso
Cardamomo	Clavo	Geranio	Jengibre
Cedro	Enebro	Hisopo	Lavanda

Limón	Pachulí	Pino	Salvia esclarea
Naranja	Palmarosa	Romero	Tomillo
Nuez moscada	Pimienta de	Rosa	Ylang-ylang
Orégano	Jamaica	Geranio rosa	

USOS MEDICINALES

Analgésico	Crecimiento	Flatulencia	Magulladuras
Antibacteriano	del cabello	Función sana	Neuralgias
Antibiótico	Eczemas	del hígado	Psoriasis
Antimicrobiano	Enfermedades	Función sana	Resfriados
Antiséptico	digestivas	del riñón	Reúma
Cabello graso	Equilibrio emo-	Fungicida	Salud circulatoria
Cabello seco	cional	Infecciones	Torceduras y
Caspa	Fiebre	Inspiración creativa	esguinces

- -

Paz, protección y sabiduría. El aceite esencial de laurel era uno de los favoritos entre los antiguos romanos, que lo asociaban con la fuerza, la protección, la sabiduría y la paz. El nombre del árbol de laurel se deriva de la palabra latina *laudis*, que significa 'alabar'; por esta razón a los atletas olímpicos los obsequiaban con laurel o con coronas de laurel. Esas coronas son un símbolo de victoria olímpica incluso hoy día. Este árbol tan útil ha sido objeto de numerosos estudios que han demostrado su eficacia antimicrobiana, antifúngica y antibacteriana.

- -

PRECAUCIONES

El aceite esencial de laurel irrita las membranas mucosas. Este aceite esencial puede ser un irritante cutáneo para personas sensibles; lleva a cabo un test de parche antes de utilizarlo. Los hemofílicos y quienes tomen anticoagulantes deben evitarlo, al igual que los pacientes de cáncer de próstata y de enfermedad renal o hepática. Debido a que puede estimular el flujo menstrual, las mujeres embarazadas también deben evitarlo.

- Evita el contacto con las membranas mucosas.
- No lo utilices si estás embarazada.
- No lo utilices si padeces de cáncer.
- No lo utilices si tienes hemofilia.
- No lo utilices si sufres de alguna enfermedad renal.
- No lo utilices si padeces alguna enfermedad hepática.
- Puede provocar irritación de la piel.
- No es seguro para niños menores de seis años.
- No es seguro para uso interno.

Lavanda   *Lavandula angustifolia*

Si tuvieras que elegir un solo aceite esencial para empezar, el de lavanda sería la mejor opción. Es probablemente el más versátil de todos los aceites esenciales, combina muy bien con muchos otros, trata un extraordinario abanico de enfermedades físicas y puede influir positivamente en el estado emocional. También puede utilizarse para elaborar limpiadores domésticos no tóxicos, detergentes para lavadora, desodorantes y muchos productos más.

MÉTODOS DE APLICACIÓN

- Utilízalo en el baño o la ducha para la absorción y los beneficios aromaterapéuticos.
- Dispérsalo para los beneficios de la aromaterapia.
- Masajéalo, diluido, para las dolencias físicas.
- Utilízalo con compresas para el dolor y la rigidez musculares.

COMBINA CON

Agujas de abeto	Camomila romana	Eucalipto	Laurel
Albahaca	Canela	Eucalipto limón	Lima
Alcanfor	Cedro	Geranio	Limón
Árbol del té	Ciprés	Geranio rosa	Mandarina
Benjuí	Citronela	Helicriso	Manuka
Bergamota	Clavo	Hierba de limón	Mejorana
Cajeput	Comino	Hinojo	Melisa
Cálamo	Elemí	Hisopo	Menta fuerte
Camomila alemana	Enebro	Incienso	Menta suave

Mirra	Pachulí	Romero	Tagete
Naranja	Palmarosa	Rosa	Tomillo
Nardo	*Petitgrain*	Salvia	Valeriana
Neroli	Pícea	Salvia esclarea	Vetiver
Niaulí	Pimienta negra	Sándalo	
Nuez moscada	Pino	Semillas de za-	
Orégano	Pomelo	nahoria	

USOS MEDICINALES

Acné	Diurético	Insecticida	Quemaduras
Analgésico	Dolor de cabeza	Insomnio	Quemadu-
Ansiedad	Dolor de oídos	Irritabilidad	ras solares
Antialergénico	Dolor y rigidez	Magulladuras	Repelente de
Antibacteriano	musculares	Migrañas	insectos
Antiinflamatorio	Esguinces y tor-	Náuseas	Reúma
Antimicrobiano	ceduras	Parto	Sabañones
Antiséptico	Estrés	Pesadillas	Sarna
Asma	Estrías	Picaduras de	Sedante
Caspa	Flatulencia	insectos	Tos ferina
Cólico	Forúnculos	Picazón	Varicela
Depresión	Heridas	Pie de atleta	Vómitos
Dermatitis	Hipertensión	Piojos	

PRECAUCIONES

Los pacientes de cáncer estrogenodependiente deben evitar el aceite esencial de lavanda. Este aceite esencial tiene un efecto profundamente relajante y no debe utilizarse antes de ponerse al volante, de operar maquinaria o de hacer cualquier otra tarea que requiera concentración.

- No lo utilices si tienes un cáncer estrogenodependiente.
- Puede funcionar como sedante.

Lavándula *Lavandula hybrida*

A la lavándula se la confunde a veces con la lavanda, y por una buena razón: es una planta híbrida que se desarrolló mediante el cruce de la lavanda y una de sus variedades. Se cultiva sobre todo para la industria del perfume y no es tan valiosa medicinalmente como la lavanda; sin embargo, el aceite esencial de lavándula es útil para muchas aplicaciones, como la dermatitis, el dolor y la rigidez de músculos y articulaciones, y el estrés.

MÉTODOS DE APLICACIÓN

- Utilízalo en el baño o la ducha para la absorción y los beneficios aromaterapéuticos.
- Dispérsalo para los beneficios de la aromaterapia.
- Masajéalo, diluido, para las dolencias físicas.
- Utilízalo con compresas para el dolor y la rigidez musculares.

COMBINA CON

Bergamota	Jazmín	Romero	Tomillo
Canela	Pachulí	Salvia	
Citronela	Pino	Salvia esclarea	

Alivia la ansiedad antes de una cirugía con aceite esencial de lavándula. Se ha demostrado que el aceite esencial de lavándula afecta positivamente a pacientes que experimentan ansiedad antes de una operación y elimina la necesidad de medicamentos que podrían afectar negativamente a la recuperación. Un estudio publicado en el número de 2009 del *Journal of PeriAnesthesia Nursing* muestra niveles significativamente más bajos de ansiedad en el grupo de pacientes a los que se les dio aceite esencial de lavándula, en comparación con aquellos que recibieron medicamentos convencionales.

USOS MEDICINALES

Ampollas	Antiséptico	Dolor de articulaciones	Dolor y rigidez musculares
Analgésico	Dermatitis		
Antidepresivo			Estrés

Expectorante	Picaduras de	Resfriados	Vértigo
Forúnculos	insectos	Salud circulatoria	
Gripe	Piojos	Sarna	
Heridas	Relajación	Tos	

PRECAUCIONES

El aceite esencial de lavándula se considera generalmente seguro.

Lima *Citrus aurantiifolia*

La lima, con su brillante piel verde y su sabor fresco y ácido, es uno de los preferidos de la gente en todos lados. El aceite esencial de lima captura las mejores cualidades de la lima; su aroma es irresistible y su capacidad para eliminar el mal humor es casi legendaria. Utiliza aceite esencial de lima como ambientador natural, o para tratar artritis, fiebre, picaduras de insectos y otros problemas.

MÉTODOS DE APLICACIÓN

- Utilízalo en el baño o la ducha para la absorción y los beneficios aromaterapéuticos.
- Dispérsalo para los beneficios de la aromaterapia.
- Masajéalo, diluido, para las dolencias físicas.
- Utilízalo con compresas para el dolor y la rigidez musculares.

COMBINA CON

Citronela	Jengibre	Palisandro	Semillas de za-
Eneldo	Lavanda	Pimienta negra	nahoria
Geranio rosa	Neroli	Romero	Ylang-ylang
Jazmín	Nuez moscada	Salvia esclarea	

USOS MEDICINALES

Acné	Artritis	Depresión	Fiebre
Ambientador de	Bactericida	Dolor de arti-	Heridas
aire interior	Bronquitis	culaciones	Herpes labial
Antibacteriano	Cabello graso	Dolor y rigidez	Infecciones nasales
Antiséptico	Cansancio	musculares	Lucidez mental
Antivírico	Celulitis	Estrés	

Picaduras de	Resfriados	Salud circulatoria
insectos	Reúma	Tos
Piel grasa	Sabañones	Varices

PRECAUCIONES

El aceite esencial de lima puede irritar las pieles sensibles; lleva a cabo un test de parche antes de utilizarlo. Es fototóxico; evita exponer a la luz solar las zonas donde te lo hayas puesto de doce a veinticuatro horas después de la aplicación.

- Evita la exposición a la luz del sol de doce a veinticuatro horas después de utilizarlo.
- Puede provocar irritación en la piel.

Limón *Citrus limon*

El limón es un poderoso agente desintoxicante, contiene niveles altos de vitaminas y minerales y su sabor y su olor se aprecian en todo el mundo. El aceite esencial de limón lleva el poder del limón a nuevos niveles y puede utilizarse para tratar enfermedades, mejorar el ánimo y estimular el estado de alerta.

MÉTODOS DE APLICACIÓN

- Utilízalo en el baño o la ducha para la absorción y los beneficios aromaterapéuticos.
- Dispérsalo para los beneficios de la aromaterapia.
- Masajéalo, diluido, para las dolencias físicas.
- Utilízalo con compresas para el dolor y la rigidez musculares.

COMBINA CON

Abedul	Canela	Eucalipto	Jazmín
Agujas de abeto	Cardamomo	Geranio	Jengibre
Albahaca	Cedro	Geranio rosa	Laurel
Alcanfor	Cilantro	Helicriso	Lavanda
Árbol del té	Citronela	Hierba de limón	Mandarina
Benjuí	Clavo	Hinojo	Manuka
Camomila alemana	Enebro	Hisopo	Mejorana
Camomila romana	Eneldo	Incienso	Melisa

Menta fuerte	Orégano	Rosa	Tomillo
Menta suave	Palisandro	Salvia	Verbena limón
Mirra	Palmarosa	Sándalo	Vetiver
Naranja	*Petitgrain*	Semillas de za-	Ylang-ylang
Nardo	Pimienta negra	nahoria	
Neroli	Pomelo	Tagete	
Niaulí	Romero	Tangerina	

USOS MEDICINALES

Acné	Callos	Hemorragias	Repelente de
Anginas	Celulitis	nasales	insectos
Antibacteriano	Diurético	Hipertensión	Resfriados
Antifúngico	Dolor de cabeza	Indigestión	Sabañones
Antiinflamatorio	Estreñimiento	Insecticida	Úlceras bucales
Antimicrobiano	Fiebre	Laxante	Varices
Antiséptico	Forúnculos	Lucidez mental	Verrugas
Artritis	Gripe	Migrañas	
Bronquitis	Heridas		

• •

Combate la candidiasis con aceite esencial de limón. En un estudio de 2014 publicado en la revista *Mycopathologia*, el aceite esencial de limón se mostró eficaz contra las cándidas, unos hongos oportunistas que pueden provocar infecciones graves en personas que tengan debilitado su sistema inmunitario. Los aceites esenciales de eucalipto, canela y pino también se mostraron eficaces para combatir estos hongos.

• •

PRECAUCIONES

El aceite esencial de limón puede irritar las pieles sensibles; lleva a cabo un test de parche antes de utilizarlo. También es fototóxico; evita exponer a la luz solar las zonas donde te lo hayas puesto de doce a veinticuatro horas después de la aplicación. El de limón tiene una fecha de caducidad más corta en comparación con otros aceites esenciales; utilízalo en el plazo de ocho a diez meses después de la compra para asegurarte de que mantiene su frescura.

- Evita la exposición a la luz solar de doce a veinticuatro horas después de utilizarlo.
- Puede provocar irritación de la piel.
- Utilízalo en un plazo de ocho a diez meses después de comprarlo.

Mandarina *Citrus reticulata*

Si tienes niños pequeños, el aceite esencial de mandarina es uno de los mejores aceites esenciales que conviene tener a mano para calmar las mentes cansadas, tranquilizar las rabietas y reducir el insomnio. Su fragancia viva y alegre hace que sea ideal para utilizarlo como ambientador natural, y su capacidad de aliviar un buen número de problemas comunes de la piel lo convierte en una gran elección para emplearlo en preparados para el cuidado cutáneo.

MÉTODOS DE APLICACIÓN

- Utilízalo en el baño o la ducha para la absorción y los beneficios aromaterapéuticos.
- Dispérsalo para los beneficios de la aromaterapia.
- Masajéalo, diluido, para las dolencias físicas.
- Utilízalo con compresas para el dolor y la rigidez musculares.

COMBINA CON

Albahaca	Geranio	Limón	Pomelo
Anís	Geranio rosa	Mirra	Rosa
Bergamota	Hinojo	Neroli	Salvia esclarea
Camomila romana	Hisopo	Nuez moscada	Sándalo
Canela	Incienso	Pachulí	Valeriana
Cardamomo	Jazmín	Palmarosa	Vetiver
Clavo	Jengibre	*Petitgrain*	Ylang-ylang
Enebro	Lavanda	Pimienta negra	

USOS MEDICINALES

Acné	Antimicrobiano	Antiséptico	Arrugas

Cabello graso	Flatulencia	Gripe	Rabietas
Cicatrices	Elevador del ánimo	Hipnótico	Resfriados
Cuidados de la piel	Estimulante	Insomnio	Sedante
Desinfectante	Estreñimiento	Laxante	Tensión
Diarrea	Estrés	Nerviosismo	Tos
Diurético	Estrías	Piel grasa	

PRECAUCIONES

El aceite esencial de mandarina es fototóxico.

- Evita la exposición a la luz del sol de doce a veinticuatro horas después de utilizarlo.

Manuka *Leptospermum scoparium*

Los nativos de Nueva Zelanda han utilizado la manuka durante miles de años, la han incorporado en tratamientos para un amplio espectro de enfermedades y la han disfrutado en infusiones relajantes. El aceite esencial de manuka es relativamente reciente en la aromaterapia, pero no dejes que eso te disuada de utilizarlo para tratar dolencias comunes como la caspa, las picaduras de insectos, el oído de nadador y muchos más problemas.

MÉTODOS DE APLICACIÓN

- Utilízalo en el baño o la ducha para la absorción y los beneficios aromaterapéuticos.
- Dispérsalo para los beneficios de la aromaterapia.
- Masajéalo, diluido, para las dolencias físicas.
- Utilízalo con compresas para el dolor y la rigidez musculares.

COMBINA CON

Albahaca	Eucalipto	Naranja	Romero
Árbol del té	Geranio	Pachulí	Salvia
Bergamota	Lavanda	*Petitgrain*	Salvia esclarea
Camomila alemana	Limón	Pimienta negra	Sándalo
Camomila romana	Mejorana	Pino	Tomillo
Ciprés	Menta fuerte	Pomelo	

USOS MEDICINALES

Analgésico	Antivírico	Hongos genitales	Picaduras de
Anestésico	Caspa	Infecciones nasales	insectos
Ansiedad	Cicatrización	Ira	Pie de atleta
Antialergénico	Estimulante in-	Nerviosismo	Repelente de
Antibacteriano	munitario	Oído de nadador	insectos
Antifúngico	Estrías	Picaduras de araña	Resfriados
Antiinflamatorio	Expectorante	Picaduras de	Sedante
Antimicrobiano	Gripe	garrapata	Tos
Antiséptico	Heridas		

PRECAUCIONES
No es seguro para uso interno.

• •

Protégete de las bacterias con aceite esencial de manuka.
Las bacterias resistentes a los antibióticos son una preocupación muy seria porque el tratamiento puede ser ineficaz y mortales los resultados. Los tests de laboratorio han mostrado que el aceite esencial de manuka es eficaz contra treinta y nueve microorganismos hasta el momento, como la bacteria que provoca el acné, las bacterias estafilocócicas, las estreptocócicas y hasta la bacteria *Staphylococcus Aureus*, resistente a la meticilina, y además este aceite no tiene los efectos secundarios de los antibióticos. El aceite esencial de manuka tiene también propiedades antiinflamatorias, lo que hace que sea un buen tratamiento para infecciones cutáneas.

• •

Mejorana *Origanum majorana,* *Marjorana hortensis*
• •

La mejorana es un ingrediente culinario muy popular que tiene una historia interesante; los antiguos griegos se lo daban a las parejas de recién casados para asegurarles buena suerte. El aceite esencial hecho con esta humilde planta tiene un olor encantador y cálido, con un trasfondo especiado. Es especialmente útil para tratar el dolor, para atenuar molestias respiratorias y para aportar equilibrio emocional.

MÉTODOS DE APLICACIÓN

- Utilízalo en el baño o la ducha para la absorción y los beneficios aromaterapéuticos.
- Dispérsalo para los beneficios de la aromaterapia.
- Masajéalo, diluido, para las dolencias físicas.
- Utilízalo con compresas para el dolor y la rigidez musculares.

COMBINA CON

Agujas de abeto	Cedro	Hinojo	*Petitgrain*
Albahaca	Ciprés	Lavanda	Pimienta negra
Árbol del té	Enebro	Limón	Pino
Bergamota	Eucalipto	Manuka	Romero
Camomila alemana	Eucalipto limón	Menta fuerte	Tomillo
Canela	Hierba de limón	Naranja	

USOS MEDICINALES

Analgésico	Diurético	Estrés	Resfriados
Ansiedad	Dolor de arti-	Expectorante	Reúma
Antiséptico	culaciones	Gripe	Sabañones
Antivírico	Dolor de cabeza	Indigestión	Salud circulatoria
Apoyo para la	Dolor y rigidez	Infecciones nasales	Sedante
menstruación	musculares	Laxante	TDA/TDAH
Artritis	Duelo	Magulladuras	Tos
Asma	Esguinces y tor-	Migrañas	
Bronquitis	ceduras	Relajación	

PRECAUCIONES

Debido a que puede estimular el flujo menstrual, las mujeres embarazadas deben evitar el aceite esencial de mejorana. Tiene un efecto profundamente relajante y no debe utilizarse antes de ponerse al volante, de operar maquinaria o de hacer otras tareas que requieren concentración.

- No lo utilices si estás embarazada.
- Puede actuar como sedante.

Melisa   *Melissa officinalis*

La melisa, a la que se la conoce también como bálsamo dulce y bálsamo de limón, se ha utilizado para tratar numerosas enfermedades físicas y emocionales desde los tiempos antiguos. Al igual que la planta de la que se extrae, el aceite esencial de melisa aporta calma a las mentes intranquilas y tiene un efecto positivo sobre una amplia variedad de dolencias, como las infecciones por hongos, los herpes labiales y la hipertensión.

MÉTODOS DE APLICACIÓN
- Utilízalo en el baño o la ducha para la absorción y los beneficios aromaterapéuticos.
- Dispérsalo para los beneficios de la aromaterapia.
- Masajéalo, diluido, para las dolencias físicas.
- Utilízalo con compresas para el dolor y la rigidez musculares.

COMBINA CON

Alcanfor	Camomila romana	Lavanda	Neroli
Bergamota	Geranio	Limón	*Petitgrain*
Camomila alemana	Incienso	Naranja	Rosa

USOS MEDICINALES

Antialergénico	Apoyo para la	Depresión	Herpes labial
Antibacteriano	menstruación	Dolor de cabeza	Hipertensión
Antifúngico	Bactericida	Estrés	Indigestión
Antiinflamatorio	Calmante	Fiebre	Náuseas
Antiséptico	Crecimiento	Flatulencia	Nerviosismo
Antivírico	del cabello	Herpes	Sedante

PRECAUCIONES
El aceite esencial de melisa puede irritar las pieles sensibles; lleva a cabo un test de parche antes de utilizarla. Emplea una tasa baja de disolución. Debido a que puede estimular el flujo menstrual, las mujeres embarazadas deben evitarlo.

- No lo utilices si estás embarazada.
- Puede provocar irritación de la piel.

· ·

Combate el herpes labial con aceite esencial de melisa. El aceite esencial de melisa ha resultado ser un potente agente antivírico, y un estudio de 2012, del que se informó en la revista *Chemotherapy*, mostró que este aceite esencial inhibe el crecimiento del herpes simple incluso cuando se lo aplica a bajas concentraciones

· ·

Menta fuerte *Mentha x piperita*

La menta fuerte, con su fragancia limpia y vigorizante y su capacidad de refrescar el aliento de manera natural, es uno de los favoritos de la gente en todas partes. El aceite esencial de menta fuerte se incluye frecuentemente en los listados como uno de los aceites esenciales disponibles más útiles, y su capacidad de abordar una amplia variedad de enfermedades lo convierte en una incorporación valiosa en tu colección de medicina natural.

MÉTODOS DE APLICACIÓN

- Utilízalo en el baño o la ducha para la absorción y los beneficios aromaterapéuticos.
- Dispérsalo para los beneficios de la aromaterapia.
- Masajéalo, diluido, para las dolencias físicas.
- Utilízalo neto para el dolor de cabeza y para el dolor muscular grave con rigidez.
- Utilízalo con compresas para el dolor y la rigidez musculares.

COMBINA CON

Albahaca	Ciprés	Eucalipto limón	Limón
Árbol del té	Enebro	Geranio	Manuka
Benjuí	Eneldo	Geranio rosa	Mejorana
Canela	Eucalipto	Lavanda	Menta suave

Niaulí   Pino   Romero

Pimienta negra Pomelo

USOS MEDICINALES

Analgésico	Depresión	Infecciones nasales	Repelente de
Antibacteriano	Dolor de cabeza	Insecticida	insectos
Antifúngico	Dolor y rigidez	Lucidez mental	Sarna
Antiinflamatorio	musculares	Náuseas	Sedante
Antimicrobiano	Expectorante	Parásitos in-	Tiña
Antiséptico	Fiebre	testinales	Vértigo
Asma	Flatulencia	Quemadu-	
Cansancio	Indigestión	ras solares	

· ·

Ahuyenta a los insectos de manera natural con menta fuerte. Varios estudios publicados por la Biblioteca Médica Nacional de los Estados Unidos muestran que la menta fuerte es eficaz para repeler insectos, incluso las moscas. Un estudio de la revista *Medical and Veterinary Entomology* reveló que en una granja lechera, que normalmente atrae a gran cantidad de moscas, se experimentó una reducción del 75 % en la actividad de las moscas cuando trataban el ganado con una disolución hecha de aceite de girasol y aceite esencial de menta fuerte.

· ·

PRECAUCIONES

El aceite esencial de menta fuerte puede irritar las pieles sensibles; lleva a cabo un test de parche antes de utilizarlo. Este aceite esencial irrita las membranas mucosas. Ayuda en algunos casos de indigestión, pero puede hacer que el reflujo ácido, el reflujo gastroesofágico y el ardor de estómago empeoren en muchos casos. Los pacientes de epilepsia deben evitarlo. Debido a que puede estimular el flujo menstrual, las mujeres embarazadas también deben evitarlo.

· Evita el contacto con las membranas mucosas.
· No lo utilices si estás embarazada.

- No lo utilices si padeces epilepsia.
- Puede provocar irritación de la piel.
- No es seguro utilizarlo con niños menores de seis años.

Menta suave *Mentha spicata*

El aceite esencial de esta menta, más suave que la otra, tiene una fragancia dulce y mentolada que hace que sea ideal para utilizarlo en aplicaciones que varían desde preparar limpiadores domésticos hasta dispersarlo para refrescar de manera natural el aire del interior. Es segura para los niños y puede emplearse en muchos casos en lugar del aceite esencial de menta fuerte.

MÉTODOS DE APLICACIÓN

- Utilízalo en el baño o la ducha para la absorción y los beneficios aromaterapéuticos.
- Dispérsalo para los beneficios de la aromaterapia.
- Masajéalo, diluido, para las dolencias físicas.
- Utilízalo con compresas para el dolor y la rigidez musculares.

COMBINA CON

Albahaca	Eucalipto	Limón	Romero
Benjuí	Jazmín	Menta fuerte	
Eneldo	Lavanda	Naranja	

USOS MEDICINALES

Acné	Antiinflamatorio	Dolor y rigidez	Migraña
Ambientador de	Antiséptico	musculares	Náuseas
aire interior	Asma	Expectorante	Resfriados
Analgésico	Bronquitis	Fiebre	Salud dental
Anestésico	Claridad de ideas	Flatulencia	Tos
Antibacteriano	Cólicos	Hipo	
Anticongestivo	Diurético	Infecciones nasales	
Antiespasmódico	Dolor de cabeza	Laringitis	

PRECAUCIONES

Evita utilizarlo con remedios homeopáticos.

Mirra *Commiphora myrrha*

La mirra fue un artículo de lujo en el mundo antiguo, que se usó para embalsamar a la realeza egipcia y fue entregado como un regalo de aprecio al niño Jesús; hoy todo el mundo puede disfrutar de la fragancia y de los beneficios para la salud que ofrece. Este delicioso aceite esencial es eficaz para abordar molestias emocionales y físicas, para tratar problemas de la piel e incluso para mejorar la salud dental.

MÉTODOS DE APLICACIÓN

- Utilízalo en el baño o la ducha para la absorción y los beneficios aromaterapéuticos.
- Dispérsalo para los beneficios de la aromaterapia.
- Haz gárgaras con él para la salud dental y la halitosis.
- Masajéalo, diluido, para las dolencias físicas.
- Utilízalo con compresas para el dolor y la rigidez musculares.

COMBINA CON

Árbol del té	Elemí	Limón	Pomelo
Benjuí	Enebro	Naranja	Romero
Bergamota	Geranio	Nardo	Rosa
Camomila alemana	Geranio rosa	Neroli	Sándalo
Camomila romana	Incienso	Pachulí	Tangerina
Ciprés	Jazmín	Palmarosa	Vetiver
Clavo	Lavanda	Pino	Ylang-ylang

USOS MEDICINALES

Antifúngico	Bronquitis	Halitosis	Salud dental
Antiinflamatorio	Cuidados de la piel	Hemorroides	Sedante
Antimicrobiano	Diarrea	Heridas	Tiña
Antiséptico	Disentería	Hipertiroidismo	Úlceras
Antivírico	Estrías	Meditación	
Arrugas	Expectorante	Pie de atleta	

PRECAUCIONES

No utilices internamente el aceite esencial de mirra. Debido a que puede estimular el flujo menstrual, las mujeres embarazadas deben evitarlo.

- No lo utilices si estás embarazada.
- No es seguro para uso interno.

Naranja *Citrus sinensis*

Mucha gente incrementa la ingesta de naranjas en la estación de los resfriados y la gripe. Sácale partido a la capacidad del aceite esencial de naranja de ayudar a mitigar los síntomas comunes a estas enfermedades, y es probable que veas que te sientes mejor en general. Este sencillo y fragante aceite esencial también estimula sentimientos de calidez y de felicidad a la vez que ayuda a eliminar toxinas y aborda una gran variedad de enfermedades comunes.

MÉTODOS DE APLICACIÓN

- Utilízalo en el baño o la ducha para la absorción y los beneficios aromaterapéuticos.
- Dispérsalo para los beneficios de la aromaterapia.
- Masajéalo, diluido, para las dolencias físicas.
- Utilízalo con compresas para el dolor y la rigidez musculares.

COMBINA CON

Abedul	Eucalipto	Manuka	Pimienta de
Agujas de abeto	Eucalipto limón	Mejorana	Jamaica
Albahaca	Geranio	Melisa	Pimienta negra
Alcanfor	Geranio rosa	Menta suave	Pomelo
Benjuí	Helicriso	Mirra	Rosa
Bergamota	Hierba de limón	Neroli	Salvia esclarea
Canela	Hinojo	Niaulí	Sándalo
Cardamomo	Hisopo	Nuez moscada	Semillas de za-
Cilantro	Incienso	Orégano	nahoria
Citronela	Jazmín	Pachulí	Tagete
Clavo	Jengibre	Palisandro	Vetiver
Comino	Lavanda	Palmarosa	Ylang-ylang
Enebro	Laurel	*Petitgrain*	
Eneldo	Limón		

USOS MEDICINALES

Acné	Diurético	Expectorante	Nerviosismo
Antiinflamatorio	Estimulante in-	Fungicida	Piel envejecida
Antiséptico	munitario	Gripe	Resfriados
Bactericida	Estreñimiento	Insomnio	
Dermatitis	Estrés	Irritabilidad	

PRECAUCIONES

El aceite esencial de naranja es fototóxico; evita exponer a la luz solar las zonas donde te lo hayas puesto de doce a veinticuatro horas después de la aplicación. Este aceite esencial tiene una fecha de caducidad muy corta, por lo general unos seis meses aproximadamente.

- Evita la exposición a la luz solar de doce a veinticuatro horas después de uti-lizarlo.
- Utilízalo en un período de seis meses después de la compra.

• •

Reduce el miedo y la ansiedad de manera natural con aceite esencial de naranja. El aceite esencial de naranja es una incorporación excelente a tu régimen, sobre todo si padeces de miedo o de ansiedad. En un estudio de 2013 publicado en *Advanced Biomedical Research*, los niños que inhalaban aceite esencial de naranja mientras pasaban por procedimientos dentales mostraron menos manifestaciones físicas asociadas con el miedo y la ansiedad.

• •

Nardo *Nardostachys jatamansi*

• •

Mucha gente ha oído hablar de la valeriana, o la ha utilizado, pero pocos han probado el nardo, un pariente suyo cercano, más fuerte. El nardo, al cual se denomina con frecuencia «valeriana india», es de uso especial para tratar el insomnio y el nerviosismo; este aceite esencial es también de gran valor en disoluciones para el cuidado de la piel y en perfumes naturales.

MÉTODOS DE APLICACIÓN

- Utilízalo en el baño o la ducha para la absorción y los beneficios aromatera-péuticos.
- Dispérsalo para los beneficios de la aromaterapia.
- Masajéalo, diluido, para las dolencias físicas.
- Utilízalo con compresas para el dolor y la rigidez musculares.

COMBINA CON

Ciprés	Incienso	Neroli	Rosa
Clavo	Lavanda	Pachulí	Salvia esclarea
Enebro	Limón	Palmarosa	Vetiver
Geranio	Mirra	Pino	

USOS MEDICINALES

Antialergénico	Bactericida	Migraña	Síndrome pre-
Antibiótico	Cólico	Náuseas	menstrual
Antifúngico	Cuidados de la piel	Nerviosismo	Tensión
Antiinflamatorio	Estreñimiento	Piel envejecida	Varices
Antiséptico	Estrés	Salud circulatoria	
Apoyo para la	Insomnio	Sarpullidos	
menstruación	Laxante	Sedante	

PRECAUCIONES

El aceite esencial de nardo tiene un efecto profundamente relajante y no debe utilizarse antes de ponerse al volante, de operar maquinaria o de hacer cualquier otra tarea que requiera concentración.

- Puede actuar como sedante.

Neroli *Citrus aurantium*

Un solo kilo de aceite esencial de neroli contiene unos mil kilos de flores de naranjo recién cosechadas, lo que explica por qué este aceite esencial es uno de los más costosos de obtener. Debido a su capacidad para aliviar la depresión, relajar la ansiedad, abordar problemas menstruales y premenstruales y suavizar la piel, bien merece la pena la inversión.

MÉTODOS DE APLICACIÓN

- Utilízalo en el baño o la ducha para la absorción y los beneficios aromaterapéuticos.
- Dispérsalo para los beneficios de la aromaterapia.
- Masajéalo, diluido, para las dolencias físicas.
- Utilízalo con compresas para el dolor y la rigidez musculares.

COMBINA CON

Albahaca	Geranio	Mandarina	Pimienta de
Benjuí	Geranio rosa	Melisa	Jamaica
Bergamota	Helicriso	Mirra	Pomelo
Camomila alemana	Incienso	Naranja	Salvia esclarea
Camomila romana	Jazmín	Nardo	Sándalo
Cardamomo	Jengibre	Pachulí	Tangerina
Cedro	Lavanda	Palmarosa	Verbena limón
Cilantro	Lima	*Petitgrain*	Ylang-ylang
Enebro	Limón		

USOS MEDICINALES

Afrodisíaco	Arrugas	Estrés	Rosácea
Ansiedad	Capilares rotos	Estrías	Salud circulatoria
Antibacteriano	o hinchados	Fungicida	Sedante
Antiinflamatorio	Cicatrización	Hipertensión	Síndrome pre-
Antiséptico	Conmociones	Insomnio	menstrual
Antivírico	Depresión	Palpitaciones	Vértigo
Apoyo para la	Dolor de cabeza	cardíacas	
menstruación	Embarazo	Piel envejecida	

PRECAUCIONES

El aceite esencial de neroli tiene un efecto profundamente relajante y no debe utilizarse antes de ponerse al volante, de operar maquinaria o de hacer cualquier tarea que requiera concentración.

- Puede actuar como sedante.

Di alto al estrés con una mezcla de aceite esencial de neroli. Según un estudio publicado en la revista *Evidence-Based Complementary and Alternative Medicine*, a un grupo de sujetos hipertensos y pre-hipertensos se los trató con una mezcla aromaterapéutica que contenía un 20 % de aceite esencial de ylang-ylang, un 10 % de aceite esencial de mejorana y un 2 % de aceite esencial de neroli. Aunque su presión arterial por la noche no disminuyó, durante el día descendió, así como los niveles de estrés de los que informaron.

Niaulí *Melaleuca viridiflora, M. quinquenervia*

El niaulí, igual que su pariente próximo el árbol del té, brinda una gran variedad de beneficios. Este aceite esencial tiene una fresca fragancia ligeramente dulce que gusta a la mayor parte de la gente, y su poder antiséptico lo convierte en un ingrediente popular en preparados para la salud oral, como pasta de dientes y aerosoles para el aliento.

MÉTODOS DE APLICACIÓN

- Utilízalo en el baño o la ducha para la absorción y los beneficios aromaterapéuticos.
- Dispérsalo para los beneficios de la aromaterapia.
- Masajéalo, diluido, para las dolencias físicas.
- Utilízalo con compresas para el dolor y la rigidez musculares.

COMBINA CON

Árbol del té	Hinojo	Menta fuerte
Bergamota	Lavanda	Naranja
Eucalipto	Limón	Romero

USOS MEDICINALES

Acné	Antiinflamatorio	Cabello graso	Forúnculos
Analgésico	Antiséptico	Expectorante	Gripe
Anginas	Bactericida	Fiebre	Heridas

Infección del trac-	Picaduras de	Repelente de	Tos
to urinario	insectos	insectos	Tos ferina
Infecciones nasales	Piel grasa	Resfriados	
Lucidez mental	Quemaduras	Reúma	

PRECAUCIONES
El aceite esencial de niaulí se considera generalmente seguro.

- -

Estimula tu sistema inmunitario con aceite esencial de niaulí. El capitán Cook llevó muestras de aceite esencial de niaulí a Inglaterra desde Australia en 1770 después de que los naturalistas observasen que los aborígenes lo utilizaban para cortes, infecciones, dolores y otros problemas de salud. El aceite esencial de niaulí puede emplearse sin diluir para ayudar a la lucha contra las infecciones bacterianas y para estimular el sistema inmunitario. Este aceite esencial puede aumentar el número de glóbulos blancos y de anticuerpos. Algunos hospitales usan niaulí durante la terapia de radiación de cobalto para el cáncer, de cara a aminorar la gravedad de las quemaduras asociadas y favorecer una curación más rápida.

- -

Nuez moscada   *Myristica fragrans*

La nuez moscada es uno de los favoritos de la cocina en todo el mundo, pero los beneficios de su aceite esencial van mucho más allá, ya que puede tratar una amplia variedad de enfermedades, que van desde la indigestión hasta el dolor y la rigidez musculares. Su picante aroma le agrada a la mayoría, y su capacidad de estimular la mente a la vez que refresca el aire de manera natural lo convierte en una gran elección para dispersar, sobre todo en mezclas con otros aceites esenciales.

MÉTODOS DE APLICACIÓN

- Utilízalo en el baño o la ducha para la absorción y los beneficios aromaterapéuticos.
- Dispérsalo para los beneficios de la aromaterapia.
- Masajéalo, diluido, para las dolencias físicas.
- Utilízalo con compresas para el dolor y la rigidez musculares.

COMBINA CON

Alcanfor	Cilantro	Lima	Romero
Árbol del té	Eneldo	Mandarina	Salvia esclarea
Bergamota	Geranio	Naranja	Semillas de za-
Canela	Laurel	Petitgrain	nahoria
Casia	Lavanda	Pimienta negra	Tangerina

USOS MEDICINALES

Afrodisíaco	Cálculos biliares	Indigestión	Salud cardíaca
Analgésico	Dolor y rigidez	Laxante	Salud circulatoria
Antiséptico	musculares	Lucidez mental	
Artritis	Gota	Reúma	

PRECAUCIONES

No utilizar internamente el aceite esencial de nuez moscada. Debido a que puede estimular el flujo menstrual, las mujeres embarazadas deben evitarlo; los pacientes de cáncer deben evitarlo también. El aceite esencial de nuez moscada tiene un efecto profundamente relajante y no debe utilizarse antes de ponerse al volante, de operar maquinaria o de hacer cualquier otra tarea que requiera concentración.

- No lo utilices si estás embarazada.
- No lo utilices si padeces de cáncer.
- Puede actuar como sedante.
- No es seguro para uso interno.

Orégano   *Origanum vulgare*

El orégano les confiere a muchos platos mediterráneos sus deliciosos sabores y aromas. Esta planta humilde tiene también potentes efectos curativos, sobre todo cuando se utiliza para preparar aceite esencial. Sus propiedades antibacterianas, antivíricas y estimuladoras del sistema inmunitario lo convierten en una herramienta muy útil para combatir infecciones.

MÉTODOS DE APLICACIÓN

- Dispérsalo para los beneficios de la aromaterapia.
- Masajéalo, diluido, para las dolencias físicas.

COMBINA CON

Alcanfor	Cedro	Lavanda	Romero
Árbol del té	Ciprés	Limón	Tomillo
Bergamota	Citronela	Naranja	
Camomila alemana	Eucalipto	*Petitgrain*	
Camomila romana	Laurel	Pino	

USOS MEDICINALES

Abscesos	Artritis	Expectorante	Resfriados
Analgésico	Bronquitis	Faringitis	Reúma
Antibacteriano	Candidiasis	Fiebres tifoideas	Tos
Antifúngico	Daños por radiación	Forúnculos	Tos ferina
Antimicrobiano	Diurético	Garrapatas	
Antiséptico	Estimulante inmunitario	Gripe	
Antivírico		Neumonía	

PRECAUCIONES

El aceite esencial de orégano puede irritar las pieles sensibles; lleva a cabo un test de parche antes de utilizarlo. Este aceite esencial irrita las membranas mucosas. Debido a que puede estimular el flujo menstrual, las mujeres embarazadas deben evitarlo.

- Evita el contacto con las membranas mucosas.
- No lo utilices si estás embarazada.
- Puede provocar irritación de la piel.

Pachulí   *Pogostemon cablin*

La fragancia intensa y cálida del pachulí le recuerda a mucha gente las pasadas décadas de los sesenta y los setenta, pero su utilidad va más allá de la creación de perfumes seductores y de mezclas para incensarios. Es muy valioso para tratar una gran variedad de enfermedades de la piel, para aminorar la fiebre y para crear repelentes naturales de insectos; y es una incorporación excelente a tu colección de aceites esenciales. No te preocupes de si podrás utilizarlo antes de su fecha de caducidad: a diferencia de la mayoría de los aceites esenciales, el pachulí mejora con la edad.

MÉTODOS DE APLICACIÓN

- Utilízalo en el baño o la ducha para la absorción y los beneficios aromaterapéuticos.
- Dispérsalo para los beneficios de la aromaterapia.
- Masajéalo, diluido, para las dolencias físicas.
- Utilízalo neto para el pie de atleta y las picaduras de insectos.
- Utilízalo con compresas para el dolor y la rigidez musculares.

COMBINA CON

Bergamota	Geranio rosa	Mirra	Rosa
Cálamo	Hierba de limón	Naranja	Salvia esclarea
Camomila alemana	Incienso	Nardo	Sándalo
Camomila romana	Jazmín	Neroli	Tangerina
Canela	Jengibre	Palmarosa	Valeriana
Cardamomo	Laurel	*Petitgrain*	Vetiver
Cedro	Lavanda	Pimienta de	Ylang-ylang
Cilantro	Lavándula	Jamaica	
Clavo	Mandarina	Pimienta negra	
Geranio	Manuka	Pomelo	

USOS MEDICINALES

Acné	Antiinflamatorio	Cicatrización	Eczema
Afrodisíaco	Antimicrobiano	Cuidados de la piel	Equilibrio emo-
Ansiedad	Antiséptico	Depresión	cional
Antibacteriano	Antivírico	Dermatitis	Fiebre
Anticongestivo	Celulitis	Diurético	Laxante

Meditación	Pie de atleta	Supresor del
Picaduras de	Repelente de	apetito
insectos	insectos	

PRECAUCIONES
El aceite esencial de pachulí se considera generalmente seguro.

. . . .

Duerme profundamente y mantén lejos a las chinches y otros insectos de la cama con aceite de pachulí. El aceite esencial de pachulí impregnó con su perfume los chales de cachemira importados en su camino hacia la Inglaterra de la época victoriana, y las señoras a la moda no compraban los chales que no llevaban esta fragancia distintiva. El aceite se colocaba entre los chales para evitar que las polillas dañasen la cara mercancía, no como perfume. En un estudio de 2005 publicado en *Phytotherapy Research* se demostró que el aceite de pachulí también repele otros insectos, como los mosquitos y las chinches de la cama. Colocar las bolsitas en la cama para mantener lejos a los insectos también ayuda a favorecer el sueño. Este efecto sedante fue destacado en un estudio de 2011 en el *Journal of Natural Medicines*.

. . . .

Palisandro *Aniba rosaeodora*

Piensa en probar el aceite esencial de palisandro si tienes la piel envejecida o dañada, o si tiendes a padecer de depresión o de trastorno afectivo estacional. Este fragante aceite esencial es más costoso que la mayoría y con él no puede tratarse un gran número de dolencias; sin embargo, en las que sí pueden tratarse con él hace un trabajo impresionante.

MÉTODOS DE APLICACIÓN
- Utilízalo en el baño o la ducha para la absorción y los beneficios aromaterapéuticos.
- Dispérsalo para los beneficios de la aromaterapia.

- Masajéalo, diluido, para las dolencias físicas.
- Utilízalo con compresas para el dolor y la rigidez musculares.

COMBINA CON

Anís	Jazmín	*Petitgrain*	Ylang-ylang
Bergamota	Lima	Rosa	
Geranio	Limón	Salvia	
Geranio rosa	Naranja	Sándalo	

USOS MEDICINALES

Afrodisíaco	Depresión	Gripe	Resfriados
Analgésico	Dolor de cabeza	Impotencia	Testosterona baja
Antiséptico	Equilibrio emo-	Insecticida	Tos
Arrugas	cional	Náuseas	Trastorno afecti-
Bactericida	Fiebre	Piel envejecida	vo estacional

PRECAUCIONES

El aceite esencial de palisandro se considera generalmente seguro.

· ·

Cúrate las heridas y relájate con aceite esencial de palisandro. El aceite esencial de palisandro tiene un aroma tan particular que la búsqueda de este producto por los fabricantes de perfumes y jabones provocó una deforestación en los pasados años noventa. En un estudio publicado en 2009 en *Ethnopharmacology* se averiguó que la inhalación de este aceite esencial tiene un efecto relajante y sedante. Más allá de su aroma característico, el aceite esencial de palisandro puede regenerar los tejidos, de modo que es eficaz en tratamientos contra las heridas, las manchas de la piel y las arrugas cuando se aplica sin diluir.

· ·

Palmarosa   *Cymbopogon martinii*

Si padeces de piel seca, asegúrate de que incorporas el aceite esencial de palmarosa a tu arsenal de remedios naturales. Este aceite esencial, dulce y de olor a rosa, se extrae de una hierba silvestre que tiene flores en la copa, y es un ingrediente popular en cosméticos, jabones y perfumes. Además de su valor como suavizante cutáneo, tiene varios usos medicinales.

MÉTODOS DE APLICACIÓN

- Utilízalo en el baño o la ducha para la absorción y los beneficios aromaterapéuticos.
- Dispérsalo para los beneficios de la aromaterapia.
- Masajéalo, diluido, para las dolencias físicas.
- Utilízalo neto para el pie de atleta.
- Utilízalo con compresas para el dolor y la rigidez musculares.

COMBINA CON

Bergamota	Geranio	Limón	Pomelo
Camomila alemana	Geranio rosa	Mandarina	Rosa
Camomila romana	Helicriso	Mirra	Salvia esclarea
Cardamomo	Hierba de limón	Naranja	Sándalo
Cedro	Incienso	Nardo	Tangerina
Cilantro	Jengibre	Neroli	Ylang-ylang
Clavo	Laurel	Pachulí	
Enebro	Lavanda	*Petitgrain*	

USOS MEDICINALES

Acné	Calmante	Dolor y rigidez	Lucidez mental
Antibacteriano	Cansancio	musculares	Pie de atleta
Antifúngico	Cicatrización	Estrés	
Antiséptico	Cuidados de la piel	Fiebre	
Antivírico	Dermatitis	Indigestión	

PRECAUCIONES

El aceite esencial de palmarosa se considera generalmente seguro.

Aleja las bacterias con palmarosa. En un estudio de 2009 del que se informó en la India, en el *Journal of Pharmaceutical Sciences* se demostró que el aceite esencial de palmarosa muestra actividad contra las bacterias grampositivas y las gramnegativas. Aunque se estudiaron también los aceites esenciales de lavanda y nardo, el de palmarosa mostró la mayor actividad contra las bacterias de los tres aceites esenciales.

Petitgrain *Citrus aurantium*

El aceite esencial de *petitgrain* tiene un aroma maravilloso que a mucha gente le parece irresistible. Se utiliza frecuentemente para preparar remedios naturales contra la depresión, y también es útil para combatir el insomnio, el acné y muchas otras dolencias comunes.

MÉTODOS DE APLICACIÓN

- Utilízalo en el baño o la ducha para la absorción y los beneficios aromaterapéuticos.
- Dispérsalo para los beneficios de la aromaterapia.
- Masajéalo, diluido, para las dolencias físicas.
- Utilízalo con compresas para el dolor y la rigidez musculares.

COMBINA CON

Anís	Enebro	Mejorana	Romero
Benjuí	Eucalipto	Melisa	Rosa
Bergamota	Geranio	Naranja	Salvia esclarea
Canela	Incienso	Neroli	Sándalo
Cardamomo	Jazmín	Nuez moscada	Tangerina
Cedro	Lavanda	Orégano	Valeriana
Cilantro	Limón	Pachulí	Ylang-ylang
Ciprés	Mandarina	Palisandro	
Clavo	Manuka	Palmarosa	

USOS MEDICINALES

Acné	Antiséptico	Insomnio	Relajación
Adicciones	Depresión	Ira	Relajante muscular
Ansiedad	Estrés	Nerviosismo	
Antibacteriano	Gripe estomacal	Piel grasa	

PRECAUCIONES

El aceite esencial de *petitgrain* tiene un efecto profundamente relajante y no debe utilizarse antes de ponerse al volante, de operar maquinaria o de llevar a cabo otras tareas que requieran concentración.

- Puede actuar como sedante.

Pícea   *Tsuga canadensis*

El aceite esencial de pícea tiene una dulce fragancia a conífera que le parece irresistible a la mayor parte de la gente. No solo es un aceite maravilloso para dispersarlo y refrescar el aire de espacios interiores de manera natural, sino que resulta especialmente útil para tratar la artritis, las infecciones y los dolores musculares, entre otras dolencias comunes.

MÉTODOS DE APLICACIÓN

- Utilízalo en el baño o la ducha para la absorción y los beneficios aromaterapéuticos.
- Dispérsalo para los beneficios de la aromaterapia.
- Masajéalo, diluido, para las dolencias físicas.
- Utilízalo con compresas para el dolor y la rigidez musculares.

COMBINA CON

Benjuí	Lavanda	Romero
Cedro	Pino	Salvia esclarea

USOS MEDICINALES

Ambientador de aire interior	Antiséptico	Diurético	Estrés
	Artritis	Dolor y rigidez musculares	Expectorante
Antimicrobiano	Bronquitis		Gripe

Infecciones	Meditación	Resfriados	Tos
Laringitis	Relajación	Reúma	

PRECAUCIONES

El aceite esencial de pícea puede irritar las pieles sensibles; lleva a cabo un test de parche antes de utilizarlo.

- Puede provocar irritación de la piel.

Pimienta de Jamaica *Pimenta dioica*

A los cocineros y a los panaderos les encanta la pimienta de Jamaica por su capacidad de dar un toque picante sutilmente especiado a los alimentos, tanto los dulces como los salados. Los árboles de la pimienta son nativos de Jamaica, aunque se han extendido por otras zonas. A menudo, estos siempreverdes densos se cultivan para dar sombra a los árboles del café, pero su valor real reside en su capacidad para actuar como analgésico y anestésico natural. Algunos fabricantes comercializan su aceite esencial de pimienta de Jamaica como aceite esencial de pimienta.

MÉTODOS DE APLICACIÓN

- Utilízalo en el baño o la ducha para la absorción y los beneficios de la aromaterapia.
- Dispérsalo contra el estrés, la depresión y la tensión nerviosa.
- Masajéalo, diluido, para la artritis, el dolor y la rigidez musculares, y el estrés.

COMBINA CON

Alcanfor	Jengibre	Naranja	Ylang-ylang
Clavo	Laurel	Pachulí	
Cilantro	Lavanda	Pimienta negra	
Geranio	Neroli	Geranio rosa	

USOS MEDICINALES

Afrodisíaco	Bronquitis	Depresión	Enfermedades
Analgésico	Calambres	Dolor y rigidez	digestivas
Artritis	Cansancio	musculares	Estrés

Flatulencia	Náuseas	Rigidez
Infecciones res- piratorias	Nerviosismo	Tos
	Reúma	

PRECAUCIONES

El aceite esencial de pimienta de Jamaica irrita las membranas mucosas. Este aceite esencial puede ser un irritante cutáneo para las personas sensibles; lleva a cabo un test de parche antes de utilizarlo. No lo uses neto ni lo ingieras.

- Evita el contacto con las membranas mucosas.
- Puede provocar irritación cutánea.
- No es seguro para niños menores de seis años.
- No es seguro para uso interno.

Pimienta negra *Piper nigrum*

El temor a los estornudos y a la irritación de ojos como los que se producen con la pimienta molida puede hacer que estés indeciso acerca de probar el aceite esencial de pimienta negra. Aunque su fragancia es muy parecida a la de los granos de pimienta recién molidos, no provoca los mismos efectos secundarios. Su capacidad para aumentar la lucidez y la resistencia, emparejada con su valor como analgésico natural y estimulante del sistema circulatorio, hace que este aceite esencial sea muy valioso para incorporarlo a tu botiquín.

MÉTODOS DE APLICACIÓN

- Utilízalo en el baño o la ducha para la absorción y los beneficios de aromaterapia.
- Dispérsalo para sus beneficios emocionales y mentales.
- Inhálalo directamente para sus beneficios emocionales y mentales.
- Masajéalo, diluido, para las enfermedades físicas.
- Utilízalo con compresas para el dolor y la rigidez musculares.

COMBINA CON

Albahaca	Cardamomo	Ciprés	Eneldo
Árbol del té	Casia	Clavo	Eucalipto limón
Bergamota	Cilantro	Enebro	Geranio

Helicriso	Limón	Pachulí	Sándalo
Hierba de limón	Mandarina	Pimienta de	Tangerina
Hinojo	Manuka	Jamaica	Vetiver
Incienso	Mejorana	Pomelo	Ylang-ylang
Jengibre	Menta fuerte	Romero	
Lavanda	Naranja	Salvia	
Lima	Nuez moscada	Salvia esclarea	

USOS MEDICINALES

Afrodisíaco	Calambres	Estreñimiento	Laxante
Analgésico	Cansancio	Fiebre	Resfriados
Antibacteriano	Diabetes	Función sana	Reúma
Antiséptico	Diurético	del riñón	Sabañones
Artritis	Dolor y rigidez	Gripe	Salud circulatoria
Ayuda digestiva	musculares	Hipertensión	

· ·

Controla la diabetes y la hipertensión de manera natural con aceite esencial de pimienta negra. Aunque no debes dejar los medicamentos que te han prescrito, podrías utilizar aceite esencial de pimienta como ayuda para mejorar tu salud. En un estudio de 2013 que apareció en la revista *Advances in Pharmacological Sciences*, enzimas clave que son relevantes para la hipertensión y la diabetes tipo 2 resultaron afectadas positivamente por la exposición al aceite esencial de pimienta negra.

· ·

PRECAUCIONES

El aceite esencial de pimienta negra puede irritar las pieles sensibles; lleva a cabo un test de parche antes de utilizarlo. Un uso excesivo de este aceite esencial puede provocar sensibilización y sobreexcitar los riñones. Debido a que estimula la lucidez, el aceite esencial de pimienta negra no debe emplearse antes de dormir. No lo mezcles con remedios homeopáticos. Las mujeres embarazadas deben evitarlo.

- Evita utilizarlo con remedios homeopáticos.
- No lo utilices si estás embarazada.
- Puede provocar sensibilización.
- Puede provocar irritación de la piel.
- No es seguro para niños menores de seis años.

Pino   *Pinus sylvestris*

Lo mismo que el olor de las ramas nuevas de la conífera es estimulante y aun así relajante, el aceite esencial de pino aviva la mente a la vez que aminora el dolor y relaja el cuerpo. El de pino es uno de los mejores aceites esenciales para aliviar los dolores musculares, de la artritis y del reúma; y también es ideal utilizarlo para combatir los resfriados y la gripe.

MÉTODOS DE APLICACIÓN

- Utilízalo en el baño o la ducha para la absorción y los beneficios aromatera-péuticos.
- Dispérsalo para los beneficios de la aromaterapia.
- Masajéalo, diluido, para las dolencias físicas.
- Utilízalo con compresas para el dolor y la rigidez musculares.

COMBINA CON

Agujas de abeto	Eucalipto	Manuka	Pomelo
Árbol del té	Eucalipto limón	Mejorana	Romero
Bergamota	Hinojo	Menta fuerte	Salvia esclarea
Cedro	Incienso	Mirra	Sándalo
Ciprés	Laurel	Nardo	Tomillo
Citronela	Lavanda	Orégano	Valeriana
Enebro	Lavándula	Pícea	

USOS MEDICINALES

Analgésico	Antimicrobiano	Bactericida	Desinfectante
Antibacteriano	Antiséptico	Bronquitis	Diurético
Anticongestivo	Antivírico	Cansancio	Dolor de arti-
Antifúngico	Artritis	Celulitis	culaciones
Antiinflamatorio	Asma	Codo de tenista	

Dolor y rigidez musculares	Infecciones nasales	Parásitos intestinales	Resfriados
	Insecticida		Reúma
Estrés	Laringitis	Prostatitis	Salud circulatoria
Expectorante	Lucidez mental	Repelente de insectos	Tendinitis
Gripe	Nerviosismo		Tos
Infecciones		Resaca	

PRECAUCIONES

El aceite esencial de pino puede irritar las pieles sensibles; lleva a cabo un test de parche antes de utilizarlo.

- No lo utilices si estás embarazada.
- Puede provocar irritación en la piel.
- No es seguro utilizarlo con niños menores de seis años.

Pomelo *Citrus paradisi*

El pomelo es una incorporación refrescante para el desayuno, y a mucha gente le parece que el aroma de la fruta recién pelada le levanta el ánimo. El aceite esencial de pomelo tiene un efecto todavía más poderoso, al estimular la mente y estimular sentimientos de felicidad. Se utiliza a menudo como diurético; sin embargo, su utilidad se amplía a la piel y al cuidado del cabello, a aplicaciones antisépticas y muchas más.

MÉTODOS DE APLICACIÓN

- Utilízalo en el baño o la ducha para la absorción y los beneficios aromaterapéuticos.
- Dispérsalo para los beneficios de la aromaterapia.
- Masájealo, diluido, para las dolencias físicas.
- Utilízalo con compresas para el dolor y la rigidez musculares.

COMBINA CON

Abedul	Camomila romana	Ciprés	Geranio
Albahaca	Canela	Clavo	Geranio rosa
Bergamota	Cardamomo	Enebro	Hierba de limón
Camomila alemana	Cilantro	Eucalipto	Hinojo

Hisopo	Manuka	Palmarosa	Tomillo
Incienso	Menta fuerte	Pimienta negra	Vetiver
Jengibre	Mirra	Pino	Ylang-ylang
Lavanda	Naranja	Romero	
Limón	Neroli	Salvia esclarea	
Mandarina	Pachulí	Tangerina	

USOS MEDICINALES

Acné	Cabello graso	Diurético	Estimulan-
Antibacteriano	Cansancio	Dolor de cabeza	te linfático
Antiséptico	Celulitis	Dolor y rigidez	Irritabilidad
Apoyo para la pér-	Depresión	musculares	Piel grasa
dida de peso	Desintoxicación		Resaca

PRECAUCIONES

El aceite esencial de pomelo puede irritar las pieles sensibles; lleva a cabo un test de parche antes de utilizarlo. También es fototóxico; evita exponer a la luz del sol las zonas donde lo hayas puesto de doce a veinticuatro horas después de aplicarlo.

- Evita la exposición a la luz del sol de doce a veinticuatro horas después de utilizarlo.
- Puede provocar irritación de la piel.

Romero *Rosmarinus officinalis*

El romero es una de las plantas medicinales más populares del mundo, y por una buena razón. Es útil en numerosas aplicaciones, que van desde estimular el crecimiento del cabello hasta prevenir y mantener a raya las infecciones. El aceite esencial de romero tiene una fragancia vigorizante que atrae a casi todo el mundo, y sus usos son casi ilimitados.

MÉTODOS DE APLICACIÓN

- Utilízalo en el baño o la ducha para la absorción y los beneficios aromaterapéuticos.

- Dispérsalo para los beneficios de la aromaterapia.
- Masajéalo, diluido, para las dolencias físicas.
- Utilízalo con compresas para el dolor y la rigidez musculares.

COMBINA CON

Abedul	Eucalipto limón	Lavanda	*Petitgrain*
Agujas de abeto	Elemí	Lavándula	Pícea
Albahaca	Enebro	Lima	Pimienta negra
Alcanfor	Eucalipto	Limón	Pino
Árbol del té	Geranio	Manuka	Pomelo
Bergamota	Geranio rosa	Mejorana	Salvia
Cálamo	Helicriso	Menta fuerte	Salvia esclarea
Camomila alemana	Hierba de limón	Menta suave	Tomillo
Canela	Hinojo	Mirra	Valeriana
Casia	Hisopo	Niaulí	
Cedro	Incienso	Nuez moscada	
Citronela	Laurel	Orégano	

USOS MEDICINALES

Afrodisíaco	Celulitis	Expectorante	Parásitos in-
Analgésico	Crecimiento	Fungicida	testinales
Antibacteriano	del cabello	Gota	Piel envejecida
Anticongestivo	Depresión	Gripe	Resfriados
Antiséptico	Desinfectante	Infecciones nasales	Reúma
Apoyo para la	Diurético	Laringitis	Salud circulatoria
menstruación	Dolor de arti-	Lucidez mental	Tos
Artritis	culaciones	Memoria	Varices
Asma	Dolor y rigidez	Migrañas	
Bronquitis	musculares		

PRECAUCIONES

Los pacientes de epilepsia o hipertensión deben evitar el aceite esencial de romero. Debido a que puede estimular el flujo menstrual, las mujeres embarazadas también deben evitarlo.

- No lo utilices si estás embarazada.

- No lo utilices si padeces epilepsia.
- No lo utilices si tienes hipertensión.

Rosa *Rosa x damascena*

El olor de las rosas es maravillosamente relajante, y el del aceite esencial de rosa todavía más. Es útil para tratar problemas de la piel y otras dolencias, y su mayor valor reside en sus beneficios emocionales. Si estás en fase de duelo, padeces depresión o tienes que tratar con un niño pequeño que suele tener rabietas, el aceite esencial de rosa puede ayudarte.

MÉTODOS DE APLICACIÓN
- Utilízalo en el baño o la ducha para la absorción y los beneficios aromaterapéuticos.
- Dispérsalo para los beneficios de la aromaterapia.
- Masajéalo, diluido, para las dolencias físicas.
- Utilízalo neto para problemas de la piel.
- Utilízalo con compresas para el dolor y la rigidez musculares.

COMBINA CON

Benjuí	Geranio rosa	Mandarina	*Petitgrain*
Bergamota	Hinojo	Melisa	Salvia esclarea
Camomila alemana	Incienso	Mirra	Sándalo
Camomila romana	Jazmín	Naranja	Tangerina
Canela	Jengibre	Nardo	Vetiver
Cedro	Laurel	Pachulí	Ylang-ylang
Clavo	Lavanda	Palisandro	
Geranio	Limón	Palmarosa	

USOS MEDICINALES

Afrodisíaco	Apoyo para la	Capilares rotos	Eczema
Ansiedad	menstruación	o hinchados	Esguinces y tor-
Antialergénico	Asma	Depresión	ceduras
Antiinflamatorio	Bactericida	Dermatitis	Estrés
Antiséptico	Calmante	Dolor de cabeza	Estrés postrau-
Antivírico		Duelo	mático

| Ira | Rabietas | Rosácea | Síndrome pre- |
| Nerviosismo | Relajación | Salud circulatoria | menstrual |

PRECAUCIONES

Debido al coste y a la demanda de aceite esencial de rosa, este está a menudo adulterado. Asegúrate de que lo compras de una fuente de confianza. Debido a que puede estimular el flujo menstrual, las mujeres embarazadas deben evitarlo.

- No lo utilices si estás embarazada.

. . . .

Experimenta la fragancia de sesenta rosas en una simple gota de aceite esencial. Un promedio de sesenta rosas va en cada simple gota de aceite esencial de rosa, y solo unos 30 ml contienen unas sesenta mil rosas. Una cantidad pequeñísima de este aceite esencial cunde mucho, de modo que utilízalo juiciosamente para cubrir el coste.

. . . .

Salvia *Salvia officinalis*

El uso de la salvia, que quizá es más conocida por dar un gusto salado y sabroso a los alimentos, tiene una larga historia en la medicina herbaria. El aceite esencial de salvia se muestra especialmente útil para resolver problemas de la piel, para abordar problemas menstruales y el síndrome premenstrual, y como ayuda para aliviar los síntomas de la menopausia. Sus propiedades medicinales lo convierten en una valiosa incorporación a tu botica natural.

MÉTODOS DE APLICACIÓN

- Utilízalo en el baño o la ducha para la absorción y los beneficios aromaterapéuticos.
- Dispérsalo para los beneficios de la aromaterapia.
- Masajéalo, diluido, para las dolencias físicas.
- Utilízalo con compresas para el dolor y la rigidez musculares.

COMBINA CON

Elemí	Lavanda	Manuka	Romero
Eucalipto limón	Lavándula	Palisandro	
Hisopo	Limón	Pimienta negra	

USOS MEDICINALES

Antibacteriano	Apoyo para la	Duelo	Repelente de
Antifúngico	menstruación	Fiebre	insectos
Antiinflamatorio	Cuidados de la piel	Heridas	Reúma
Antimicrobiano	Depresión	Hongos genitales	Sarna
Antioxidante	Dermatitis	Insecticida	Síndrome pre-
Antiséptico	Desinfectante	Laxante	menstrual
Apoyo para la	Diurético	Lucidez mental	Tiña
menopausia	Dolor y rigidez	Memoria	
	musculares	Psoriasis	

PRECAUCIONES

No utilizar aceite esencial de salvia internamente. Los pacientes de epilepsia deben evitarlo. El aceite esencial de salvia puede irritar las pieles sensibles; lleva a cabo un test de parche antes de utilizarlo. Debido a que puede estimular el flujo menstrual, las mujeres embarazadas también deben evitarlo.

- No lo utilices si estás embarazada.
- No lo utilices si padeces de epilepsia.
- Puede provocar irritación de la piel.
- No es seguro para el uso interno.

Combate los hongos con salvia. El aceite esencial de salvia se utiliza ampliamente en la medicina tradicional. Un estudio de 2013, del que se informó en la revista médica *BioMed Research International* mostró que el aceite esencial de salvia tiene una actividad antifúngica demostrada contra los dermatofitos y que no daña las células epiteliales.

Salvia esclarea *Salvia sclarea*

Mientras que la salvia común de jardín es muy conocida por su capacidad de incorporar sabor a los platos salados, la salvia esclarea es más conocida por su valor medicinal. El aceite esencial de salvia esclarea es uno de los aceites más importantes que conviene tener a mano para trastornos menstruales, para los síntomas de la menopausia y para tratar heridas menores. Su placentera fragancia como a nuez puede aportar relajación incluso en períodos de estrés intenso.

MÉTODOS DE APLICACIÓN

- Utilízalo en el baño o la ducha para la absorción y los beneficios aromaterapéuticos.
- Dispérsalo para los beneficios de la aromaterapia.
- Masajéalo, diluido, para las dolencias físicas.
- Utilízalo con compresas para el dolor y la rigidez musculares.

COMBINA CON

Albahaca	Enebro	Lavándula	Pícea
Árbol del té	Eucalipto limón	Lima	Pimienta negra
Bergamota	Geranio	Mandarina	Pino
Cálamo	Geranio rosa	Manuka	Pomelo
Camomila alemana	Helicriso	Naranja	Romero
Camomila romana	Hierba de limón	Nardo	Rosa
Cardamomo	Hisopo	Neroli	Sándalo
Cedro	Incienso	Nuez moscada	Tagete
Cilantro	Jazmín	Pachulí	Toronjil
Ciprés	Laurel	Palmarosa	Vetiver
Clavo	Lavanda	*Petitgrain*	Ylang-ylang

USOS MEDICINALES

Acné	Apoyo a la menopausia	Dolencias digestivas	Enfermedades renales
Afrodisíaco			
Anginas	Apoyo a la menstruación	Dolor de articulaciones	Equilibrio emocional
Antibacteriano			
Antifúngico	Apoyo a los partos	Dolor y rigidez musculares	Estrés
Antiinflamatorio	Calmante		Flatulencia
Antiséptico	Depresión		Forúnculos

| Heridas | Irritabilidad | Sedante | Síndrome pre- |
| Insomnio | Sarpullidos | | menstrual |

PRECAUCIONES

El aceite esencial de salvia esclarea tiene un efecto profundamente relajante y no debe utilizarse antes de ponerse al volante, de operar maquinaria o de hacer cualquier otra tarea que requiera concentración. No lo utilices con alcohol ni con sedantes. El uso excesivo del aceite esencial de salvia esclarea puede provocar dolores de cabeza. Debido a que puede estimular el flujo menstrual, las mujeres embarazadas deben evitarlo.

- No lo utilices si estás embarazada.
- Puede actuar como sedante.
- Puede provocar sensibilización.
- No es seguro para los niños menores de seis años.

Sándalo *Santalum album*

Se lleva utilizando madera de sándalo desde hace más de cuatro mil años. El aceite esencial de sándalo se ha apreciado siempre por su maravillosa y exótica fragancia, y es una elección excelente para problemas de la piel así como para tratar una gran variedad de dolencias, desde resfriados de pecho hasta infecciones del tracto urinario.

MÉTODOS DE APLICACIÓN
- Utilízalo en el baño o la ducha para la absorción y los beneficios aromaterapéuticos.
- Dispérsalo para los beneficios de la aromaterapia.
- Haz gárgaras con él para las anginas y el dolor de garganta.
- Masajéalo, diluido, para las dolencias físicas.
- Utilízalo con compresas para el dolor y la rigidez musculares.

COMBINA CON

Abedul	Cardamomo	Citronela	Geranio rosa
Benjuí	Cedro	Clavo	Hinojo
Bergamota	Cilantro	Geranio	Incienso

Jazmín	Manuka	Palisandro	Rosa
Jengibre	Mirra	Palmarosa	Salvia esclarea
Lavanda	Naranja	*Petitgrain*	Tangerina
Limón	Neroli	Pimienta negra	Vetiver
Mandarina	Pachulí	Pino	Ylang-ylang

USOS MEDICINALES

Afrodisíaco	Calmante	Infecciones	Nerviosismo
Anginas	Cicatrización	del pecho	Piel envejecida
Antiinflamatorio	Cuidados de la piel	Infecciones del	Resfriados
Antiséptico	Depresión	tracto urinario	Sedante
Arrugas	Eczema	Ira	Tos
Asma	Heridas	Irritabilidad	
Bronquitis		Meditación	

PRECAUCIONES

El aceite esencial de sándalo tiene efectos profundamente relajantes y no debe utilizarse antes de ponerse al volante, de operar maquinaria o de hacer cualquier otra tarea que requiera concentración.

- Puede actuar como sedante.

Semillas de zanahoria *Daucus carota*

La mayor parte de la gente conoce a las zanahorias silvestres por su nombre más común: zanahoria (también llamada «encaje de la reina Ana»). Esta planta de flores crece en las regiones templadas de todo el mundo, y aunque su raíz es comestible, se parece tanto a la venenosa cicuta que muchos recolectores la evitan. El aceite esencial de semillas de zanahoria es uno de los mejores que se pueden tener a mano para tratar muchos tipos de problemas de la piel, así como para desintoxicar el cuerpo.

MÉTODOS DE APLICACIÓN

- Utilízalo en el baño o la ducha para la absorción y los beneficios aromaterapéuticos.
- Dispérsalo para los beneficios de la aromaterapia.

- Masajéalo, diluido, para las dolencias físicas.
- Utilízalo con compresas para el dolor y la rigidez musculares.

COMBINA CON

Bergamota	Enebro	Jengibre	Limón
Canela	Geranio	Lavanda	Naranja
Cedro	Geranio rosa	Lima	Nuez moscada

USOS MEDICINALES

Antiséptico	Dolor y rigidez	Función sana	Parásitos in-
Arrugas	musculares	del hígado	testinales
Artritis	Eczema	Gota	Retención de
Bronquitis	Edema	Gripe	líquidos
Cansancio	Estimulante	Heridas	Reúma
Dermatitis	Estrés	Ictericia	Sarpullidos
Desintoxicante			

PRECAUCIONES

Debido a que puede estimular el flujo menstrual, las mujeres embarazadas deben evitar el aceite esencial de semillas de zanahoria.

- No lo utilices si estás embarazada.

Combate los microorganismos con aceite esencial de semillas de zanahoria. El aceite esencial de semillas de zanahoria es un remedio natural excelente que conviene tener a mano, sobre todo si buscas un aceite que pueda luchar contra los hongos y las bacterias. En un estudio publicado en el número de diciembre de 2013 de *Chemistry & Biodiversity*, se demostró que el aceite esencial de semillas de zanahoria mostraba actividad antibacteriana y fungicida contra un amplio espectro de organismos, incluso la *Salmonella* y la *E. coli*.

Tagete *Tagetes minuta*

Si buscas un repelente de insectos potente que además puedas incorporar a tu arsenal de medicina natural, ten en cuenta el aceite esencial de tagete. Este aceite de dulce olor se extrae de una planta estrechamente relacionada con la caléndula, y también puede utilizarse para acelerar la curación de heridas pequeñas.

MÉTODOS DE APLICACIÓN

- Utilízalo en el baño o la ducha para la absorción y los beneficios aromaterapéuticos.
- Dispérsalo para los beneficios de la aromaterapia.
- Masajéalo, diluido, para las dolencias físicas.
- Utilízalo con compresas para el dolor y la rigidez musculares.

COMBINA CON

Bergamota	Lavanda	Naranja
Jazmín	Limón	Salvia esclarea

USOS MEDICINALES

Antibiótico	Bronquitis	Infecciones	Repelente de
Antifúngico	Callosidades	del pecho	insectos
Antimicrobiano	Heridas	Insecticida	Resfriados
Bactericida		Juanetes	Tos

PRECAUCIONES

El aceite esencial de tagete puede irritar las pieles sensibles; lleva a cabo un test de parche antes de utilizarlo. Mézclalo con cuidado, ya que este aceite esencial es muy potente. Es fototóxico; evita exponer a la luz solar las zonas donde te lo hayas puesto de doce a veinticuatro horas después de aplicarlo. Debido a que puede estimular el flujo menstrual, las mujeres embarazadas deben evitarlo.

- Evita la exposición a la luz solar de doce a veinticuatro horas después de utilizarlo.
- No lo utilices si estás embarazada.
- Puede provocar irritación en la piel.

Tangerina *Citrus reticulata*

La tangerina es una variedad cultivada de la mandarina, y como tal, el aceite esencial tiene propiedades similares. Sus fragancias son algo diferentes; prueba los dos para ver cuál te atrae más.

MÉTODOS DE APLICACIÓN

- Utilízalo en el baño o la ducha para la absorción y los beneficios aromaterapéuticos.
- Dispérsalo para los beneficios de la aromaterapia.
- Masajéalo, diluido, para las dolencias físicas.
- Utilízalo con compresas para el dolor y la rigidez musculares.

COMBINA CON

Albahaca	Geranio	Neroli	Pomelo
Camomila alemana	Hinojo	Nuez moscada	Rosa
Camomila romana	Incienso	Pachulí	Salvia esclarea
Canela	Jazmín	Palmarosa	Sándalo
Clavo	Limón	*Petitgrain*	Ylang-ylang
Enebro	Mirra	Pimienta negra	

USOS MEDICINALES

Acné	Desinfectante	Estrías	Piel grasa
Antimicrobiano	Diarrea	Flatulencia	Rabietas
Antiséptico	Diurético	Gripe	Resfriados
Arrugas	Elevador del ánimo	Hipnótico	Sedante
Cabello graso	Estimulante	Insomnio	Tensión
Cicatrices	Estreñimiento	Laxante	Tos
Cuidados de la piel	Estrés	Nerviosismo	

PRECAUCIONES

El aceite esencial de tangerina puede irritar las pieles sensibles; lleva a cabo un test de parche antes de utilizarlo. Es fototóxico; evita exponer a la luz solar las zonas donde te lo hayas puesto de doce a veinticuatro horas después de aplicarlo.

- Evita la exposición a la luz solar de doce a veinticuatro horas después de utilizarlo.
- Puede provocar irritación en la piel.

Tomillo *Thymus vulgaris*

El tomillo es una de las plantas medicinales más antiguas de las que hay registros, y sigue ofreciendo muchos beneficios a quienes prefieren utilizar remedios naturales. Además de su utilidad como antiséptico, ayuda a calmar el dolor, conforta a quienes padecen heridas y lesiones por el deporte y acelera el parto natural.

MÉTODOS DE APLICACIÓN

- Utilízalo en el baño o la ducha para la absorción y los beneficios aromaterapéuticos.
- Dispérsalo para los beneficios de la aromaterapia.
- Haz gárgaras con él para la salud dental, las anginas y las amigdalitis.
- Masajéalo, diluido, para las dolencias físicas.
- Utilízalo neto para los mordiscos de animales y para las heridas.
- Utilízalo con compresas para el dolor y la rigidez musculares.

COMBINA CON

Árbol del té	Eucalipto limón	Lavándula	Pino
Bergamota	Helicriso	Limón	Pomelo
Cajeput	Hierba de limón	Manuka	Romero
Canela	Laurel	Mejorana	
Eucalipto	Lavanda	Orégano	

USOS MEDICINALES

Amigdalitis	Dermatitis	Expectorante	Mordiscos de
Anginas	Diurético	Forúnculos	animales
Antiséptico	Dolor y rigidez	Gota	Parásitos in-
Apoyo para la pér-	musculares	Gripe	testinales
dida de peso	Eczema	Insecticida	Parto
Bactericida	Edema	Magulladuras	Reúma
Bronquitis	Esguinces y tor-	Memoria	Salud dental
Depresión	ceduras		Tos

PRECAUCIONES

El aceite esencial de tomillo puede irritar las pieles sensibles; lleva a cabo un test de parche antes de utilizarlo. Este aceite esencial irrita las membranas mucosas.

Debido a que puede estimular el flujo menstrual, las mujeres embarazadas deben evitarlo.

- Evita el contacto con las membranas mucosas.
- No lo utilices si estás embarazada.
- Puede provocar irritación de la piel.

Valeriana   *Valeriana officinalis*

Si padeces de inquietud o buscas una ayuda eficaz y natural para el sueño, el aceite esencial de valeriana es algo que hay que tener a mano. También es útil para aliviar el estrés y puede ser beneficioso para quienes padecen del síndrome de piernas inquietas.

MÉTODOS DE APLICACIÓN

- Utilízalo en el baño o la ducha para la absorción y los beneficios aromaterapéuticos.
- Dispérsalo para los beneficios de la aromaterapia.
- Masajéalo, diluido, para las dolencias físicas.
- Utilízalo con compresas para el dolor y la rigidez musculares.

COMBINA CON

Cedro	Mandarina	*Petitgrain*	Romero
Lavanda	Pachulí	Pino	

USOS MEDICINALES

Ansiedad	Depresión	Estrés	Sedante
Apoyo para la	Diurético	Fiebre	Síndrome de pier-
menstruación	Dolor de cabeza	Inquietud	nas inquietas
Bactericida	Equilibrio emo-	Insomnio	Tendinitis
Bruxismo	cional	Nerviosismo	

PRECAUCIONES

El aceite esencial de valeriana puede irritar las pieles sensibles; lleva a cabo un test de parche antes de utilizarlo. Este aceite esencial tiene un efecto profundamente relajante y no debe utilizarse antes de ponerse al volante, de operar maquinaria o de hacer cualquier otra tarea que requiera concentración. Debido a que puede estimular el flujo menstrual, las mujeres embarazadas deben evitarlo.

- No lo utilices si estás embarazada.
- Puede actuar como sedante.
- Puede provocar irritación en la piel.
- No es seguro utilizarlo en niños menores de seis años.

Verbena limón
Lippia citrodora, Aloysia triphylla

La verbena limón es un arbusto de hoja caduca nativo de Chile y Argentina que se cultiva hoy en muchas partes del mundo. A la planta se le ha puesto su nombre por su aroma dulce y fresco como el limón, y el aceite esencial que se extrae de las hojas recién cosechadas tiene la capacidad de levantar el estado de ánimo, de suavizar la piel y de ayudar en la recuperación de las resacas.

MÉTODOS DE APLICACIÓN
- Utilízalo en el baño o la ducha para la absorción y los beneficios aromaterapéuticos.
- Dispérsalo para los beneficios de la aromaterapia.
- Masajéalo, diluido, para las dolencias físicas.

COMBINA CON

Albahaca	Limón	Palmarosa
Elemí	Neroli	

USOS MEDICINALES

Afrodisíaco	Cuidados de la piel	Función sana	Repelente de
Alcoholismo	Depresión	del hígado	insectos
Anticongestivo	Equilibrio emo-	Indigestión	Resaca
Antiséptico	cional	Insecticida	Retención de
Bronquitis	Estrés	Nerviosismo	líquidos
Calambres	Fiebre	Relajación	Sedante
Cirrosis			

PRECAUCIONES

El aceite esencial de verbena limón es fototóxico.

- Evita la exposición a la luz del sol de doce a veinticuatro horas tras utilizarlo.

Trata las dolencias digestivas de manera natural con verbena limón. Muchas enfermedades digestivas se complican por el crecimiento excesivo de las bacterias. Uno de los patógenos que contribuyen a las enfermedades gástricas es el *Helicobacter pylori*, un microbio que se ha ido haciendo cada vez más resistente a los antibióticos. En un estudio clínico, el aceite esencial de verbena limón se mostró eficaz contra las bacterias, incluso después de que hubiesen desarrollado resistencia al antibiótico claritromicina.

Vetiver   *Vetiveria zizanoides*

El vetiver es un aceite esencial que equilibra el cuerpo y la mente. Se extrae de las raíces de una hierba tropical; tiene una fragancia a tierra y algo herbácea que es probable que te recuerde el olor del bosque en otoño. Utilízalo para aliviar el malestar emocional, para calmar la ira, para tratar la piel seca y envejecida, y para aliviar dolores y penas.

MÉTODOS DE APLICACIÓN

- Utilízalo en el baño o la ducha para la absorción y los beneficios aromaterapéuticos.
- Dispérsalo para los beneficios de la aromaterapia.
- Masajéalo, diluido, para las dolencias físicas.
- Utilízalo neto para zonas dolorosas y los problemas de piel.
- Utilízalo con compresas para el dolor y la rigidez musculares.

COMBINA CON

Bergamota	Cedro	Eucalipto limón	Helicriso
Cardamomo	Cilantro	Geranio	Hierba de limón

Incienso	Limón	Nardo	Rosa
Jazmín	Mandarina	Pachulí	Salvia esclarea
Jengibre	Mirra	Pimienta negra	Sándalo
Lavanda	Naranja	Pomelo	Ylang-ylang

USOS MEDICINALES

Acné	Artritis	Dolor y rigidez	Parásitos in-
Analgésico	Autismo	musculares	testinales
Ansiedad	Cabello graso	Equilibrio emo-	Piel envejecida
Antibacteriano	Calambres	cional	Piel grasa
Antifúngico	Codo de tenista	Estrés	Rigidez de arti-
Antiinflamatorio	Cuidados de la piel	Heridas	culaciones
Antimicrobiano	Depresión	Hiperactividad	Salud circulatoria
Antiséptico	Depresión posparto	Insomnio	Sedante
Apoyo para la	Despistes y dis-	Ira	TDA/TDAH
menstruación	tracciones	Meditación	Tendinitis
Arrugas	Distrofia muscular	Pancreatitis	

PRECAUCIONES

El aceite esencial de vetiver tiene un efecto profundamente relajante y no debe utilizarse antes de ponerse al volante, de operar maquinaria o de hacer cualquier otra tarea que requiera concentración.

- Puede funcionar como sedante.

Aumenta tu concentración con vetiver. Un estudio de 2012 del que se informó en la revista *Biomedical Research* mostró que los participantes que inhalaban aceite esencial de vetiver mientras se concentraban en tareas visuales exigentes reaccionaban más aprisa que los que no estuvieron expuestos al vetiver. Utiliza este aceite esencial para concentrarte mientras estudias o trabajas en tareas mentalmente exigentes.

Ylang-Ylang   *Cananga odorata*

El aceite esencial de ylang-ylang, que tiene una fragancia seductora y excitante que favorece el equilibrio mental y emocional, es uno de los mejores para aliviar la ira, la depresión y el estrés. También es un aceite esencial excelente para equilibrar la piel y el cabello, y su cualidad hipotensiva lo hace ideal para utilizarlo por quienes padecen de hipertensión y las dolencias asociadas.

MÉTODOS DE APLICACIÓN

- Utilízalo en el baño o la ducha para la absorción y los beneficios aromaterapéuticos.
- Dispérsalo para los beneficios de la aromaterapia.
- Masajéalo, diluido, para las dolencias físicas.
- Utilízalo con compresas para el dolor y la rigidez musculares.

COMBINA CON

Árbol del té	Eucalipto limón	Lima	Pimienta de
Bergamota	Geranio	Limón	Jamaica
Cálamo	Geranio rosa	Mandarina	Pimienta negra
Camomila alemana	Helicriso	Mirra	Pomelo
Camomila romana	Hierba de limón	Naranja	Rosa
Canela	Hinojo	Neroli	Salvia esclarea
Cardamomo	Incienso	Pachulí	Sándalo
Cilantro	Jazmín	Palisandro	Tangerina
Ciprés	Jengibre	Palmarosa	Vetiver
Clavo	Laurel	*Petitgrain*	

USOS MEDICINALES

Afrodisíaco	Caspa	Expectorante	Piel grasa
Ansiedad	Crecimiento	Gripe	Resfriados
Antibacteriano	del cabello	Hipertensión	Salud del corazón
Antifúngico	Cuidados de la piel	Impotencia	Sedante
Antiinflamatorio	Depresión	Insomnio	Testosterona baja
Antiséptico	Desinfectante	Ira	Tos
Cabello graso	Diabetes	Meditación	
Cabello seco	Duelo	Nerviosismo	
Cansancio	Estrés	Picazón	

PRECAUCIONES

El uso excesivo del aceite esencial de ylang-ylang puede provocar náuseas y dolores de cabeza en personas sensibles. Utilízalo moderadamente para unos mejores resultados. Este aceite esencial tiene un efecto profundamente relajante y no debe utilizarse antes de ponerse al volante, de operar maquinaria o de hacer cualquier otra tarea que requiera concentración.

- Puede funcionar como sedante.
- Puede provocar dolores de cabeza.

Tranquilízate de forma natural con ylang-ylang. Se ha demostrado que el aceite esencial de ylang-ylang aumenta la calma significativamente cuando se inhala. En un estudio del que se informó en el número de enero de 2008 del *International Journal of Neuroscience*, los sujetos a examen expuestos al aceite esencial de ylang-ylang experimentaron una disminución en la alerta y un aumento en la relajación, mientras que los expuestos al aceite esencial de menta fuerte agudizaron el estado de alerta.

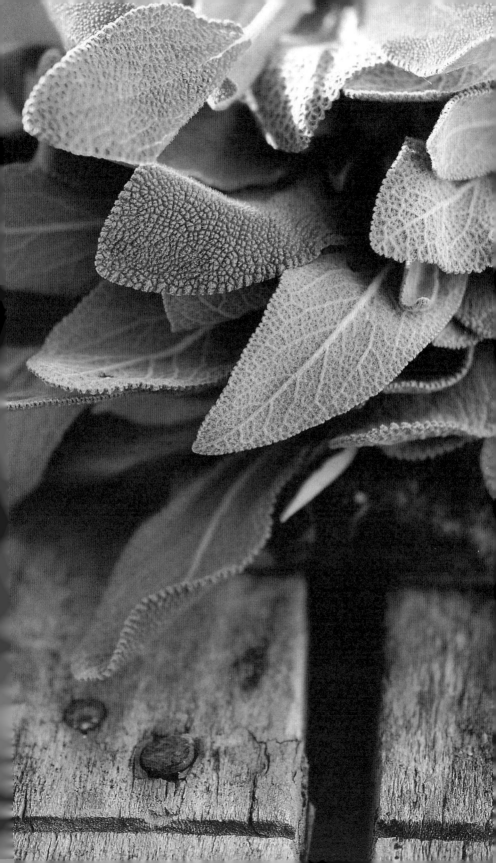

GLOSARIO

Abortivo: Cualquier sustancia capaz de inducir un aborto espontáneo en cualquier fase del embarazo.

Aceite portador: Aceite utilizado para diluir un aceite esencial antes de utilizarlo. Ejemplos pueden ser los aceites de hueso de albaricoque, semillas de uva, oliva y almendra dulce.

Aceite simple: Aceite esencial de solo una especie de planta. Ejemplos son la salvia esclarea, el clavo, el geranio y la naranja dulce. En cierta bibliografía se refieren a estos aceites como *notas simples*.

Adulterado: Término utilizado para describir la mezcla de aceites esenciales puros con otra sustancia. Un aceite esencial se considera adulterado cuando se ha aguado, pero se vende como aceite esencial al 100 %.

Afrodisíaco: Sustancia que hace aumentar el deseo sexual. En algunos casos, los afrodisíacos pueden ayudar a mejorar la función sexual.

Alergia: Término general para la irritación provocada por el contacto con un irritante o alérgeno. Los alérgenos pueden introducirse por medio de la inhalación, el contacto con la piel o la ingestión.

Analgésico: Sustancia que alivia o elimina el dolor. Muchos medicamentos analgésicos son narcóticos; los aceites esenciales analgésicos no son narcóticos.

Antibacteriano: Sustancia que hace más lento el crecimiento de las bacterias. En algunos casos este término hace referencia a una sustancia que evita las bacterias.

Antidepresivo: Sustancia que ayuda a contrarrestar los síntomas de la depresión leve. Muchos aceites esenciales poseen esta cualidad.

Antiespasmódico: Sustancia que ayuda a detener los espasmos y calambres musculares. Los aceites esenciales antiespasmódicos son útiles para tratar problemas digestivos, calambres menstruales y dolores musculares provocados por calambres.

Antifúngico: Sustancia que hace más lento el crecimiento de los hongos o los evita. Muchos aceites esenciales antifúngicos son tan eficaces como los productos antifúngicos comerciales.

Antihelmíntico: Sustancia capaz de expulsar o de eliminar los parásitos intestinales. Este tipo de sustancia se conoce también como vermífugo.

Antihistamina: Sustancia que contrarresta las reacciones naturales del cuerpo a los alérgenos. Muchas antihistaminas comerciales provocan efectos secundarios indeseables.

Antimicrobiano: Sustancia que reduce la actividad microbiana. Los aceites esenciales antimicrobianos son especialmente útiles como limpiadores caseros.

Antiséptico: Sustancia que ayuda a hacer más lenta una infección o a detenerla. Aplicar un antiséptico poco después de que se produzca una herida ayuda a acelerar la curación.

Aromaterapia: La práctica de utilizar sustancias aromáticas naturales, como los aceites esenciales, por sus beneficios terapéuticos físicos y psicológicos.

Astringente: Sustancia que provoca que se contraiga el tejido orgánico.

Bactericida: Sustancia que mata las bacterias o las destruye. La mayoría de los aceites esenciales bactericidas son ideales para utilizarlos externamente y para preparar limpiadores caseros no tóxicos.

Colgante: Collar hecho de varios materiales, como el cristal o la cerámica, donde puedes poner tu aceite esencial preferido y llevarlo todo el día.

Desintoxicante: Sustancia que ayuda a desintoxicar el cuerpo. Los desintoxicantes funcionan al facilitar la eliminación de impurezas de los órganos, de los tejidos o del torrente sanguíneo.

Disolución: Acción de hacer menos potente un aceite esencial añadiéndole un aceite portador.

Dispersor: Aparato que se utiliza para liberar moléculas de aceite esencial en el aire. Existen varios modelos disponibles comercialmente. Asegúrate de que sigues las instrucciones del fabricante.

Diurético: Sustancia que elimina agua del cuerpo al estimular la producción de orina. Cuando utilices diuréticos, del tipo que sea, es importantísimo que bebas agua suficiente.

Estíptico (astringente): Sustancia que ayuda a detener hemorragias externas. Los estípticos son muy útiles para tratar heridas pequeñas.

Expectorante: Sustancia que ayuda a expulsar la mucosidad de los pulmones. En la mayoría de los casos, los expectorantes provocan una tos «productiva».

Febrífugo: Sustancia que ayuda a aminorar la fiebre. Utilizar una compresa fría con un febrífugo puede ayudar a apresurar la bajada de la fiebre.

Fragancia: Aroma. Los productos etiquetados como fragancias se obtienen por medios sintéticos y no son aceites esenciales.

Fungicida: Sustancia que destruye los hongos. Los aceites esenciales fungicidas son útiles para aplicaciones tópicas, así como para preparar limpiadores caseros no tóxicos.

Germicida: Sustancia que destruye los gérmenes. Los aceites esenciales germicidas son útiles para preparar remedios así como para dispersarlos.

Cuando se los dispersa, ayudan a que el aire del interior esté limpio y sea saludable.

Grado alimentario: Se refiere al aceite esencial cuya utilización en alimentos se considera segura por la FDA (agencia estadounidense encargada de la seguridad de los alimentos y los medicamentos).

Hemostático: Sustancia que ayuda a detener las hemorragias. La mayoría de las sustancias hemostáticas funcionan ayudando a que la sangre se coagule más rápidamente.

Herbario: Perteneciente o relativo a las plantas.

Hipertensión: Presión sanguínea alta. Normalmente se aplica el término cuando se habla de presión sanguínea alta a largo plazo, más que de la presión sanguínea alta aguda.

Indisoluble: Sustancia que no puede disolverse en un líquido como el agua.

Laxante: Sustancia que estimula la deyección. La mayoría de los laxantes comerciales son innecesariamente fuertes.

Narcótico: Sustancia que favorece el sueño. La mayoría de los narcóticos producen un sueño profundo y pesado.

Neto: Sin diluir. Algunos aceites esenciales son adecuados para utilizarlos netos, mientras que otros no lo son. Según vayas ahondando en el mundo de los aceites esenciales, te darás cuenta de que algunos de los practicantes y los profesionales son mucho más conservadores que otros y aconsejan a los lectores que no utilicen aceites esenciales sin diluir. La decisión es tuya.

Nombre botánico: Nombre específico en latín que distingue variedades de plantas que comparten el mismo nombre común.

Nombre vulgar: El nombre «de diario» de una planta. Por ejemplo, existen varias especies diferentes de plantas que caen bajo el nombre vulgar de *naranja*.

Patógeno: Sustancia que provoca o produce una enfermedad. La mayoría de los patógenos son virus o bacterias.

Rectificación: Proceso de volver a destilar ciertos aceites esenciales para liberarlos de los componentes no deseados.

Sintético: Sustancia no natural o creada en laboratorio. Muchos medicamentos producidos comercialmente son sintéticos.

Soluble: Sustancia que puede disolverse en un líquido como el agua.

Volátil: Sustancia inestable que se evapora fácilmente.

ENFERMEDADES Y ACEITES. GUÍA RÁPIDA DE REFERENCIA

ENFERMEDAD	ACEITES ESENCIALES ACONSEJADOS	MÉTODOS DE APLICACIÓN
Acné	Albahaca, árbol del té, bergamota, cedro, ciprés, geranio, geranio rosa, lavanda, palmarosa, pomelo, rosa.	Baño, masaje, neto.
Ansiedad	Albahaca, bergamota, cedro, incienso, jazmín, lavanda, naranja, pachulí, rosa, salvia esclarea.	Baño, inhalación, masaje, vaporización.
Artritis	Albahaca, eucalipto, incienso, menta fuerte, pino, romero.	Baño, compresa, masaje.
Asma	Camomila (alemana o romana), eucalipto, incienso, mirra, pino.	Baño, inhalación, masaje, vaporización.
Calambres	Camomila (alemana o romana), lavanda, sándalo, vetiver.	Baño, compresa, masaje.
Caspa	Árbol del té, cedro, hierba de limón, lavanda, sándalo.	Productos para el cabello.
Congestión del pecho	Alcanfor, árbol del té, benjuí, eucalipto, incienso, menta fuerte, mirra, niaulí, pino, romero, tomillo.	Baño, inhalación, masaje, vaporización.
Diarrea	Camomila (alemana o romana), lavanda, rosa, neroli.	Baño, compresa, masaje.
Dolor de cabeza	Camomila (alemana o romana), hierba de limón, lavanda, menta fuerte, palisandro.	Baño, inhalación, masaje, vaporización.
Dolores y penas	Albahaca, benjuí, camomila (alemana o romana), canela, ciprés, clavo, enebro, jengibre, lavanda, mejorana, pimienta negra, romero, tomillo, ylang-ylang.	Baño, compresa, masaje.
Eczema	Benjuí, camomila (alemana o romana), incienso, lavanda, mirra, sándalo, vetiver.	Baño, masaje.
Esguinces	Camomila (alemana o romana), eucalipto, geranio, lavanda, pino.	Baño, compresa, masaje.
Estreñimiento	Ciprés, eucalipto, menta fuerte, pimienta negra, romero, salvia esclarea.	Baño, compresa, masaje.

ENFERMEDAD	ACEITES ESENCIALES ACONSEJADOS	MÉTODOS DE APLICACIÓN
Fiebre del heno	Bergamota, camomila (alemana o romana), cedro, eucalipto, geranio, geranio rosa, hierba de limón, lavanda, palisandro, pino, romero, rosa, ylang-ylang.	Baño, inhalación, masaje, vaporización.
Heridas	Árbol del té, camomila (alemana o romana), geranio, geranio rosa, helicriso, hisopo, incienso, lavanda, pachulí.	Baño, compresa, neto.
Indigestión	Eneldo, hinojo, jengibre, limón, mandarina, menta fuerte.	Inhalación, masaje.
Infecciones de garganta/ Anginas	Albahaca, árbol del té, benjuí, canela, eucalipto, lavanda, limón, menta fuerte, niaulí, pimienta negra, pino, sándalo.	Baño, compresa, gárgaras, inhalación, masaje, vaporización.
Infecciones del oído/Oído de nadador	Albahaca, árbol del té, incienso, mirra.	Neto.
Insomnio	Camomila (alemana o romana), lavanda, naranja, ylang-ylang.	Baño, inhalación, masaje.
Náuseas	Bergamota, camomila (alemana o romana), hinojo, jengibre, lavanda, mandarina, menta fuerte, naranja, palisandro, pimienta negra, pomelo.	Baño, inhalación, vaporización.
Pérdida de peso/ Metabolismo	Limón, pachulí, pomelo.	Inhalación.
Picaduras de insectos	Albahaca, árbol del té, canela, lavanda, limón.	Neto.
Pie de atleta	Árbol del té, clavo, lavanda, limón, mirra.	Baño, masaje, neto.
Piel envejecida	Geranio, geranio rosa, incienso, rosa, sándalo.	Baño, compresa, masaje, neto.
Piojos	Árbol del té, bergamota, eucalipto, geranio, geranio rosa, lavanda, limón.	Productos para el cabello.
Quemaduras	Árbol del té, lavanda, semillas de zanahoria.	Baño, neto.
Resfriados y gripe	Albahaca, alcanfor, árbol del té, benjuí, canela, eucalipto, jengibre, lavanda, limón, menta fuerte, niaulí, pimienta negra, pino, tomillo.	Baño, inhalación, masaje, vaporización.
Retención de líquidos	Ciprés, enebro, lima, limón, naranja, pimienta negra, pomelo.	Baño, compresa, masaje.
Sabañones	Benjuí, cedro, enebro, jengibre, pimienta negra, tomillo.	Baño, compresa, masaje.
Salud dental	Clavo, incienso, menta fuerte, mirra.	Gárgaras, neto, *oil pulling*.

RECURSOS

Abu-Darwish, M. S., C. Cabral, I. V. Ferreira, M. J. Gonçalves, C. Cavaleiro, M. T. Cruz, T. H. Al-bdour y L. Salgueiro. «Essential Oil of Common Sage (*Salvia officinalis L.*) from Jordan: Assessment of Safety in Mammalian Cells and Its Antifungal and Anti-inflammatory Potential», *BioMed Research International* (octubre de 2013), doi:10.1155/2013/538940.

Adukwu, E. C., S. C. H. Allen y C. A. Phillips. «The Anti-biofilm Activity of Lemongrass (*Cymbopogon flexuosus*) and Grapefruit (*Citrus paradisi*) Essential Oils against Five Strains of *Staphylococcus aureus*», *Journal of Applied Microbiology* 113, n.º 5 (noviembre de 2012), 1217-1227, doi:10.1111/j.1365-2672.2012.05418.x.

Aura Cacia. Consultada el 23 de mayo de 2014. http://www.auracacia.com/.

Białoń, M., T. Krzyśko-Łupicka, M. Koszałkowska y P. P. Wieczorek. «The Influence of Chemical Composition of Commercial Lemon Essential Oils on the Growth of *Candida* Strains», *Mycopathologia* 177 (2014), 29-39, doi:10.1007/s11046-013-9723-3.

Callan, Nancy W., Mal P. Westcott, Susan Wall-MacLane, James B. Miller, Leon Welty y Louise Strang. «German Chamomile», Universidad estatal de Montana. Consultada el 23 de mayo de 2014. http://ag.montana.edu/warc/research/horticulture/chamomile.htm.

Caprigem8387. «Aromatherapy Positively Affects Mood, EEG Patterns of Alertness», *StudyMode*.com. Mayo de 2007. http://www.studymode.com/essays/Aromatherapy-Positively-Aects-Mood-EegPatterns-115154.html.

Cooksley, Virginia Gennari. *Aromatherapy: A Lifetime Guide to Healing with Essential Oils*. (Aromaterapia: guía para toda la vida a la curación con aceites esenciales), Englewood Clis, Nueva Jersey: Prentice Hall, 1996.

Dias, M. I., J. C. Barreira, R. C. Calhelha, M. J. Queiroz, M. B. Oliveira, M. Soković y I. C. Ferreira. «Two-Dimensional PCA Highlights the Differentiated Antitumor and Antimicrobial Activity of Methanolic and Aqueous Extracts of *Laurus nobilis L.* from Dierent Origins», *BioMed Research International* (abril de 2014), doi:10.1155/2014/520464.

dōTerra. Consultado el 23 de mayo de 2014. http://www.doterra.com/.

Edwards, Victoria H. *The Aromatherapy Companion: Medicinal Uses/Ayurvedic Healing/Body-Care Blends/Perfumes & Scents/Emotional Health & WellBeing* (El compañero aromaterapeuta: usos medicinales/curación ayurvédica/mezclas para cuidados corporales/perfumes y aromas/salud y bienestar emocional), North Adams, MA: Storey Publishing, 1999.

Eksteins, Angela. «Beware: Adulteration of Essential Oils, Part I», *Natural News*, 5 de diciembre de 2009. http://www.naturalnews.com/027661_essential_oils_adulteration.html#.

Essential Oil Joy. «Cassia». Consultada el 25 de julio de 2014. http://essentialoiljoy.com/cassia/.

Falsetto, Sharon. «Scientific Testing of Essential Oils», *Decoded Science*. 19 de diciembre de 2012. http://www.decodedscience.com/scientific-testing-of-essential-oils/22544.

Fink, Sheri. «The Deadly Choices at Memorial», *New York Times*. 25 de agosto de 2009. http://www.nytimes.com/2009/08/30/magazine/30doctors.html? pagewanted=all&_r=0.

Gladstar, Rosemary. *Rosemary Gladstar's Medicinal Herbs: A Beginner's Guide* (Las plantas medicinales de Rosemary Gladstar: guía para principiantes). North Adams, MA: Storey Publishing, 2012.

Heritage Essential Oils. Consultada el 23 de mayo de 2014. http://heritageessentialoils.com/.

Hotta, Mariko, Rieko Nakata, Michiko Katsukawa, Kazuyuki Hori, Saori Takahashi y Hiroyasu Inoue. «Carvacrol, a Component of Thyme Oil, Activates PPARalpha and gamma and Suppresses COX-2 Expression», *Journal of Lipid Research* 51 (enero de 2010), 132-139. doi:10.1194/jlr.M900255-JLR200.

Inshanti. «*Eucalyptus globulus*». Consultada el 25 de julio de 2014. http://www.inshanti.com/ essential-oils-products/451/eucalyptusglobulus-eucalyptus-globulus-2.

International Fragrance Association. Consultada el 23 de mayo de 2014. http://www.ifraorg.org/.

Jafarzadeh, Mehdi, Soroor Arman y Fatemeh Farahbakhsh Pour. «Effect of Aromatherapy with Orange Essential Oil on Salivary Cortisol and Pulse Rate in Children during Dental Treatment: A Randomized Controlled Clinical Trial», *Advanced Biomedical Research* 2 (marzo de 2013). doi:10.4103/2277-9175.107968.

Johnson, Scott A. *Surviving When Modern Medicine Fails: A Definitive Guide to Essential Oils That Could Save Your Life During a Crisis* (Sobrevivir cuando fracasa la medicina moderna: guía definitiva a los aceites esenciales que podrían salvarte la vida en una crisis), Amazon Digital Services, Inc., 2013. Kindle edition.

Ju, M. S., S. Lee, I. Bae, M. H. Hur, K. Seong y M. S. Lee. «Effects of Aroma Massage on Home Blood Pressure, Ambulatory Blood Pressure, and Sleep Quality in Middle-Aged Women with Hypertension», *Evidence-Based Complementary and Alternative Medicine* (enero de 2013). doi:10.1155/2013/403251.

Keville, Kathi y Mindy Green. *Aromatherapy: A Complete Guide to the Healing Art.* (Aromaterapia: guía completa al arte de curar), Nueva York: Crossing Press, 2009.

Kim, I. H., C. Kim, K. Seong, M. H. Hur, H. M. Lim y M. S. Lee. «Essential Oil Inhalation on Blood Pressure and Salivary Cortisol Levels in Prehypertensive and Hypertensive Subjects», *Evidence-Based Complementary and Alternative Medicine* (noviembre de 2012), doi:10.1155/2012/984203.

Lachance, S. y G. Grange. «Repellent Eectiveness of Seven Plant Essential Oils, Sunflower Oil and Natural Insecticides against Horn Flies on Pastured Dairy Cows and Heifers», *Medical and Veterinary Entomology* 28, n.º 2 (junio de 2014), 193-200. doi:10.1111/mve.12044.

Langreth, Robert. «Drug Prices Soar for Top-Selling Brands», *Bloomberg,* 1 de mayo de 2014. http://www.bloomberg.com/infographics/2014-05-01/drug-prices-soar-for-top-selling-brands.html.

Lawless, Julia. *The Illustrated Encyclopedia of Essential Oils* (Enciclopedia ilustrada de los aceites esenciales), Rockport, MA: Element, 1995.

Lis-Balchin, Maria. *Aromatherapy Science: A Guide for Healthcare Professionals* (Ciencia aromaterapéutica: guía para los profesionales sanitarios), Grayslake, IL: Pharmaceutical Press, 2006.

Locke, Tim. «Smelling Rosemary 'May Improve Memory'», *WebMD.* 19 de abril de 2013. http://www.webmd.boots.com/news/20130409/smelling-rosemary-may-improve-memory.

Lodhia, M. H., K. R. Bhatt y V. S. Thaker. «Antibacterial Activity of Essential Oils from Palmarosa, Evening Primrose, Lavender, and Tuberose», *Indian Journal of Pharmaceutical Sciences* 71, n.º 2 (marzo de 2009), 134-136, doi:10.4103/0250-474X.54278.

Matsubara, E., K. Shimizu, M. Fukagawa, Y. Ishizi, C. Kakoi, T. Hatayama, J. Nagano, T. Okamoto, K. Ohnuki y R. Kondo. «Volatiles Emitted from the Roots of *Vetiveria zizanioides* Suppress the Decline in Attention during a Visual Display Terminal Task», *Biomedical Research* 33, n.º 5 (2012), 299-308. http://www.ncbi.nlm.nih.gov/pubmed/23124250.

Matthys, H., C. de Mey, C. Carls, A. Ryś, A. Geib y T. Wittig. «Efficacy and Tolerability of Myrtol Standardized in Acute Bronchitis: A Multi-Centre, Randomised, Double-Blind, Placebo-Controlled Parallel Group Clinical Trial vs. Cefuroxime and Ambroxol», *Arzneimittelforschung* 50, n.º 8 (agosto de 2000), 700-111. ttp://www.ncbi.nlm.nih.gov/pubmed/10994153.

Mayo Clinic. «Heartburn Causes», 21 de mayo de 2011. http://www.mayoclinic.org/diseases-conditions/heartburn-gerd/basics/causes/CON-20019545.

McNeill, K. P., P. Byers, T. Kittle, S. Hand, J. Parham, L. Mena, C. Blackmore y otros. «Surveillance for Illness and Injury after Hurricane Katrina-Three Counties, Mississippi, September 5 to October 11, 2005», *Morbid and Mortality Weekly Report (MMWR).* Centers for Disease Control and Prevention. Consultado el 21 de mayo de 2014. http://www.cdc.gov/mmwr/preview/mmwrhtml/mm5509a2.htm.

Merck Manual for Health Care Professionals. «Drug Absorption». Última modificación en mayo de 2014. http://www.merckmanuals.com/professional/clinical_pharmacology/pharmacokinetics/drug_absorption.html.

Moss, M., S. Hewitt, L. Moss y K. Wesnes. «Modulation of Cognitive Performance and Mood by Aromas of Peppermint and Ylang-Ylang», *International Journal of Neuroscience* 118, n.º 1 (enero de 2008), 59-77. http://www.ncbi.nlm.nih.gov/pubmed/18041606/.

Mountain Rose Herbs. Consultada el 23 de mayo de 2014. https://www.mountainroseherbs.com/.

Native American Nutritionals. Consultada el 23 de mayo de 2014. http://www.nativeamericannutritionals.com/.

National Cancer Institute at the National Institutes of Health. «Aromatherapy and Essential Oils». Última modificación el 16 de octubre de 2012. http://www.cancer.gov/cancertopics/pdq/cam/aromatherapy/patient.

Now Foods. Consultada el 23 de mayo de 2014. http://www.nowfoods.com/.

Oboh, G., A. O. Ademosun, O. V. Odubanjo y I. A. Akinbola. «Antioxidative Properties and Inhibition of Key Enzymes Relevant to Type 2 Diabetes and Hypertension by Essential Oils from Black Pepper», *Advances in Pharmacological Sciences* (noviembre de 2013), doi:10.1155/2013/926047.

Ohno, T., M. Kita, Y. Yamaoka, S. Imamura, T. Yamamoto, S. Mitsufuji, T. Kodama, K. Kashima y J. Imanishi. «Antimicrobial Activity of Essential Oils against *Helicobacter pylori*», *Helicobacter* 8, n.º 3 (junio de 2003), 207-215. http://www.ncbi.nlm.nih.gov/pubmed/12752733. Consultada el 13 de junio de 2014.

Opalchenova, G. y D. Obreshkova. «Comparative Studies on the Activity of Basil—an Essential Oil from Ocimum basilicum L.—against Multidrug Resistant Clinical Isolates of the Genera Staphylococcus, Enterococcus and Pseudomonas by Using Different Test Methods», *Journal of Microbiological Methods* 54, n.º 1 (julio de 2003), 105-110. http://www.ncbi.nlm.nih.gov/pubmed?Db=pubmed&Cmd=ShowDetailView&TermToSearch=12732427.

Parker-Pope, Tara. «Rare Infection Prompts Neti Pot Warning», *The Well Column. New York Times.* 3 de septiembre de 2012. http://well.blogs.nytimes.com/2012/09/03/rare-infection-prompts-neti-pot-warning/.

Pasay, C., K. Mounsey, G. Stevenson, R. Davis, L. Arlian, M. Morgan, D. Vyszenski-Moher, K. Andrews y J. McCarthy. «Acaricidal Activity of Eugenol Based Compounds against Scabies Mites», *PLoS One* 5, n.º 8 (agosto de 2010), doi:10.1371/journal. pone.0012079.

Power, Joie. «Inhaling Essential Oils: Essential Oils and the Sense of Smell», *Aromatherapy School.* Consultada el 26 de mayo de 2014. http://www.aromatherapy-school.com/aromatherapy-schools/aromatherapy-articles/inhaling-essential-oils.html.

Ravensthorpe, Michael. «Studies Show That Oil Pulling Can Kill Harmful Bacteria in the Mouth», *Natural News.* 29 de mayo de 2014. http://www.naturalnews.com/045343_oil_pulling_harmful_bacteria_oral_health.html.

Rocky Mountain Oils. Consultada el 23 de mayo de 2014. http://www.rockymountainoils.com/.

Rokbeni, N., Y. M'rabet, S. Dziri, H. Chaabane, M. Jemli, X. Fernandez y A. Boulila. «Variation of the Chemical Composition and Antimicrobial Activity of the Essential Oils of Natural Populations of Tunisian Daucus carota L. (Apiaceae)», *Chemistry and Biodiversity* 10, n.º 12 (diciembre de 2013), 2278-2290. doi:10.1002/cbdv.201300137.

Sagon, Candy. «AARP Study Finds Popular BrandName Drug Prices Far Outstrip Inflation», American Association of Retired Persons. 25 de agosto de 2010. http://www.aarp.org/health/drugs-supplements/info-08-2010/aarp_study_finds_prices_of_popular_brandname_drugs_far_outstrip_inflation.html.

Salmalian, H., R. Saghebi, A. A. Moghadamnia, A. Bijani, M. Faramarzi, F. Nasiri Amiri, F. Bakouei, F. Behmanesh y R. Bekhradi. «Comparative Effect of *Thymus vulgaris* and Ibuprofen on Primary Dysmenorrhea: A Triple-Blind Clinical Study», *Caspian Journal of Internal Medicine* 5, n.º 2 (2014), 82-88. http://www.ncbi.nlm.nih.gov/pubmed/24778782.

Sartorelli, P., A. D. Marquioreto, A. AmaralBaroli, M. E. Lima y P. R. Moreno. «Chemical Composition and Antimicrobial Activity of the Essential Oils from Two Species of Eucalyptus», *Phytotherapy Research* 21, n.º 3 (marzo de 2007), 231-233. http://www.ncbi.nlm.nih.gov/pubmed/17154233.

Stansbury, Jillian. «Photosensitizing Herbs», *Naturopathic Doctor News and Review* (NDNR). 1 de mayo de 2011. http://ndnr.com/naturopathic-news/photosensitizing-coumarins-for-skin-diseasesand-cancers/.

Starwest Botanicals. Consultada el 23 de mayo de 2014. http://www.starwest-botanicals.com/.

Stiles, K. G., «Shelf Life of Essential Oils», *Health Mastery Systems*. Consultada el 23 de mayo de 2014. http://www.kgstiles.com/article-shelf-life-4/.

Thompson, A., D. Meah, N. Ahmed, R. Conni-Jenkins, E. Chileshi, C. O. Phillips, T. C. Claypole, D. W. Forman y P. E. Row. «Comparison of the Antibacterial Activity of Essential Oils and Extracts of Medicinal and Culinary Herbs to Investigate Potential New Treatments for Irritable Bowel Syndrome», *BMC Complementary and Alternative Medicine* (noviembre de 2013). doi:10.1186/1472-6882-13-338.

Tisserand, Robert. «Aromatherapy». Consultada el 25 de julio de 2014. http://roberttisserand.com/about/aromatherapy/

_____. «Lemon on the Rocks: Keep Your Essential Oils Cool», *I'm Just Saying* (blog). 26 de julio de 2013. http://roberttisserand.com/2013/07/lemon-on-the-rockskeep-your-essential-oils-cool/.

Tumen, I., I. Süntar, F. J. Eller, H. Keleş y E. K. Akkol. «Topical Wound-Healing Effects and Phytochemical Composition of Heartwood Essential Oils *of Juniperus virginiana L., Juniperus occidentalis* Hook, and *Juniperus ashei* J. Buchholz», *Journal of Medicinal Food* 16, n.º 1 (enero de 2013), 48-55. doi:10.1089/jmf.2012.2472.

Centro médico de la Universidad de Maryland. «Aloe». Última modificación el 7 de mayo de 2013. http://umm.edu/health/medical/altmed/herb/aloe.

_____. «Bronchitis». Última modificación el 7 de mayo de 2013. http://umm.edu/health/medical/altmed/condition/bronchitis.

_____. «Ginger». Última modificación el 31 de julio de 2013. http://umm.edu/health/medical/altmed/herb/ginger.

_____. «Tension Headache». Última modificación el 7 de mayo de 2013. http://umm.edu/health/medical/altmed/condition/tension-headache.

USDA (United States Department of Agriculture). «Organic Agriculture». Última modificación el 11 de abril de 2014. http://www.usda.gov/wps/portal/usda/usdahome?contentid=organic-agriculture.html.

Waple, Anne. «Hurricane Katrina». National Oceanic and Atmospheric Administration's National Climatic Data Center. Diciembre de 2005. http://www1.ncdc.noaa.gov/pub/data/extremeevents/specialreports/Hurricane-Katrina.pdf.

WebMD. «Genital Herpes Health Center». Consultado el 5 de junio de 2014. http://www.webmd.com/genital-herpes/pain-management-herpes.

White, Gregory Lee. *Essential Oils and Aromatherapy: How to Use Essential Oils for Beauty, Health, and Spirituality*. (Los aceites esenciales y la aromaterapia: Cómo utilizar los aceites esenciales para la belleza, la salud y la espiritualidad). White Willow Books, 2013. Edición Kindle.

Wildwood, Chrissie. *The Encyclopedia of Aromatherapy* (Enciclopedia de aromaterapia). Rochester, VT: Healing Arts Press, 1996.

Wong, Cathy. «Health Benefits of Black Walnut». About.com. Última modificación el 7 de julio de 2014. http://altmedicine.about.com/od/herbsupplementguide/a/Black-Walnut.htm.

Worwood, Valerie Ann. *The Complete Book of Essential Oils and Aromatherapy: Over 600 Natural, Non-Toxic, and Fragrant Recipes to Create Health —Beauty— A Safe Home Environment* (El libro completo de los aceites esenciales y la aromaterapia: más de 600 recetas naturales, no tóxicas y fragantes para crear salud, belleza y un entorno doméstico seguro). Novato, CA: New World Library, 1991.

_____. *The Fragrant Mind: Aromatherapy for Personality, Mind, Mood, and Emotion* (La mente fragante: Aromaterapia para la personalidad, la mentalidad, el humor y la emoción). Novato, CA: New World Library, 1996.

Young Living. Consultada el 23 de mayo de 2014. http://www.youngliving.com/en_US.

CONOCE LAS MARCAS DE TUS ACEITES ESENCIALES

Existen muchas marcas excelentes disponibles de aceites esenciales, pero puede ser difícil decidir cuáles son de toda confianza. Para hacer más fácil esta tarea, indicamos aquí diez de las más populares

AURA CACIA

Descripción: Fundada en 1982, Aura Cacia ofrece una extensa línea de aceites esenciales y de productos que los contienen.

Dónde comprar: Puedes comprar productos de Aura Cacia *online* y en tiendas exclusivas. Muchos vendedores minoristas solo tienen una parte de los aceites esenciales que produce la empresa.

Calificaciones y reseñas: Los clientes le dan a Aura Cacia notas altas por sus precios razonables y por la calidad de los aceites esenciales que producen.

DŌTERRA

Descripción: dōTerra se fundó en 2008, lo que la hace una empresa relativamente nueva. Ofrece muchos aceites simples así como varias mezclas distintivas y cajas que contienen un surtido de los aceites y las mezclas más populares.

Dónde comprar: Solo puedes comprar los aceites esenciales de dōTerra de asesores de producto independientes, sea en persona u *online*. Muchos de esos asesores de dōTerra venden en Amazon, eBay y sitios web semejantes.

Calificaciones y reseñas: dōTerra recibe altas notas por la calidad, pero bajas por el precio. Los kits de la empresa reciben reseñas excelentes.

Otros: Ten cuidado al comprar aceites esenciales de dōTerra *online*. Algunos consumidores han informado de que han recibido productos falsos de algunos vendedores, de manera que comprueba sus calificaciones antes de hacer un pedido.

EDENS GARDEN

Descripción: Edens Garden ofrece una buena selección de aceites esenciales simples, de mezlas sinérgicas y de aceites portadores. También tienen disponibles kits de iniciación.

Dónde comprar: Puedes comprar los aceites esenciales de Edens Garden *online*.

Calificaciones y reseñas: Los clientes le dan a esta empresa notas altas por la calidad, el precio y el servicio.

Otros: Ten cuidado si compras productos de Edens Garden en otro sitio que no sea su página web o cualquier otro escaparate oficial, como Amazon. Los productos etiquetados como Edens Garden que se compran de otro vendedor pueden estar adulterados o venir con sobreprecio.

HERITAGE ESSENTIAL OILS

Descripción: Heritage Essential Oils es una pequeña empresa familiar que proporciona una buena selección de aceites esenciales simples, de mezclas y de productos elaborados con aceites esenciales. Disponen de mezclas personalizadas, como lo son los aceites esenciales de cultivo biológico y los aceites esenciales de cultivo silvestre.

Dónde comprar: Puedes comprar Heritage Essential Oils *online*.

Calificaciones y reseñas: Los clientes le dan notas altas a esta empresa por la calidad y el precio.

MOUNTAIN ROSE HERBS

Descripción: Mountain Rose Herbs ha venido ofreciendo productos de cultivo biológico certificado desde 1987. Está disponible una extensa selección de aceites esenciales simples junto con aceites mezclados y productos que los contienen.

Dónde comprar: Puedes comprar aceites esenciales Mountain Rose en la página web de la empresa y en sus instalaciones, situadas en Eugene (Oregón). También puedes encontrar una selección de estos aceites esenciales en un vendedor local.

Calificaciones y reseñas: Los clientes le dan a Mountain Rose Herbs notas excelentes por la calidad, el precio y la facilidad para hacer los pedidos.

Otros: Esta empresa ofrece programas de fidelización de clientes y descuentos para estudiantes.

NATIVE AMERICAN NUTRITIONALS

Descripción: Native American Nutritionals ofrece un extenso despliegue de aceites esenciales, de mezclas y de productos que contienen aceites esenciales. Esta pequeña empresa se concentra en proveer productos de cultivo biológico.

Dónde comprar: Puedes comprar aceites esenciales de Native American Nutritionals *online* y por medio del catálogo de la empresa, que puede solicitarse *online*. Y hay algunas tiendas de alimentos sanos que también venden los productos.

Calificaciones y reseñas: Los clientes le dan a Native American Nutritionals notas altas por los precios, la calidad y la selección.

Otros: Native American Nutritionals ofrece una garantía de treinta días para sus productos.

NOW FOODS

Descripción: NOW Foods ha venido produciendo alimentos naturales y otros suplementos desde 1948. La empresa ofrece un enorme surtido de artículos, como numerosos aceites esenciales, aceites portadores y productos que contienen aceites esenciales.

Dónde comprar: Puedes comprar aceites esenciales de NOW Foods en algunos vendedores grandes y *online*.

Calificaciones y reseñas: Los clientes les dan a los aceites esenciales de NOW Foods buenas notas por el precio y la calidad. Estos aceites se ven eclipsados frecuentemente por los que ofrecen empresas más pequeñas cuando se los compara.

ROCKY MOUNTAIN OILS

Descripción: Rocky Mountain Oils ofrece un extenso surtido de aceites esenciales, de mezclas y de productos que contienen aceites esenciales. También están disponibles muestras y kits.

Dónde comprar: Puedes comprar aceites esenciales de Rocky Mountain Oils *online* y en algunos lugares de venta al por menor. La empresa ofrece también un catálogo impreso.

Calificaciones y reseñas: Rocky Mountain Oils se ha ganado notas excelentes de los clientes, sobre todo porque ofrecen pequeños kits de muestras que permiten que los que utilizan aceites esenciales por primera vez prueben una selección sin tener que hacer una gran inversión.

Otros: Rocky Mountain Oils tiene garantía de satisfacción del cliente.

STARWEST BOTANICALS

Descripción: Starwest Botanicals ofrece una amplia selección de los aceites esenciales más populares, así como varios aceites esenciales de cultivo biológico y mezclas de aceites esenciales. La empresa se creó en 1975, y hoy está entre los mayores abastecedores de plantas y aceites esenciales de cultivo biológico de los Estados Unidos.

Dónde comprar: Puedes comprar aceites esenciales de Starwest Botanicals *online* y en algunas tiendas de alimentación saludable.

Calificaciones y reseñas: Los clientes le dan a Starwest Botanicals reseñas entusiastas por la calidad y el precio.

Otros: Starwest Botanicals ofrece una garantía de devolución total del dinero en caso de que un cliente no esté contento con algún aceite esencial por alguna razón.

YOUNG LIVING

Descripción: Young Living ofrece varios aceites esenciales simples, una amplia selección de las mezclas más populares y productos que contienen aceites esenciales.

Dónde comprar: Puedes comprar aceites esenciales de Young Living *online* y de distribuidores independientes.

Calificaciones y reseñas: Algunpodeas personas objetan por el hecho de que Young Living es una empresa de *marketing* multinivel; sin embargo, los productos mismos reciben notas altas por la calidad. Los clientes están especialmente satisfechos con las mezclas de aceites de la empresa.

ÍNDICE DE ENFERMEDADES

ÍNDICE DE ACEITES

ÍNDICE GENERAL

279, 281, 285, 288, 290, 293, 295, 313, 334, 336, 343, 346, 350
Parke-Davis 17
Párkinson 191
Parto 297, 302, 346
Patógenos 53, 349, 358
Pérdida del cabello 192, 218
Pérdida de peso 193, 283, 293, 335, 346
Perfumerías 34
Perimenopausia 293
Personas mayores, aceites esenciales para 46
Pesadillas 296, 302
Petitgrain, aceite esencial 261, 263, 269, 271, 273, 274, 276, 279, 282, 285, 288, 296, 297, 302, 306, 307, 308, 310, 311, 316, 319, 322, 323, 324, 326, 327, 328, 336, 337, 340, 342, 345, 347, 351
Pfizer 17
Picaduras 194, 257, 302, 304, 305, 309, 321, 325, 360
Picaduras de abeja 195
Picaduras de araña 196, 309
Picaduras de avispa 196
Picaduras de garrapata 198, 309
Picazón 89, 90, 91, 101, 106, 121, 145, 146, 148, 149, 153, 154, 196, 202, 203, 207, 210, 215, 229, 241, 245, 246, 247, 263, 273, 302, 351
Pícea, aceite esencial 261, 273, 302, 329, 333, 336, 340
Pie de atleta 198, 261, 292, 302, 309, 315, 325, 327, 360
Piel envejecida 200, 279, 281, 288, 290, 291, 296, 317, 318, 319, 326, 336, 342, 350, 360
Piel grasa 201, 261, 263, 273, 278, 281, 305, 308, 321, 329, 335, 345, 350, 351
Piel seca 43, 162, 202, 203, 215, 250, 297, 327, 349
Pimienta de Jamaica, aceite esencial 258, 274, 279, 288, 289, 298, 300, 316, 319, 324, 330, 332, 351
Pimienta negra, aceite esencial 256, 260, 263, 271, 272, 274, 276, 279, 282, 284, 286, 288, 290, 292, 293, 296, 298, 302, 304, 306, 307, 308, 310, 313, 316, 322, 324, 330, 331, 335, 336, 339, 340, 342, 345, 350, 351
Pino, aceite esencial 255, 260, 263, 273, 276, 278, 282, 285, 286, 293, 296, 300, 302, 303, 308, 310, 313, 315, 318, 323, 329, 333, 335, 336, 340, 342, 346, 347
Piojos 203, 264, 288, 290, 292, 295, 302, 304, 360, 370
Piorrea 204
Poleo, aceite esencial 44, 49
Pólipos nasales 205
Pomelo, aceite esencial 38, 254, 256, 263, 267, 268, 269, 271, 274, 276, 279, 282, 285, 288, 289, 292, 293, 294, 296, 298, 302, 306, 307, 308, 313, 315, 316, 319, 324, 327, 332, 333, 334, 336, 340, 345, 346, 350, 351
Posparto 206
Potencia 18, 25, 27, 28, 41, 45, 46
Power, Joie 54, 363
Prensado en frío 24
Primera dentición 207
Prostatitis 208, 283, 334
Psoriasis 209, 210, 254, 263, 264, 267, 268, 273, 283, 300, 339
Psoriasis del cuero cabelludo 210
Pulgas 211, 264, 278, 292

Q

Quemaduras 212, 213, 261, 267, 268, 288, 290, 291, 302, 313, 321, 360, 370, 380
Quemaduras solares 213, 268, 302, 313
Queratosis pilaris 215
Quistes 216

R

Rábano picante, aceite esencial 49
Rabietas 217, 308, 338, 345
Radioterapia 218
Raíz de costus, aceite esencial 49
Rasguños 147, 180
Rectificación 21, 358
Reflujo ácido 219
Reflujo gastroesofágico 220
Relajación 262, 281, 297, 304, 310, 329, 330, 338, 348
Repelente de insectos 220, 254, 258, 261, 264, 273, 276, 278, 279, 283, 287, 288, 290, 292, 302, 306, 309, 313, 321, 325, 334, 339, 344, 348
Repelentes de insectos 71
Resaca 259, 334, 335, 348
Resfriados 221, 255, 257, 258, 261, 262, 264, 267, 268, 269, 271, 272, 276, 278, 285, 287, 292, 295, 296, 299, 300, 304, 305, 306, 308, 309, 310, 314, 317, 321, 323, 326, 330, 332, 334, 336, 342, 344, 345, 351, 360
Respiradero 58
Retención de líquidos 254, 293, 343, 348, 360
Reúma 254, 255, 257, 258, 259, 264, 269, 272, 273, 275, 279, 283, 285, 287, 296, 300, 302, 305, 310, 321, 322, 323, 330, 331, 332, 334, 336, 339, 343, 346
Rigidez de articulaciones 350
Rinocornio 76
Rocky Mountain Oils 363, 366
Romero, aceite esencial 46, 254, 255, 256, 258, 260, 263, 265, 267, 269, 272, 273, 278, 281, 282, 285, 286, 288, 289, 290, 292, 293, 294, 296, 300, 302, 303, 304, 306, 308, 310, 313, 314, 315, 320, 322, 323, 328, 329, 332, 333, 335, 339, 340, 346, 347
Rosa, aceite esencial 4, 46, 261, 263, 267, 268, 269, 273, 279, 288, 289, 293, 296, 297, 298, 300, 302, 306, 307, 311, 315, 316, 318, 324, 326, 327, 328, 337, 340, 342, 345, 350, 351
Rosácea 223, 319, 338
Ruda, aceite esencial 44, 49

S

Sabañones 223, 262, 302, 305, 306, 310, 332, 360
Sabina, aceite esencial 44, 49
Salud circulatoria 254, 257, 262, 272, 287, 288, 292, 299, 300, 304, 305, 310, 318, 319, 322, 332, 334, 336, 338, 350
Salud del corazón 351
Salud mental 225
Salvia esclarea, aceite esencial 46, 256, 260, 263, 265, 267, 271, 273, 275, 276, 279, 282, 286, 288, 289, 290, 292, 294, 296, 297, 300, 302, 303, 304, 307, 308, 316, 318, 319, 322, 324, 327, 328, 329, 332, 333, 335,